U0877768

100种珍本古医籍整理研究集成

内经评文

〔清〕周学海　撰

英　孝　蔡佳丽　高利东　张　聪　点校

中医古籍出版社
Publishing House of Ancient Chinese Medical Books

图书在版编目（CIP）数据

内经评文 /（清）周学海撰；英孝等点校 . -- 北京：中医古籍出版社，2025. 7. --（100 种珍本古医籍整理研究集成 / 曹洪欣，崔蒙主编）. -- ISBN 978-7-5152-3046-7

Ⅰ. R221.09

中国国家版本馆 CIP 数据核字第 2025KV9780 号

100 种珍本古医籍整理研究集成

内经评文

〔清〕周学海　撰

英　孝　蔡佳丽　高利东　张　聪　点校

责任编辑　吴　峋
文字编辑　陈倩清
封面设计　艺点锦秀
出版发行　中医古籍出版社
社　　址　北京市东城区东直门内南小街 16 号（100700）
电　　话　010-64089446（总编室）010-64002949（发行部）
网　　址　www.zhongyiguji.com.cn
印　　刷　万卷书坊印刷（天津）有限公司
开　　本　850mm×1168mm　1/32
印　　张　16
字　　数　295 千字
版　　次　2025 年 7 月第 1 版　2025 年 7 月第 1 次印刷
书　　号　ISBN 978-7-5152-3046-7
定　　价　88.00 元

国家古籍整理出版

专项经费资助项目

《100种珍本古医籍整理研究集成》专家委员会

《100种珍本古医籍整理研究集成》编委会

《100种珍本古医籍整理研究集成》项目工作委员会

序　一

中医药是中华民族的瑰宝，在我国各族人民长期的生产生活实践和与疾病作斗争中逐步形成并不断丰富发展，为中华民族的繁衍昌盛做出了重要贡献。作为中国特色医药卫生体系的重要组成部分，至今仍在维护人民健康中发挥着独特作用。中医药天地一体、天人合一、天地人和、和而不同的思想基础，整体观、系统论、辨证论治的指导原则，以人为本、大医精诚的核心价值，不仅贯穿于中医药对生命、健康和疾病的认知理论和防病治病、养生康复的临床实践，而且深刻地体现了中华民族的认知方式、价值取向和审美情趣，具有超前性和先进性。随着健康观念变化和医学模式转变，中医药越来越显示出其宝贵价值、独特优势和旺盛的生命力。

中医药古籍作为保存和传播中医药宝贵遗产的知识载体，记载了几千年来医药学家防病治病的临床经验、方药研究成果和医学理论体系，是不可再生的珍贵资源，是中医药学继承、发展、创新的源泉，具有重要的历史、文化和科学价值。但是由于种种原因，中医药古籍的保护、整理与利用状况令人担忧。这些珍贵的典籍有的流失海外，国内已不存；有的尘封闭锁，不为人所知所用；有的由于多年的自然侵蚀和保管条件缺乏而面临绝本的危险。抢救和保护好这些珍贵的历史文化遗产已刻不容缓。

国家十分重视中医药古籍的保护、整理和利用。《国务院关于扶持和促进中医药事业发展的若干意见》明确指出，要做好中医药继承工作，开展中医药古籍普查登记，建立综合信息数据库和珍贵古籍名录，加强整理、出版、研究和利用，为做好中医药古籍保护、整理和利用工作指明了方向。近年来，国家中医药管理局系统组织开展了中医药古籍文献整理研究。中国中医科学院在抢救珍贵的中医药孤本、善本古籍方面开展了大量工作，中医古籍出版社先后影印出版了大型系列古籍丛书、珍本医书、经典名著等，在中医古籍整理研究及出版方面积累了丰富的经验。此次，中医古籍出版社确立“100 种珍本古医籍整理研究集成”项目，组织全国权威的中医药文献专家，成立专门的选编工作委员会，多方面充分论证，重点筛选出学术价值、文献价值、版本价值较高的 100 种亟待抢救的濒危版本进行校勘整理和出版，对于保护中医药古籍，传承祖先医学财富，更好地为中医药临床、科研、教学服务，弘扬中医药文化都具有十分重要的意义。衷心希望中国中医科学院、中医古籍出版社以整理研究高水平、出版质量高标准的要求把这套中医药古籍整理出版好，使之发挥应有的作用。也衷心希望有更多的专家学者能参与到中医药古籍的保护、整理和利用工作中来，共同为推进中医药继承与创新而努力。

中华人民共和国卫生部副部长
国家中医药管理局局长
中华中医药学会会长　王国强

2010 年 1 月 6 日

序　二

中医药学以临床疗效为基础，在累代实践、认识的观察链条中凝结着珍贵的生命科学知识。这些知识记载在中医药古籍文献中，如震惊世界科技界并获1992年中国十大科技成就奖之一的青蒿素就是受距今1600多年前晋代医家葛洪《肘后备急方》中记载启示研制成功的。因此可以说，中医药学的创新离不开古医籍文献。换句话说，中医药古籍文献是中医药学发展的源头活水。要想很好地发掘利用中医古文献，其前提就是对其进行整理研究。然而，大量古医籍未得到应有的整理和出版，中医古籍中蕴藏的丰富知识财富未得到充分的研究与利用，极大地影响了中医学的继承发展以及特色优势的保持与发挥。为使珍贵中医典籍保存下来，并以广流传，服务于中医临床、科研及教学，中医古籍的整理、研究及出版具有非常意义。

《国务院关于扶持和促进中医药事业发展的若干意见》指出，中医药（民族医药）是我国各族人民在几千年生产生活实践和与疾病作斗争中逐步形成并不断丰富发展的医学科学，为中华民族繁衍昌盛做出了重要贡献，对世界文明进步产生了积极影响。新中国成立特别是改革开放以来，党中央、国务院高度重视中医药工作，中医药事业取得了显著成就。但也要清醒地看到，当前中医药事业发展还面临不少问题，不能适应人民群众日益增长的健康需求。意见明确提出：“做好中医药继承工作。开展中医药古籍普查登记，建立综合信息数据库和珍贵古籍名录，加强整理、出版、研究和利用。”

中医古籍出版社承担的“100种珍本古医籍整理研究集成”项目，是集信息收集、文献调查、鉴别研究、编辑出版等多方面工作为一体的系统工程，是中医药继承工作的具体实施。其主要内容是经全国权威的中医文献研究专家充分论证，重点筛选出学术价值、文献价值、版本价值较高的100种亟待抢救的濒危版本、珍稀版本中医古籍以及中医古籍中未经近现代整理排印的有价值的，或者有过流传但未经整理或现在已难以买到的本子，进行研究整理，编成中医古籍丛书或集成，进而出版，使古籍既得到保护、保存，又使其发挥作用。该项目可实现三项功能，即抢救濒危中医古籍，实现文献价值；挖掘中医古籍中的沉寂信息，盘活中医药文献资料，并使其展现时代风貌，实现学术价值；最充分地发挥中医药古代文献中所蕴含的能量，为中医临床、科研及教学服务，实现实用价值。

当前，中医药事业正处在战略发展机遇期，愿“100种珍本古医籍整理研究集成”项目顺利进行，为推动中医药事业持续健康发展、弘扬中华文化做出应有的贡献。

中国中医科学院首席研究员 曹洪欣

2011年3月6日

校注说明

《内经评文》为清代著名医家周学海所撰。周学海(1856—1906)，字澄之，安徽建德（今东至县）人。早年潜心于儒学，在光绪十八年（1892）中进士，任补内阁中书，又出任浙江候补道。后潜心研究医学，论脉尤为详尽深刻。对古医籍精心校勘、评注，并辑为丛书。其重要著作收录于《周氏医学丛书》，为后世中医学者提供了宝贵资料。

《内经评文》含《内经评文素问》二十四卷、《内经评文灵枢》十二卷两部分，初刊于清光绪二十四年（1898），以单行本先行于世，后收录于《周氏医学丛书》。现存版本以清光绪二十四年皖南建德周氏藏版为祖本，后世重印、影印皆源于此。

本次校注以清宣统三年（1911）《周氏医学丛书》刻本为底本，此本经周学海亲自编校，虽偶有字迹模糊，但完整保留其评注原貌，学术权威性高。参校本采用人民卫生出版社 1956 年影印明顾从德刻本《黄帝内经素问》(简称顾本)、人民卫生出版社 1956 年影印明赵府居敬堂刊本《灵枢经》(简称赵本)、人民卫生出版社 1956 年影印元广勤书堂刊本《脉经》、人民卫生出版社 1955 年影印清萧延平校刊本《黄帝内经太素》（简称《太素》），人民卫生出版社 1956 年影印明医统正脉本《针灸甲乙经》（简称《甲乙经》），以及人民卫生出版社 1965 年出版的《类经》等。

校注方法如下：

1. 力求还原文本原貌，兼顾学术规范与可读性。底本有误者，根据校本予以改正后并出校；若底本与参校本异文难定是非者，保留底本原文并附校记。

2. 竖排繁体改横排简体，方位词“右”“左”表示前后者，改为“上”“下”；通假字依原文保留并出校；异体字、古字、俗字、避讳字一般径改，不出校记。如“藏”“府”及“跻”“瘖”等部分中医专有名词保持原貌。

3. 标点符号依现代汉语标点规范，结合中医文献特点分段标点、长句断读，明确句读层次。

4. 旁注移入正文括注于“（）”内；正文批注用小号字体；篇末评语另体引出、另起段落；原书经文中加框字，今以“【】”标示。

5. 原书《素问》部分前有自序、林亿原序、王冰原序，今均载于文前。

校注者

目　录

《内经评文素问》

《内经评文灵枢》

自　序

《素问》《灵枢》，医之祖也，即文之祖也。其义理法度传于邃古，非秦汉诸子之所能臆度也；其精神格力比于六经，非秦汉诸子之所能攀拟也。且夫藏府、脉络、阴阳、运气，曲折微渺，至难摩绘，而两经英词风发，浩然沛然，析及毫芒，昭于日月，是神于医而雄于文者。秦汉之际，未闻其人，况秦汉文多奇崛，是书宽平正大，不动声色，而天地万物已在涵盖之中，糟粕精华尽入微言之内，故常以为此三代之盛，涵养有道之士之所为作也。古者医术以口相授，每历一师，必加润色，谓是增润于三代之后可也，谓非出于三代之前不可也。虽然，世之诋其伪者多矣，辩之即累千百言，亦终不能祛其惑，而又何所轻重于圣经。独其文之可法可师，稍知慕古者，莫不知好。向来选家遗而不录，何哉？徒以隶于方伎而薄之。又其语皆实事，非如空谈，名理者之易为讲说也。夫孰知其内益于身心性命，外裨于文章功力，有胜于泛读空文万万者乎！学海不揣固陋，辄仿茅鹿门、储同人评《左氏传》《战国策》文例，取两经之文，为之分析腠理，指点起伏，使览者见其脉络，贯通义理，昭着抑扬顿挫，情韵流连，足以发人之神智，而舞蹈于不自觉也，倘亦昌明圣经之一术欤。是书也，得其精微，可以入圣，而广其功用，亦以济人。和阴阳，拯夭札，儒者之责也，而又不背于文事，儒者不能读此，更责谁读之？而乃竞名利，从嗜欲，大道之要，漠不关及，坐使古法失传，荡然无存，迄今之日，天下不乏有志之士，而穷于无所受。每览斯文，未尝不抚膺悼痛也。

光绪二十二年岁次丙申新春人日

皖南建德周学海澄之氏书于蠖庐

黄帝内经素问原序

臣闻安不忘危，存不忘亡者，往圣之先务；求民之瘼，恤民之隐者，上主之深仁。在昔黄帝之御极也，以理身绪余治天下，坐于明堂之上，临观八极，考建五常。以谓人之生也，负阴而抱阳，食味而被色，外有寒暑之相荡，内有喜怒之交侵，夭昏札瘥，国家代有。将欲敛时五福，以敷锡厥庶民，乃与岐伯上穷天纪，下极地理，远取诸物，近取诸身，更相问难，垂法以福万世。

于是雷公之伦，授业传之，而《内经》作矣。历代宝之，未有失坠。苍周之兴，秦和述六气之论，具明于左史。厥后越人得其一二，演而述《难经》。西汉仓公传其旧学，东汉仲景撰其遗论，晋皇甫谧刺而为《甲乙》，及隋杨上善纂而为《太素》。时则有全元起者，始为之训解，阙第七一通。迄唐宝应中，太仆王冰笃好之，得先师所藏之卷，大为次注，犹是三皇遗文，烂然可观。

惜乎唐令列之医学，付之执技之流，而荐绅先生罕言之，去圣已远，其术暗昧，是以文注纷错，义理混淆。殊不知三坟之余，帝王之高致，圣贤之能事，唐尧之授四时，虞舜之齐七政，神禹修六府以兴帝功，文王推六子以叙卦气，伊尹调五味以致君，箕子陈五行以佐世，其致一也。奈何以至精至微之道，传之以至下至浅之人，其不废绝，为已幸矣。

顷在嘉祐中，仁宗念圣祖之遗事，将坠于地，乃诏通知其学者，俾之是正。臣等承乏典校，伏念旬岁。遂乃搜访中外，裒集众本，浸寻其义，正其讹舛，十得其三四，余不能具。窃谓未足以称明诏，副圣意，而又采汉唐书录古医经之存于世者，得数十家，叙而考正焉。贯穿错综，磅礴会通，或端本以寻支，或泝流而讨源，定其可知，次以旧目，正缪误者六千余字，增注义者二千余条，一言去取，必有稽考，舛文疑义，于是详明，以之治身，可以消患于未兆，施于有政，可以广生于无穷。恭惟皇帝抚大同之运，拥无疆之体，述先志以奉成，兴微学而永正，则和气可召，灾害不生，陶一世之民，同跻于寿域矣。

国子博士臣高保衡
光禄卿直秘阁臣林亿 等谨上

黄帝内经素问原序 启玄子王冰撰

夫释缚脱艰，全真导气，拯黎元于仁寿，济羸劣以获安者，非三圣道则不能致之矣。孔安国序《尚书》曰：伏羲、神农、黄帝之书，谓之三坟，言大道也。班固《汉书·艺文志》曰：《黄帝内经》十八卷。《素问》即其经之九卷也，兼《灵枢》九卷，乃其数焉。虽复年移代革，而授学犹存，惧非其人，而时有所隐，故第七一卷，师氏藏之，今之奉行，惟八卷尔。

然而其文简，其意博，其理奥，其趣深，天地之象分，阴阳之候列，变化之由表，死生之兆彰，不谋而遐迩自同，勿约而幽明斯契，稽其言有征，验之事不忒，诚可谓至道之宗，奉生之始矣。假若天机迅发，妙识玄通，蒇谋虽属乎生知，标格亦资于诂训，未尝有行不由径，出不由户者也。然刻意研精，探微索隐，或识契真要，则目牛无全，故动则有成，犹鬼神幽赞，而命世奇杰，时时间出焉。则周有秦公，汉有淳于公，魏有张公华公，皆得斯妙道者也。咸日新其用，大济蒸人，华叶递荣，声实相副，盖教之著矣，亦天之假也。

冰弱龄慕道，夙好养生，幸遇真经，式为龟镜。而世本纰缪，篇目重叠，前后不伦，文义悬隔，施行不易，披会亦难，岁月既淹，袭以成弊。或一篇重出，而别立二名；或两论并吞，而都为一目；或问答未已，别树篇题；或脱简不书，而云世阙；重《合经》而冠《针服》，并《方宜》而为《咳篇》，隔《虚实》而为《逆从》，合《经络》而为《论要》，节《皮部》为《经络》，退《至教》以先针，诸如此流，不可胜数。且将升岱岳，非径奚为，欲诣扶桑，无舟莫适。

乃精勤博访，而并有其人，历十二年，方臻理要，询谋得失，深遂夙心。时于先生郭子斋堂，受得先师张公秘本，文本昭晰，义理环周，一以参详，群疑冰释。恐散于末学，绝彼师资，因而撰注，用传不朽，兼旧藏之卷，合八十一篇二十四卷，勒成一部。冀乎究尾明首，寻注会经，开发童蒙，宣扬至理而已。其中简脱文断，义不相接者，搜求经论所有，迁移以补其处。篇目坠缺，指事不明者，量其意趣，加字以昭其义。篇论吞并，义不相涉，阙漏名目者，区分事类，别目以冠篇首。君臣请问，礼仪乖失者，考校尊卑，增益以光其意。错简碎文，前后重叠者，详其指趣，削去繁杂，以存其要。辞理秘密，难粗论述者，别撰《玄珠》，以陈其道。凡所加字，皆朱书其文，使今古必分，字不杂糅。庶厥昭彰圣旨，敷畅玄言，有如列宿高悬，奎张不乱，深泉净滢，鳞介咸分，君臣无夭枉之期，夷夏有延龄之望。俾工徒勿误，学者惟明，至道流行，徽音累属，千载之后，方知大圣之慈惠无穷。

时大唐宝应元年岁次壬寅序

《内经评文素问》

第一卷

上古天真论篇第一

昔在黄帝，一顿。生而神灵，弱而能言，幼而徇齐，长而敦敏，四句一气读。成而登天（高唱而入，是全书开宗气象）。此句逐字重读、缓读。登天即天位为天子也，非鼎湖之事。乃问于天师曰（郑重）：余闻上古之人，春秋皆度百岁，而动作不衰；今时之人，年半百而动作皆衰者，时世异耶[①]？人将失之耶（古今双提，平中寓侧）？《千金方》作“将人失之也?”以上提笔总冒通篇。岐伯对曰：上古之人（顶“古”字起，笔干直立），其知道者，提出“道”字，为一篇主脑，即全书主脑。造句跌宕，上四字通指，下四字专属。“人者”二字不嫌相碰。若去“人”“其”二字，文气便疲，可悟造句之法。法于阴阳，和于术数，食饮有节，起居有常，不妄作劳，故能形与神俱，而尽终其天年（词精而炼，笔曲而劲），度百岁乃去（回应）。今时之人不然也（转势飘逸），上用直笔起，此用横笔转。若去“不然也”三字，便无生趣。以酒为浆，以妄为常，醉以入房，以欲

① 耶：原作“邪”，据顾本改。

竭其精，以耗散其真，不知持满，不时御神，务快其心，逆于生乐（生炼），起居无节，故半百而衰也（回应）。以上为第一节。上用重笔压住，此用轻笔勒住。

夫上古圣人之教下也（掀然大波起），皆谓之虚邪贼风（以下重发“皆”字），避之有时（屹立）。“教下”二字是为“皆”字抉根，上文义似已尽矣，忽开异境，却仍是提笔甲里事。恬惔虚无，真气从之，精神内守（用反笔略顿），病安从来。是以志闲而少欲（正接有力），上用反顿，正接方能有力，所谓直而有曲体也。心安而不惧，形劳而不倦（排比以厚其力），气从以顺，各从其欲，“各”字为“皆”字脑后一针，惟不强之使同，故能皆得所愿也。皆得所愿。故美其食（承“各”字说），任其服，乐其俗，高下不相慕，其民故曰朴，一顿。是以嗜欲不能劳其目（归到“皆”字），淫邪不能惑其心，愚智贤不肖（“皆”字十分酣足），不惧于物，故合于道（醒“道”字，回应。笔致顿挫，极俯仰低徊之意）。所以能年皆度百岁，而动作不衰者，以其德全不危也。以上为第二节，当合前为一大节。以上正义已尽矣，下二节一推其原，以明天数，一辨其等，以明道力。

帝曰：人年老而无子者，材力尽邪？将天数然也（句法仍照前提笔，局便整齐）？岐伯曰：女子七岁，肾气盛，齿更发长；二七，而天癸至，任脉通，太冲脉盛，月事以时下，故有子（轻点）；三七，肾气平均，故真牙生而长极；四七，筋骨坚，发长极，身体盛壮；五七，阳明脉衰，面始焦，发始堕；六七，三阳脉衰于上，面皆焦，发始白；七七，任脉虚，太冲脉衰少，天癸竭，地道不通，故形坏而无子也（轻点）。丈夫八岁，肾气实，发长齿更；二八，肾气盛，天癸至，精气溢泻，阴阳和，故能有子（轻点）；三八，肾气平均，筋骨劲强，故真牙生而长极；四八，筋骨隆盛，肌肉满壮；五八，肾气衰，发堕齿槁；六八，阳气衰竭于上，面焦，发鬓颁白；七八，肝气衰，筋不能动，天癸竭，精少，肾藏衰，形体皆极；八八，则齿发去。肾者主水，受五藏六府之精而藏之（振一笔势便不平，极行文断续之妙），故五藏盛乃能泻。今五藏皆衰，筋骨懈堕，天癸尽矣，故发鬓白，身体重，行步不正，而无子耳（遥接前以“故形坏而无子”一句轻点，而此以纡回唱叹出之，布置有法）。“八八，齿发去”下不直接“五藏皆衰”，而推原肾者，一笔其妙，正如画家水口山势尽处，突起高峰。“今”字遥接“八八”，“矣”字一宕，“耳”字一兜，笔力曲屈遒劲。帝曰：有其年已老而有子者，何也（补叙是拶①进一层，带出道者）？岐伯曰：此其天寿过度，气脉常通，而肾气有余也（前路皆缓，应用详笔；此急，应用略笔），此虽有子（曲一笔），男不过尽八八，女不过尽七七，此言常人年老有子者，总不得过男八女七之天数也。旧注未协。而天地之精气皆竭矣。帝曰：夫道者（回绕“道”字，收束完密），年皆百数，能有子乎？岐伯曰：夫道者，能却老而全形（束上即以起下，一笔两用），身年虽寿，能生子也。此言道者年百数而有子，

---

① 拶：音 zǎn 攒。旧时束指之刑，此为束义。下同。

不拘于男八女七之天数也。二语力极道劲，束本节即通束上节。此节推论天真盛衰之常数，是补足上节之义，下复置身题上而唱叹之。

黄帝曰：余闻上古有真人者（高峰突起），提挈天地（顶道者来分析等），把握阴阳，呼吸精气，独立守神，肌肉若一。始终不改，老有少容。故能寿敝天地（醇厚），无有终时，此其道生（屹立）。言道之所由生也，是开天而立极者也。此句是特笔，涵下三节在内。下三节末句皆是回顾此句。中古之时，有至人者（层递而下，齐若列眉），淳德全道，和于阴阳，调于四时，去世离俗，积精全神，游行天地之间，视听八达之外，此盖益其寿命而强者也（姿态横生），亦归于真人（与后两“亦”字呼应）。其次有圣人者，处天地之和，从八风之理，适嗜欲于世俗之间，无恚嗔之心，行不欲离于世，举不欲观于俗，外不劳形于事，内无思想之患，以恬愉为务，以自得为功，形体不敝，精神不散，亦可以百数。其次有贤人者，法则天地，象似日月，辩列星辰，逆从阴阳，分别四时，将从上古合同于道，亦可使益寿而有极时（勒住道劲）。前三段末句皆有未了之势，此以“而有极时”一曲作回勒之势，遂使气舒词重而可压住矣，用笔极巧。四项衔接而下，有宣圣中行狂狷①之思，直起直落，阵势奇横。

此全部提纲也，以“道”字为主，以精气神为注脚，细缊浑穆，涵盖八荒，真太古元气之文。

---

① 狂狷：气势猛烈。

四气调神大论篇第二

春三月（直起峭拔），此谓发陈，天地俱生，万物以荣（摩绘天地，大笔如椽），夜卧早起，广步于庭，被发缓形，以使志生，生而勿杀，予而勿夺，赏而勿罚，此春气之应（叫醒），养生之道也。逆之则伤肝（反煞矫健），夏为寒变，奉长者少（屹立）。夏三月，此谓蕃秀，天地气交，万物华实，夜卧早起，无厌于日，使志无怒，使华英成秀，使气得泄，若所爱在外（传神入妙），此夏气之应，养长之道也。逆之则伤心，秋为痎疟，奉收者少，冬至重病（增一句）。秋三月，此谓容平，天气以急，地气以明，早卧早起，与鸡俱兴，使志安宁，以缓秋刑，收敛神气，使秋气平，无外其志，使肺气清，此秋气之应，养收之道也。逆之则伤肺，冬为飧泄，奉藏者少。冬三月，此谓闭藏，水冰地坼，无扰乎阳，早卧晚起，必待日光，使志若伏若匿（传神入妙），若有私意，若已有得，去寒就温，无泄皮肤，使气亟夺（八字当作一句读），此冬气之应，养藏之道也。逆之则伤肾，春为痿厥，奉生者少。

天气，二字高唱重顿。清净二字略顿。光明者也（突起，石破天惊之句），上四大排，以单句陡接，束上领下，是何力量？真是檠天之笔。谓天气以清净而成其光明者也。藏德不止，故不下也。天明则日月不明（申复一笔，以舒其气，反接有力，四句总叙），邪害空窍，阳气者闭塞，地气者冒明（一顿。三段分叙，逐段首句紧承上文），云雾不精，则上应白露不下。交通不表，万物命故不施，不施则名木多死。恶气不发，风雨不节，白露不下，则菀藁不荣。贼风数至，暴雨数起（三排直下，逐节加甚，笔势横绝），天地四时不相保，与道相失，则未央绝灭（应“道”字如神龙露爪，落到圣人，笔力千钧）。唯圣人从之，故身无奇病，万物不失，生气不竭（领下八“气”字）。自“天气清净”直趋至此，势已落下矣；下复以反笔接之，遂使文势夭矫盘旋空中。“未央灭绝”下，何以不径接四逆？须知四逆是从圣人心中看出。逆春气，则少阳不生，肝气内变；逆夏气，则太阳不长，心气内洞；逆秋气，则太阴不收，肺气焦满；逆冬气，则少阴不藏，肾气独沉。

夫四时阴阳者（近束上文，遥承篇首），万物之根本也，所以圣人（再合到圣人）春夏养阳（缴“养”字），秋冬养阴，以从其根，故与万物沉浮于生长之门。逆其根，则伐其本，坏其真矣（仍用反笔勒住，缴“逆”字）。故阴阳四时者，万物之终始也，死生之本也（此下笔致疏散，因上文紧密太甚，故用游衍之法）。逆之则灾害生，从之则苛疾不起，是谓得道（缴“道”字作结）。道者，圣人行之，愚者佩之（同“倍”）。从阴阳则生，逆之则死，从之则治，逆之则乱。反顺为逆，是谓内格。是故圣人不治已病治未病，不治已乱治未乱，此之谓也。夫病已成而后药之，乱已成而后治之（收极摇曳，其调已为秦汉诸子所袭用），譬犹渴而穿井，斗而铸锥，不亦晚乎！

以“养”字为主，以“逆”字反证之，而调之义尽矣。起硬用四大排，愈板愈奇，中段一提，以下至篇末，蜿蜒曲屈，欲落不落，可谓行神如空，行气如虹。

生气通天论篇第三

黄帝曰（直起）：自古通天者，生之本，本于阴阳（阴阳并提，笔势峥嵘）。一顿。天地之间，六合之内，其气九州九窍、五藏、十二节（天人夹写，回环有致，清刚之气，逼人眉宇），皆通乎天气。其生五（承醒生气），其气三，数犯此者，则邪气伤人，此寿命之本也。以上为通篇起笔，高唱入云。苍天之气（挺接），清净则志意治，顺之则阳气固，虽有贼邪，弗能害也。故圣人传精神，服天气，而通神明。失之则内闭九窍，外壅肌肉，卫气散解，此谓自伤，气之削也（跌醒“气”字）。以上为第一节，总冒全篇，浑写大意。

阳气者，若天与日，失其所则折寿而不彰，故天运当以日光明（紧跟“气”字，孤峰特起，后面许多“阳气者”皆拱卫者也）。是故阳因而上（叫醒以起下文），卫外者也。从生气中抽出阳气，用重笔提唱，与篇首峰势相对，有俯视一切之概。此为本节起笔，涵盖下三段。因于寒（紧承分叙），欲似当作“咳”如运枢，起居如惊，神气乃浮。因于暑，汗，当有“不出”二字。烦则喘喝，静则多言，体若燔炭，汗出而散。因于湿，首如裹，湿热不攘，大筋软短，小筋弛长，软短为拘，弛长为痿。因于气，为肿，四维相代，阳气乃竭。此本节第一段，言外感也。阳气者，烦劳则张，精绝，辟积于夏，使人煎厥（双峰对起，略急读，使峰势仍合为一，便不支节）。目盲不可以视，耳闭不可以听，溃溃乎若坏都，汩汩乎不可止。阳气者，大怒则形气绝，而血菀于上，使人薄厥。有伤于筋，纵，其若不容。汗出偏沮，使人偏枯。汗出见湿，乃生痤疿。高粱之变，足生大丁，受如持虚。劳汗当风，寒薄为皶，郁乃痤。此本节第二段，言内伤也。阳气者，精则养神，柔则养筋（义精词湛）。开阖不得，寒气从之，乃生大偻。陷脉为瘘，留连肉腠。俞气化薄，传为善畏，及为惊骇。营气不从，逆于肉理，乃生痈肿。魄汗未尽，形弱而气烁，穴俞以闭，发为风疟。故风者，百病之始也（略着议论，以曲其势而活其局）。清静则肉腠闭拒，虽有大风苛毒，弗之能害，此因时之序也。故病久则传化，上下不并，良医弗为。故阳畜积，病死，而阳气当隔，隔者当泻，不亟正治，粗乃败之（拖到治法，带叙带束，经每用此法）。此本节第三段，言畜结经脉之久病也。

故阳气者，一日而主外（总束上三段，以结前半篇），平旦人气生，日中而阳气隆，日西而阳气已虚，气门乃闭。是故暮而收拒，无扰筋骨，无见雾露（反顿），反此三时，形乃困薄（峻峭道劲）。以上专论阳气，畅发生气之义，下乃平论阴阳以足之。

岐伯曰（另起）：阴者，藏精而起亟也；阳者，卫外而为固也（双起旌旆飞扬，冠冕秀发）。阴不胜其阳，则脉流薄疾（互一笔，文体倍厚），并乃狂；阳不胜其阴，则五藏气争，九窍不通。略顿。是以圣人陈阴阳（合到圣人)，筋脉和同，骨髓坚固，气血皆从。如是则内外调和，邪不能害，耳目聪明，气立如故（顿如山立）。重顿。以上浑写大意，是后半篇之起笔也。风客淫气（挺接），精乃亡，邪伤肝也。前以“阳因而上，卫外者也”唱起，此以“风客淫气”三句唱起，俱用“也”字，如苍鹰盘空而侧翅下击也。因而饱食（分叙），筋脉横解，肠澼为痔。因而大饮，则气逆。因而强力，肾气乃伤，高骨乃坏。凡阴阳之要（申释肾气），阳密乃固。两者不和，若春无秋，若冬无夏，因而和之，是谓圣度（不板列因于露风，文法断续有趣）。故阳强不能密，阴气乃绝，阴平阳秘，精神乃治，阴阳离决，精气乃绝。因于露风，乃生寒热。此本节第一段，与下文似断似续，文有断续乃有组织纵横之妙。读者当于断中求续，续中求断，自得其趣矣。如“九窍不通”，本可直接“风客淫气”，乃间以“圣人陈阴阳”一段；“高骨乃坏”，本应顺列“因于露风”，乃忙里偷闲，夹以“凡阴阳之要”一段。后半篇文妙即在此两处，若删去便索然矣。是以春伤于风，邪气留连，乃为洞泄（即承露风，推广言之，可谓再接再厉）。夏伤于暑，秋为痎疟。秋伤于湿，上逆而咳，发为痿厥。冬伤于寒，春必温病。四时之气（轻束），更伤五藏。此本节第二段，与下五过作对待者也。此重阳，下重阴。阴之所生（轻提），本在五味；阴之五宫，伤在五味。是故味过于酸，肝气以津，脾气乃绝（分叙）。味过于咸，大骨气劳，短肌，心气抑。味过于甘，心气喘满，色黑，肾气不衡。味过于苦，脾气不濡，胃气乃厚。味过于辛，筋脉沮弛，精神乃央。是故谨和五味（束本节即带束后半篇，亦即带束全篇），骨正筋柔，气血以流，腠理以密。此本节第三段。如是则骨气以精，谨道如法，长有天命（句句坚卓，收局谨严）。

执定阴阳，为生气注脚。夹叙夹议，切实发挥，中间罗列万象，逐层提掇，若网在纲，有条不紊，气味醇厚，义蕴宏深。文体厚重，直拟曲谟，难以寻常法度测也。岐伯以下并非答词，前后颇似两截，即作两篇读之，亦无不可，不必强为纽合。

金匮真言论篇第四

黄帝问曰：天有八风，经有五风，何谓？当有“也”字。岐伯对曰：八风发邪，以为经风，当再有“风”字。触五藏，邪气发病（不接）。所谓得四时之胜者，春胜长夏，长夏胜冬，冬胜夏，夏胜秋，秋胜春，所谓四时之胜也。东风生于春，病在肝，俞在颈项；南风生于夏，病在心，俞在胸胁；西风生于秋，病在肺，俞在肩背；北风生于冬，病在肾，俞在腰股；中央为土，病在脾，俞在脊。故春气者病在头，夏气者病在藏，秋气者病在肩背，冬气者病在四支。故春善病鼽衄，仲夏善病胸胁，长夏善病洞泄寒中，秋善病风疟，冬善病痹厥。故冬不按跻，春不鼽衄（不接），春不病颈项，仲夏不病胸胁，长夏不病洞泄寒中，秋不病风疟，冬不病痹厥（不协），飧泄而汗出也。夫精者，身之本也（数语蜿蜒曲屈，搏捖有力）。故藏于精者，春不病温。夏暑汗不出者，秋成风疟。此平人脉法也（不接）。

故曰（不接）：阴中有阴，阳中有阳（内下笔致妍秀清畅，琅琅可诵）。平旦至日中，天之阳，阳中之阳也；日中至黄昏，天之阳，阳中之阴也；合夜至鸡鸣，天之阴，阴中之阴也；鸡鸣至平旦，天之阴，阴中之阳也。故人亦应之（一句渡下）。夫言人之阴阳，则外为阳，内为阴。言人身之阴阳，则背为阳，腹为阴。言人身之藏府中阴阳，则藏者为阴，府者为阳。肝、心、脾、肺、肾，五藏皆为阴；胆、胃、大肠、小肠、膀胱、三焦，六府皆为阳。所以欲知阴中之阴、阳中之阳者（横插一笔，姿态横生），何也？为冬病在阴，夏病在阳，春病在阴，秋病在阳，皆视其所在，为施针石也。故背为阳，阳中之阳，心也；背为阳，阳中之阴，肺也；腹为阴，阴中之阴，肾也；腹为阴，阴中之阳，肝也；腹为阴，阴中之至阴，脾也。此皆阴阳、表里、内外、雌雄相输应也（一笔锁住，长剑倚天），故以应天之阴阳也（应醒）。

帝曰：五藏应四时（直下一句呼起），各有收受乎？岐伯曰：有。东方青色，入通于肝，开窍于目，藏精于肝，其病发惊骇，其味酸，其类草木，其畜鸡，其谷麦，其应四时，上为岁星，是以春气在头也，其音角，其数八，是以知病之在筋也，其臭臊。南方赤色，入通于心，开窍于耳，藏精于心，故病在五藏，其味苦，其类火，其畜羊，其谷黍，其应四时，上为荧惑星，是以知病之在脉也，其音徵，其数七，其臭焦。中央黄色，入通于脾，开窍于口，藏精于脾，故病在舌本，其味甘，其类土，其畜牛，其谷稷，其应四时，上为镇星，是以知病之在肉也，其音宫，其数五，其臭香。西方白色，入通于肺，开窍于鼻，藏精于肺，故病在背，其味辛，其类金，其畜马，其谷稻，其应四时，上为太白星，是以知病之在皮毛也，其音商，其数九，其臭腥。北方黑色，入通于肾，开窍于二阴，藏精于肾，故病在溪，其味咸，其类水，其畜彘，其谷豆，其应四时，上为辰星，是以知病之在骨也，其音羽，其数六，其臭腐。故善为脉者（收束谨严），谨察五藏六府，一逆一从，阴阳、表里、雌雄之纪，藏之心意，合心于精，非其人勿教，非其真勿授，是谓得道。

一篇清疏鲜妍文字，惜乎脱简。读者但当领其风采，不必求其篇法。

第二卷

阴阳应象大论篇第五

黄帝曰：阴阳者，天地之道也（一起气吞六合，与题称，与通篇体势称），万物之纲纪，变化之父母，生杀之本始，神明之府也，起笔高瞻远瞩，气象万千。治病必求于本（挺接）。此句为立论本旨，故用特笔。故积阳为天，积阴为地（以体象首）。阴静阳躁（以性情言），阳生阴长，阳杀阴藏（以功用言）。六句叙无形之阴阳。阳化气，阴成形。二句从无形卸到有形，是中间一纽。寒极生热，热极生寒。寒气生浊，热气生清。四句叙有形之阴阳。清气在下，则生飧泄；浊气在上，则生䐜胀。四句叙阴阳之变，以激起“病”字。此阴阳反作，病之逆从也（应“病”字勒住）。此全篇之总冒也，“寒”“热”“清”“浊”“形”“气”等字，一一提明。

故清阳为天，浊阴为地（申释前文，仍从天地说起）；地气上为云，天气下为雨；雨出地气，云出天气。叙天地应天地之道，是探原立论，故起用特提，此亦用特叙，不与下文平列也。故清阳出上窍（接叙人身），浊阴出下窍；清阳发腠理，浊阴走五藏；清阳实四支，浊阴归六府。叙人身之清浊。水为阴，火为阳。阳为气，阴为味（接叙物性，四句是纽，亦从无形到有形也）。味归形，形归气，气归精，精归化。精食气，形食味，化生精，气生形。味伤形，气伤精。精化为气，气伤于味。阴味出下窍，阳气出上窍。味厚者为阴，薄为阴之阳。气厚者为阳，薄为阳之阴。味厚则泄，薄则通。气薄则发泄，厚则发热。壮火之气衰，少火之气壮。壮火食气，气食少火；壮火散气，少火生气。气味，辛甘发散为阳，酸苦涌泄为阴。叙物性之气味，人物两段，合应万物之纲纪。水火者，阴阳之征兆也，故举以赅万物名象。阴胜则阳病，阳胜则阴病（遥承“病”字，叙病变）。阳胜则热，阴胜则寒。重寒则热，重热则寒。寒伤形，热伤气。气伤痛，形伤肿。故先痛而后肿者（旌旆飞扬），气伤形也；先肿而后痛者，形伤气也。风胜则动，热胜则肿，燥胜则干，寒胜则浮，湿胜则濡泻。叙阴阳之变，随手带叙六气，应变化生杀。天有四时五行，以生长收藏，以生寒暑燥湿风（忽用双排作渡，一面缴上，一面起下，文阵奇幻）。人有五藏化五气，以生喜怒悲忧恐。故喜怒伤气，寒暑伤形。暴怒伤阴，暴喜伤阳。厥气上行，满脉去形。脉络膹满则身面胕肿，失去常形。喜怒不节，寒暑过度，生乃不固。故重阴必阳，重阳必阴（归入阴阳作结）。叙七情神明之府，下文乃借四时之伤，以指点重阴必阳，重阳必阴之象耳。故曰：冬伤于寒，春必温病；春伤于风，夏生飧泄；夏伤于暑，秋必痎疟；秋伤于湿，冬生咳嗽。自“清阳为天”至此，为一大节。申释起笔，以明治病求本之义，是前半篇。

帝曰：余闻上古圣人，论理人形（另起别开生面，一提已包罗万象），列别藏府，端络经脉，会通六合，各从其经；气穴所发，各有处名；溪谷属骨，皆有所起；分部逆从，各有条理；四时阴阳（上从古圣泛论，此乃紧挈下文），尽有经纪；外内之应，皆有表里。其信然乎？岐伯对曰（分叙）：东方生风，风生木，木生酸，酸生肝，肝生筋，筋生心，以上所生。肝主目。其在天为玄，在人为道，在地为化。化生五味，道生智，玄生神。六句非专言肝也，乃推原“神”字之义，而“热”“湿”“燥”“寒”义皆如此，特发凡于此耳，故后不复著。神在天为风，在地为木，在体为筋，在藏为肝，在色为苍，在音为角，在声为呼，在变动为握，在窍为目，在味为酸，在志为怒。以上所主。怒伤肝，悲胜怒；风伤筋，燥胜风；酸伤筋，辛胜酸。以上所伤所胜。

南方生热，热生火，火生苦，苦生心，心生血，血生脾，心主舌。其在天为热，在地为火，在体为脉，在藏为心，在色为赤，在音为徵，在声为笑，在变动为忧，在窍为舌，在味为苦，在志为喜。喜伤心，恐胜喜；热伤气，寒胜热；苦伤气，咸胜苦。

中央生湿，湿生土，土生甘，甘生脾，脾生肉，肉生肺，脾主口。其在天为湿，在地为土，在体为肉，在藏为脾，在色为黄，在音为宫，在声为歌，在变动为哕，在窍为口，在味为甘，在志为思。思伤脾，怒胜思；湿伤肉，风胜湿；甘伤肉，酸胜甘。

西方生燥，燥生金，金生辛，辛生肺，肺生皮毛，皮毛生肾，肺主鼻。其在天为燥，在地为金，在体为皮毛，在藏为肺，在色为白，在音为商，在声为哭，在变动为咳，在窍为鼻，在味为辛，在志为忧。忧伤肺，喜胜忧；热伤皮毛，寒胜热；辛伤皮毛，苦胜辛。

北方生寒，寒生水，水生咸，咸生肾，肾生骨髓，髓生肝，肾主耳。其在天为寒，在地为水，在体为骨，在藏为肾，在色为黑，在音为羽，在声为呻，在变动为栗，在窍为耳，在味为咸，在志为恐。恐伤肾，思胜恐；寒伤血，燥胜寒；咸伤血，甘胜咸。五段写象字，罗列富有。

故曰：天地者，万物之上下也；阴阳者，血气之男女也；左右者，阴阳之道路也；水火者，阴阳之征兆也（拍到阴阳，回应篇首，兜裹完密，神回气合，万壑朝宗）；阴阳者（再醒阴阳），万物之能始也。能，当作“终”。“上下”“男女”等字发挥“象”字，尤精切无伦。故曰：阴在内，阳之守也；阳在外，阴之使也（互一笔叫醒本题，收束完密）。以上从四时说到人身应四时阴阳，各有纪纲，以下分病能、治法两大节，应内外之应，皆有表里也。本节实发“象”字，遥应篇首求本。

帝曰：法阴阳奈何（紧顶阴阳起）？岐伯曰：阳胜则身热，腠理闭，喘粗为之俯仰，汗不出而热，齿干以烦冤，腹满，死，能①冬不能夏。阴胜则身寒，汗出，身常清，数栗而寒，寒则厥，厥则腹满，死，能夏不能

① 能：通“耐”。下一“能”字亦同。

冬。此阴阳更胜之变，病之形能[1]也。以上叙阴阳之变，为本节起段，遥应篇首“病”字。帝曰：调此二者奈何？岐伯曰：能知七损八益，则二者可调；不知用此，则早衰之节也（四句一正一反，一提一兜）。年四十，而阴气自半也（“也”字飘逸），起居衰矣；年五十，体重，耳目不聪明矣；年六十，阴痿，气大衰，九窍不利，下虚上实，涕泣俱出矣。故曰：知之则强，不知则老，故同出而名异耳。谓同生而异老也。智者察同，未老而先养。愚者察异，既老而始悲。愚者不足，智者有余，有余则耳目聪明，身体轻强，老者复壮，壮者益治。是以圣人为无为之事，乐恬惔之能，从欲快志于虚无之守，故寿命无穷，与天地终，此圣人之治身也。以上叙盛衰之早暮，而以圣人之善调结之，为本节第二段。

天不足西北，故西北方阴也，而人右耳目不如左明也。地不满东南，故东南方阳也，而人左手足不如右强也。帝曰：何以然？岐伯曰：东方阳也，阳者其精并于上，并于上则上明而下虚，故使耳目聪明而手足不便也。西方阴也，阴者其精并于下，并于下则下盛而上虚，故其耳目不聪明而手足便也。故俱感于邪（纽合曲折有味），其在上则右甚，在下则左甚，此天地阴阳所不能全也，故邪居之。故天有精，地有形，天有八纪，地有五里，故能为万物之父母。清阳上天，浊阴归地，是故天地之动静，神明为之纲纪，故能以生长收藏，终而

① 能：通“态”。

复始。惟贤人上配天以养头，下象地以养足，中傍人事以养五藏。天气通于肺，地气通于嗌（紧承配天配地，带发“象”字），风气通于肝，雷气通于心，谷气通于脾，雨气通于肾。六经为川，肠胃为海，九窍为水注之气。当是“器”字，本经“气”“器”每通用，如“阴器”多作“阴气”。以天地为之阴阳，阳之汗，以天地之雨名之；阳之气，以天地之疾风名之。暴气象雷，逆气象阳。故治不法天之纪（拖出治法，以起下节），不用地之理，则灾害至矣。以上叙有余不足之部位，而以贤人之善调结之，与前段合看，文法错综入妙。收处推到治法，与下节作山断云连之势。此二段重发“调”字，是“治”字前一层。

故邪风之至，疾如风雨，故善治者（紧顶“治”字起）治皮毛，其次治肌肤，其次治筋脉，其次治六府，其次治五藏。治五藏者，半死半生也。一顿。故天之邪气（申邪风之至），感则害人五藏；水谷之寒热，感则害于六府；地之湿气，感则害皮肉筋脉。故善用针者（申善治者），从阴引阳，从阳引阴；以右治左，以左治右；以我知彼，以表知里；以观过与不及之理，见微得过，用之不殆。善诊者（补叙诊法），察色按脉，先别阴阳；审清浊，而知部分；视喘息，听音声，而知所苦；观权衡规矩，而知病所主；按尺寸，观浮沉滑涩，而知病所生。以治当有“则”字无过，以诊则不失矣。一顿。故曰：病之始起也（振一笔缴上“病”字，开下“治”字），可刺而已；其盛，可待衰而已。故因其轻而扬之（十数句一气赶下，笔阵奇横），因其重而减之，因其衰而彰之。

形不足者，温之以气；精不足者，补之以味（回应在有意无意之间）。其高者，因而越之；其下者，引而竭之；中满者，泻之于内；其有邪者，渍形以为汗；其在皮者，汗而发之；其慓悍者，按而收之；其实者，散而泻之。审其阴阳，以别柔刚，阳病治阴，阴病治阳（回抱阴阳，顿六句，忽用韵语，奇），定其血气，各守其乡，血实宜决之，气虚则掣引之。以上叙治法，酣畅淋漓，力破余地，应篇首“治”字，结束通篇，收局宽博有余。

汪洋浩瀚，茫无涯际，读者有望洋之叹矣，而其实无难也。何者？有题在也！象者，天地、日月、四时、百物、藏府、经络、四肢、爪发皆是也，皆不离乎阴阳也。篇中句句是阴阳，即句句是应象，中间罗列极富，头绪极繁，却处处以整齐之笔出之，此驭繁之捷法也。前半重发阴阳，分正变两意；后半重发应象，分体用两意。体即象也，用者调治之道也。一大篇中包数小篇，而起伏转折，线索一丝不乱。文有三快：义理透快，笔气雄快，读一篇而全书之纲领条目无不毕具，更为之大快。

阴阳离合论篇第六

黄帝问曰：余闻天为阳（泛起），地为阴，日为阳，月为阴，大小月三百六十日成一岁，人亦应之（提醒“人”字）。今三阴三阳，不应阴阳（扑题），其故何也？岐伯对曰：阴阳者（紧顶总挈全篇），数之可十，推之可百，数之可千，推之可万，万之大，不可胜数，然其要一也（轻勒）。天覆地载（挺接），万物方生，未出地者（本节阴阳专以部位论），命曰阴处，名曰阴中之阴；则出地者，命曰阴中之阳。阳予之正，阴为之主。故生因春，长因夏，收因秋，藏因冬，失常则天地四塞。阴阳之变，其在人者（落到人身，以起下文），亦数之可数。帝曰：愿闻三阴三阳之离合也（一句开下）。

岐伯曰：圣人（耸杰）南面而立，前曰广明，后曰太冲。太冲之地，名曰少阴，少阴之上，名曰太阳，太阳根起于至阴，结于命门，名曰阴中之阳。中身而上（笔笔坚秀），名曰广明，广明之下，名曰太阴，太阴之前，名曰阳明，阳明根起于厉兑，名曰阴中之阳。厥阴之表，名曰少阳，少阳根起于窍阴，名曰阴中之少阳。是故三阳之离合也（文笔至此，亦有开合），太阳为开，阳明为阖，少阳为枢。三经者不得相失也，搏而勿浮，命曰一阳。帝曰：愿闻三阴。岐伯曰：外者为阳，内者为阴（交代清楚），然则中为阴，其冲在下，名曰太阴，太阴根起于隐白，名曰阴中之阴。太阴之后，名曰少阴，少阴根起于涌泉，名曰阴中之少阴。少阴之前，名曰厥阴，厥阴根起于大敦，阴之绝阳，名曰阴之绝阴。是故三阴之离合也，太阴为开，厥阴为阖，少阴为枢。三经者不得相失也，搏而勿沉，命曰一阴。阴阳䨻䨻（总束），积传为一周，气里形表而为相成也。

前半意境空灵，后半铺陈板实，却尽入空灵涵照之中，以其义皆为前半作指点也。笔力老干扶疏，如龙门之桐，高百尺而无枝。此篇论阴阳名义之无定，人身前后左右之分三阴三阳者，取义于天地四方之部位也，“圣人南面而立”句，是一篇之根。

阴阳别论篇第七

黄帝问曰：人有四经十二从，何谓？当有“也”字。岐伯对曰：四经应四时（总冒全篇），十二从应十二月，十二月应十二脉。脉有阴阳（点题），知阳者知阴，知阴者知阳。一顿，是全篇起笔。凡阳有五（拖起），五五二十五阳。五藏相和，每藏各有五气故也。所谓阴者，真藏也（叙脉之阴阳），见则为败，败必死也。所谓阳者，胃脘之阳也。别于阳者，知病处也；别于阴者，知死生之期。此言别于脉之阴阳也。三阳在头，三阴在手（叙色之阴阳），所谓一也。别于阳者，知病起时；别于阴者，知死生之期。此言别于色之阴阳，是带叙也。三阳在头，色见于明堂也。三阴在手，脉见于气口也。色以应日，脉以应月，故曰阴阳也。谨熟阴阳（再提阴阳而详叙之），无与众谋。所谓阴阳者，去者为阴，至者为阳；静者为阴，动者为阳；迟者为阴，数者为阳。凡持真脉之藏脉者，肝至悬绝急，十八日死；心至悬绝，九日死；肺至悬绝，十二日死；肾至悬绝，七日死；脾至悬绝，四日死。此言阴阳之正脉，本以脉之去至、动静、迟数分也，以正与败并言，则此皆为阳，而真藏乃为阴也。以上第一节，探脉象阴阳之原也。

曰：二阳之病发心脾（提起叙阴阳之病），有不得隐曲，女子不月；其传为风消，其传为息贲者，死，不治。曰：三阳为病发寒热，下为痈肿，及为痿厥腨痛①；其传为索泽，其传为颓疝。曰：一阳发病，少气善咳，善泄；其传为心掣，其传为隔。二阳一阴发病，主惊骇背痛，善噫善欠，名曰风厥。二阴一阳发病，善胀心满善气。三阳三阴发病，为偏枯痿易，四支不举。以上第二节，叙阴阳之病，阴阳以十二经言也。

鼓一阳曰钩（提起，叙阴阳诸脉之生死），鼓一阴曰毛，鼓阳胜急曰弦，鼓阳至而绝曰石，阴阳相过曰溜。阴争于内，阳扰于外，魄汗未藏，四逆而起，起则熏肺，使人喘鸣。略顿，此即溜脉之见证也。仲景曰：阴阳相搏名曰动，即溜脉也。阴之所生，和本曰和（夹叙夹议）。是故刚与刚，阳气破散，阴气乃消亡。淖则刚柔不和，经气乃绝。略顿，承上起下，言人身阴之所生，必和于阳，而脉之刚淖乃平。刚淖，脉之强弱也。刚与刚者，起伏俱见强大，即溜与搏之类也，久乃阳散阴亡矣。淖者，阴阳不和，久乃经气竭绝矣，即结与虚之类也。死阴之属，不过三日而死；生阳之属，不过四日而死。林亿云："死"当作"已"。所谓生阳死阴者，肝之心谓之死阴，肺之肾谓之重阴，肾之脾谓之辟阴，辟阴谓坚阴也，坚实之义。死，不治。略顿。结阳者，肿四支。结阴者，便血一升，再结二升，三结三升。阴阳结斜，多阴少阳曰石水，少腹肿。二阳

① 腨痛：痛，音 yuān 渊。小腿肚痠痛。

结谓之消，三阳结谓之隔，三阴结谓之水，一阴一阳结谓之喉痹。阴搏阳别谓之有子。阴阳虚肠辟死。辟即“澼”字。阳加于阴谓之汗。阴虚阳搏谓之崩。略顿。三阴俱搏，二十日夜半死。二阴俱搏，十三日夕时死。一阴俱搏，十日死。三阳俱搏且鼓，三日死。三阴三阳俱搏，心腹满，发尽，尽疑是“痉”。不得隐曲，五日死。二阳俱搏，其病温，死不治，不过十日死。以上叙阴阳诸脉之生死也，其阴阳之所以分一二三者，义不可晓，与前篇“搏而勿浮”“搏而勿沉”之词相似，盖已失传矣。旧注以十二经释之，恐非。

笔意高老古厚，与前篇同而拙聱特甚，太古元音难以寻常节奏求之。篇中阴阳之一二三，殊不合于十二经之义，前人皆以十二经者解之，实未协也。其古色古香，真令人爱玩不置。

第三卷

灵兰秘典论篇第八

黄帝问曰：愿闻十二藏之相使（直起），贵贱何如？岐伯对曰：悉乎哉问也（略顿），请遂言之（分叙）。心者，君主之官也（多“也”字），神明出焉。肺者，相傅之官，治节出焉。肝者，将军之官，谋虑出焉。胆者，中正之官，决断出焉。膻中者，臣使之官，喜乐出焉。脾胃者，仓廪之官，五味出焉。大肠者，传道之官，变化出焉。小肠者，受盛之官，化物出焉。肾者，作强之官，伎巧出焉。三焦者，决渎之官，水道出焉。膀胱者，州都之官，津液藏焉，气化则能出矣。首句多“也”字，末句多一句。分叙之中，自作起讫，经文极多此格。凡此十二官者，不得相失也（总束，笔底生气勃勃）。故主明则下安，以此养生则寿（反正并叙，笔气酣畅），殁世不殆，以为天下则大昌。主不明则十二官危，使道闭塞而不通，形乃大伤，以此养生则殃，以为天下者，其宗大危，戒之戒之！至道在微，变化无穷，孰知其原（挺接句法，俱极修洁）！窘乎哉，消者瞿瞿，孰知其要！闵闵之当，孰者为良！恍惚之数，生于毫厘，毫厘之数，起于度量，千之万之，可以益大，推之大之，其形乃制。黄帝曰：善哉，余闻精光之道，大圣之业，而宣明大道，非斋戒择吉日，不敢受也。黄帝乃择吉日良兆，而藏灵兰之室（点题作收），以传保焉。

整饬大方，词简而雅。文笔既坚削，而又腴润局阵，浑然天成，可称神品。

六节藏象论篇第九

黄帝问曰：余闻天以六六之节以成一岁（直起），人以九九制会。人，当作“地”。计人亦有三百六十五节以为天地（句法生动），久矣（二字宕得妙），不知其所谓也？岐伯曰：昭乎哉问也，请遂言之。夫六六之节、九九制会者，所以正天之度、气之数也（总挈大意，高唱入云）。天度者，所以制日月之行也（申一笔分领下文，旌旆飞扬）；气数者，所以纪化生之用也。以上总冒全篇，是第一节。

天为阳，地为阴（接叙天度）；日为阳，月为阴。行有分纪，周有道理，日行一度，月行十三度而有奇焉，故大小月三百六十五日而成岁，积气余而盈闰矣。立端于始，表正于中，推余于终，而天度毕矣（应醒）。

帝曰：余已闻天度矣（交代一句），愿闻气数（接叙气数），何以合之？岐伯曰：天以六六为节（仍跟定天度），地以九九制会（以气数必从天度来），天有十日，日六竟而周甲，甲六复而终岁，三百六十日法也。夫自古通天者，生之本，本于阴阳，其气九州九窍，皆通乎天气（就人身说气数，是从里一层最切近处指点，为后半篇安根）。故其生五，其气三，三而成天，三而成地，三而成人，三而三之，合则为九，九分为九野，九野为九藏，故形藏四，神藏五，合为九藏以应之也。

帝曰：余已闻六六、九九之会也，夫子言积气盈闰，愿闻何谓气？请夫子发蒙解惑焉（接叙气盈是从气数抽出言之，因上文于气数本义尚未发别，故续叙之此节，乃气数本义也）。岐伯曰：此上帝所秘，先师传之也。帝曰：请遂闻之。岐伯曰：五日谓之候，三候谓之气，六气谓之时，四时谓之岁，而各从其主治焉。五运相袭（造句竖卓，笔干直立），而皆治之，终期之日，周而复始，时立气布，如环无端，候亦同法。故曰：不知年之所加，气之盛衰，虚实之所起，不可以为工矣（拍到人身，言候人之病，亦同此法。义详下文，反束有力）。一顿，是发气数之义，合到人身上，轻轻一束，未及发气盈之义也。帝曰：五运之始，如环无端，其太过不及何如（跟盛衰直下，逼气盈之义）？岐伯曰：五气更立，各有所胜，盛虚之变，此其常也（略顿，故作缓势）。帝曰：平气何如（旁垫一笔）？岐伯曰：无过者也（又略顿）。帝曰：太过不及奈何？岐伯曰：在经有也（又略顿）。帝曰：何谓所胜（至此始逼出正义）？岐伯曰：春胜长夏（“胜”字为“盈”字簋脑），长夏胜冬，冬胜夏，夏胜秋，秋胜春，所谓得五行时之胜，各以气命其藏（处处归到人身）。帝曰：何以知其胜（急下，以下文势如风樯阵马）？岐伯曰：求其至也，皆归始春（所谓候亦同法，是全篇用意之归宿处也），未至而至，此谓太过，则薄所不胜，而乘所胜也，命曰气淫。至而不至，此谓不及，则所胜妄行，而所生受病，所不胜薄之也，命曰气迫。所谓求其至者（申一笔姿态横生），气至之时也。谨候其时，气可与期；失时反候，五治不分，邪僻内生，工不能禁也。帝曰：（直下）有不袭乎？岐伯曰：苍天之气，不得无常也。气之不袭，是谓非常，非常则变矣（笔曲而灵，劲而峭）。帝曰：非常而变奈何？岐伯曰：变至则病，所胜则微，所不胜则甚，因而重感于邪，则死矣。故非其时则微，当其时则甚也。此第四节，天人合写，透发气数之义。

帝曰：善。余闻气合而有形（另起，是从“气”字推广言之），因变以正名。天地之运，阴阳之化，其于万物（总提人物），孰少孰多，可得闻乎？岐伯曰：悉哉问也，天至广不可度，地至大不可量，大神灵问，请陈其方。草生五色（叙物之气），五色之变，不可胜视；草生五味，五味之美，不可胜极。嗜欲不同，各有所通。天食人以五气（从物递到人上），地食人以五味。五气入鼻，藏于心肺，上使五色修明，音声能彰；五味入口，藏于肠胃，味有所藏，以养五气，气和而生，津液相成，神乃自生。

帝曰：藏象何如（叙人之气）？岐伯曰：心者，生之本，神之变也，其华在面，其充在血脉，为阳中之太阳，通于夏气（复从人挽到天上）。肺者，气之本，魄之处也，其华在毛，其充在皮，为阳中之太阴，当作“少阴”。通于秋气。肾者，主蛰，封藏之本，精之处也，其华在发，其充在骨，为阴中之少阴，当作“太阴”。通于冬气。肝者，罢极之本，魂之居也，其华在爪，其充在筋，以生血气（多一句），此为阳中之少阳①，通于春气。脾、胃、大肠、小肠、三焦、膀胱者，仓廪之本，营之居也，名曰器，能化糟粕，转味而入出者也，其华在唇四白，其充在肌，其味甘，其色黄，此至阴之类，通于土气。凡十一藏，取决于胆也（勒住，笔力千钧）。

故人迎一盛病在少阳，二盛病在太阳，三盛病在阳明，四盛已上为格阳（突入人迎、气口，其阴阳太少，与上文亦是两橛②，疑有脱误）。寸口一盛病在厥阴，二盛病在少阴，三盛病在太阴，四盛已上为关阴。人迎与寸口俱盛四倍已上为关格，关格之脉羸，不能极于天地之精气，则死矣（收笔冷隽）。

通篇以“气”字为主，劈分两截，前半论数，后半论理，奥蕴毕宣，名言奔赴，落落词高，清超拔俗，骨重神寒天庙器。

五藏生成篇第十

心之合脉也（切定五藏直起），其荣色也，其主肾也。肺之合皮也，其荣毛也，其主心也。肝之合筋也，其荣爪

① 阳中之少阳：全元起本及《甲乙经》《太素》作“阴中之少阳”。

② 橛：音 jué 决。文章段落。

也，其主肺也。脾之合肉也，其荣唇也，其主肝也。肾之合骨也，其荣发也，其主脾也。以上发明五藏本体，是第一节。

是故多食咸（叙五味），则脉凝泣[①]而变色；多食苦，则皮槁而毛拔；多食辛，则筋急而爪枯；多食酸，则肉胝䐢而唇揭；多食甘，则骨痛而发落，此五味之所伤也。故心欲苦，肺欲辛，肝欲酸，脾欲甘，肾欲咸，此五味之所合也。五藏之气，林亿云：《太素》作"此五味之合五藏之气也"。故色见青如草兹者死（叙五色），黄如枳实者死，黑如炲者死，赤如衃血者死，白如枯骨者死，此五色之见死也。青如翠羽者生，赤如鸡冠者生，黄如蟹腹者生，白如豕膏者生，黑如乌羽者生，此五色之见生也。生于心，如以缟裹朱；生于肺，如以缟裹红；生于肝，如以缟裹绀；生于脾，如以缟裹栝楼实；生于肾，如以缟裹紫，此五藏所生之外荣也。色味当五藏（总束本节），白当肺、辛，赤当心、苦，青当肝、酸，黄当脾、甘，黑当肾、咸。故白当皮（句短而劲），赤当脉，青当筋，黄当肉，黑当骨。以上论色味之正变，是第二节。

诸脉者皆属于目（叙经脉，"属"字为下受血探原），诸髓者皆属于脑，诸筋者皆属于节，诸血者皆属于心，诸气者皆属于肺，此四支八溪之朝夕也（叫醒表里相属相受之义）。故人卧血归于肝，肝受血而能视，足受血而能步，掌受血而能握，指受血而能摄。卧出而风吹之，血凝于肤者为痹，凝于脉者为泣，凝于足者为厥，此三

---

① 泣：通"涩"。

者，血行而不得反其空，故为痹厥也。人有大谷十二分，小溪三百五十四名，少十二俞，此皆卫气之所留止，邪气之所客也，针石缘而去之（落到治法，山断云连）。以上论表里之相通而为病也，是第三节。正义已尽，忽结出治法以起下。

诊病之始（挺起，叙五藏之病），五决为纪，欲知其始，先建其母。所谓五决者，五脉也。数语承上起下，见善诊者必明五藏之气，而明藏气者正为诊病地步，前后文遂水乳交融，不形支节矣。且此节论病，下节论脉，此处提诊病，即带提五脉，则下节起笔便不嫌突，可谓布置有法。是以头痛巅疾（分叙），下虚上实，过在足少阴、巨阳，甚则入肾。徇蒙招尤，目冥耳聋，下实上虚，过在足少阳、厥阴，甚则入肝。腹满䐜胀，支鬲胠胁，下厥上冒，过在足太阴、阳明。咳嗽上气，厥在胸中，过在手阳明、太阴。心烦头痛，病在鬲中，过在手巨阳、少阴。

夫脉之小大、滑涩、浮沉（又将脉色纽合笔），可以指别；五藏之象，可以类推；五藏相音，可以意识；五色微诊，可以目察。能合脉色，可以万全。赤，脉之至也（分叙），喘而坚，诊曰有积气在中，时害于食，名曰心痹，得之外疾，思虑而心虚，故邪从之。白，脉之至也，喘而浮，上虚下实，惊，有积气在胸中，喘而虚，名曰肺痹，寒热，得之醉而使内也。青，脉之至也，长而左右弹，有积气在心下，支胠，名曰肝痹，得之寒湿，与疝同法，腰痛、足清、头痛。黄，脉之至也，大而虚，有积气在腹中，有厥气，名曰厥疝，女子同法，得之疾使四支，汗出当风。黑，脉之至也，上坚而大，有积气在小腹与阴，名曰肾痹，得之沐浴清水而卧。

凡相五色之奇脉（抽出“色”字，余波作结，阵势整齐），面黄目青，面黄目赤，面黄目白，面黄目黑者，皆不死也。面青目赤，面赤目白，面青目黑，面黑目白，面赤目青，皆死也。

从五藏正义直入，接论五味、五色，而归重“血”字，生成大义已尽。随手拖出邪气、针石，以起下文，因即分诊病、察脉两大节，浑灏流转，妥帖排奡①，中间无数排比，不嫌散漫者，何也？须玩其提掇处、兜裹处、接换处。

五藏别论篇第十一

黄帝问曰：余闻方士，或以脑髓为藏（起势宽散，太原公子杨裘来②），或以肠胃为藏，或以为府，敢问更相反，皆自谓是，不知其道，愿闻其说。岐伯对曰：脑、髓、骨、脉、胆、女子胞，此六者（挺接，是缓来急受），地气之所生也，皆藏于阴而象于地，故藏而不泻，名曰奇恒之府（坚卓）。夫胃、大肠、小肠、三焦、膀胱，此五者，天气之所生也，其气象天（添一“天”字，并下添两句，遂化双为单，是承上文层递而下，非对待矣），故泻而不

① 排奡：奡，音 ào 傲。刚劲有力。

② 太原公子杨裘来：不解其意，存疑待考。

藏，此受五藏浊气，名曰传化之府，此不能久留，输泻者也（束一句）。魄门亦为五藏使（补一笔），水谷不得久藏。魄门，直肠也，非仅指肛门。所谓五藏者，藏精气而不泻也，故满而不能实；六府者（申复前义，理精词湛，一喷一醒），传化物而不藏，故实而不能满也。所以然者，水谷入口，则胃实而肠虚（句句如昆吾①切玉）；食下，则肠实而胃虚。故曰实而不满，满而不实也（题义至此已完，下文颇似不续。盖上言五藏之外，又有六者，故谓之别，是言其体；下言五藏之大，独主寸口，亦可谓之别，是言其气也）。

帝曰：气口何以独为五藏主？岐伯曰：胃者，水谷之海，六府之大源也。五味入口，藏于胃以养五藏气，气口亦太阴也，是以五藏六府之气味（轻轻束一句叫醒），皆出于胃，变见于气口。故五气入鼻（带叙五气），藏于心肺，心肺有病（落出“病”字），而鼻为之不利也。

凡治病必察其下（接叙治病，余波作结），适其脉，观其志意，与其病也。林亿云：《太素》作“必察其上下，适其脉候，观其志意，与其病能也。”拘于鬼神者，不可与言至德；恶于针石者，不可与言至巧；病不许治者，病必不治，治之无功矣（收句清劲）。

胸中雪亮，腕底风生，文体坚削，音节清扬，是经文小品之极粹者。藏而不泻，泻而不藏；满而不实，实而不满，是绝顶聪明语。

---

① 昆吾：山名。郭璞云：“此山出名铜，色如火，以之作刀，切玉如割泥。”

第四卷

异法方宜论篇第十二

黄帝问曰：医之治病也，一病而治各不同，皆愈（一起曲折俱到，运笔荡逸有神），何也？岐伯对曰：地势使然也（一针见血）。故东方之域（分叙紧跟地势），天地之所始生也，鱼盐之地，海滨傍水。其民食鱼而嗜咸，皆安其处，美其食，鱼者使人热中，盐者胜血。故其民皆黑色疏理，其病皆为痈疡，其治宜砭石（分点“病”字、“治”字）。故砭石者，亦从东方来（复一句笔逆而峭）。西方者，金玉之域，沙石之处，天地之所收引也。其民陵居而多风，水土刚强，其民不衣而褐荐，其民华食而脂肥。故邪不能伤其形体，其病生于内，其治宜毒药。故毒药者，亦从西方来。北方者，天地所闭藏之域也，其地高陵居，风寒冰冽。其民乐野处而乳食，藏寒生满病，其治宜灸焫。故灸焫者，亦从北方来。南方者，天地所长养，阳之所盛处也，其地下，水土弱，雾露之所聚也，其民嗜酸而食胕。故其民皆致理而赤色，其病挛痹，其治宜微针。故九针者，亦从南方来。中央者，其地平以湿，天地所以生万物也众。其民食杂而不劳。故其病多痿厥寒热，其治宜导引按跻，故导引按跻者，亦从中央出也（添“也”字，千里来龙，至此结穴）。故圣人杂合以治，各得其所宜。故治所以异而病皆愈者（回应俯仰，唱叹指点传神），得病之情，知治之大体也（叫醒“病”字、“治”字）。

起笔简而曲，以“地势”二字挈起全篇，收处唱叹有神，中间五大比许多，其字句正如匡庐诸峰，参差秀立，高插天表，读之令人神气俱旺，此经文之极有兴会，极有光焰者。通篇大义，只重在杂合以治，各得其宜上，却不从正面发挥，而极写五方之事，虚者实之，实者虚之，愈征实愈翻空，开后人无限智慧。

移精变气论篇第十三

黄帝问曰：余闻古之治病（古今双提），惟其移精变气，可祝由而已。今世治病，毒药治其内，针石治其外，或愈或不愈，何也？岐伯对曰：往古人居禽兽之间（古今分叙），动作以避寒，阴居以避暑，内无眷慕之累，外无伸官之形，此恬惔之世（申一笔），邪不能深入也。故毒药不能治其内，针石不能治其外，故可移精祝由而已（应醒）。当今之世不然（折下），忧患缘其内，苦形伤其外，又失四时之从，逆寒暑之宜，贼风数至，虚邪朝夕，内至五藏骨髓，外伤空窍肌肤，所以小病必甚，大病必死，故祝由不能已也（轻轻束住）。

帝曰：善。余欲临病人，观死生，决嫌疑（撇去祝由，归重诊治)，欲知其要，如日月光，可得闻乎？岐伯曰：色脉者，上帝之所贵也（高唱入云)，先师之所传也。此处本应直接末节，乃复历叙上古、中古、暮世一段，与末节详略互出，错综出没，极离合断续之妙。上古使僦贷季(推开从上古说起)，理色脉而通神明，合之金木水火土，四时八风六合，不离其常，变化相移，以观其妙，以知其要。欲知其要，则色脉是矣（点色脉极响)。色以应日，脉以应月（将色脉分释一笔)，常求其要，则其要也。夫色之变化，以应四时之脉（将色脉串合一笔)，此上帝之所贵，以合于神明也，所以远死而近生。生道以长，命曰圣王。中古之治，病至而治之，汤液十日，以去八风五痹之病，十日不已，治以草苏草荄之枝，本末为助，标本已得，邪气乃服。暮世之治病也（落到今世)，则不然，治不本四时，不知日月，不审逆从，病形已成，乃欲微针治其外，汤液治其内，粗工凶凶，以为可攻，故病未已，新病复起（悬崖勒马)。

帝曰：愿闻要道。岐伯曰：治之要极，无失色脉(遥承欲知其要，逼出“因”字，归宿作结)，用之不惑，治之大则。逆从到（即“倒”字）行，标本不得，亡神失国。去故就新，乃得真人。帝曰：余闻其要于夫子矣，夫子言不离色脉，此余之所知也。岐伯曰：治之极于一(轻轻一顿，撇上色脉，趋下治因)。帝曰：何谓一？岐伯曰：一者因得之。谓治法至繁而归于一。一者，因人之病而施治法，不执己见也。下文数问其情，即欲因施治，不执己见之事类也。所谓因其轻而扬之，因其高而越之是也。君子之教，以人治人；王者之治，因民而利，因之为义大矣。帝曰：奈何？岐伯曰：闭户塞牖，系之病者，数问其情，以从其意（即因也），得神者昌，失神者亡。帝曰：善。

首尾一气呵成，浩然沛然，妙在中间一节，极断续离合之致，最擅一篇之胜。

汤液醪醴论篇第十四

黄帝问曰：为五谷汤液及醪醴奈何（直起）？岐伯对曰：必以稻米，炊之稻薪，稻米者完，稻薪者坚（简峭）。帝曰：何以然（申一笔）？岐伯曰：此得天地之和，高下之宜，故能至完，伐取得时，故能至坚也（文气舒畅）。以上言其体。帝曰：上古圣人作汤液醪醴，为而不用，何也？岐伯曰：自古圣人之作汤液醪醴者，以为备耳。夫上古作汤液，故为而弗服也。中古之世，道德稍衰，邪气时至，服之万全。此言其用。帝曰：今之世不必已，何也？岐伯曰：当今之世，必齐毒药攻其中，镵石针艾治其外也（脱卸汤液酒醴，束上起下，官止神行）。

帝曰：形弊血尽而功不立者何（此言攻中治外而仍不效者）？岐伯曰：神不使也。帝曰：何谓神不使？岐伯曰：针石，道也。谓针石不过开导血脉，必其人之神能自运，乃可病愈也。精神不进，志意不治，故病不可愈。今精坏神去，荣卫不可复收，何者？嗜欲无穷，而忧患不止（一喷一醒，慨慷淋漓），精气弛坏，荣泣卫除，故神去之而病不愈也。

帝曰：夫病之始生也，极微极精（推进一层，补足上意，言亦有神未去而不愈者），必先入结于皮肤。今良工皆称曰：病成名曰逆，则针石不能治，良药不能及也。今良工皆得其法，守其数，亲戚兄弟远近，音声日闻于耳，五色日见于目，而病不愈者，亦何暇不早乎？岐伯曰：病为本，工为标，标本不得，邪气不服，此之谓也。

帝曰：其有不从毫毛而生（此言病有必攻中治外而后可愈者），五藏阳以竭也，林亿云：《太素》“阳”作“伤”。津液充郭，其魄独居，孤精于内，气耗于外，形不可与衣相保，此四极急而动中，是气拒于内，而形施于外，治之奈何？岐伯曰：平治于权衡，去宛陈莝，微动四极，温衣，缪刺其处，以复其形。开鬼门，洁净府，精以时服，五阳已布，疏涤五藏，故精自生，形自盛，骨肉相保，巨气乃平（径止，笔力坚卓）。帝曰：善。

此篇分四节，文笔与前篇大同。前①两节即从必齐、毒药、镵石、针艾发论，不必拘切题面，而水到渠成，疏畅圆满，可称能品。后两节文义本自对待，乃故变其局，且以病之始生一段，支离其间，令人目眩，经文常有意对文不对、文对意不对者，更有文意俱似对、实俱不对者，错综变化，不可方物，真神圣之笔也。

---

① 前：原作“后”，据语义改。

玉版论要篇第十五

黄帝问曰：余闻揆度奇恒（诠释古义起），所指不同，用之奈何？岐伯对曰：揆度者，度病之浅深也；奇恒者，言奇病也。请言道之至数，五色脉变（总提色脉），揆度奇恒，道在于一。神转不回，回则不转，乃失其机，至数之要，迫近以微，著之玉版，命曰合玉机。

容色见上下左右（叙色），各在其要。其色见浅者，汤液主治，十日已。其见深者，必齐主治，二十一日已。其见大深者，醪酒主治，百日已。色夭面脱，不治，百日尽已。脉短气绝死，病温，虚甚死。色见上下左右，各在其要。上为逆，下为从。女子右为逆，左为从；男子左为逆，右为从。易，重阳死，重阴死。阴阳反他“他”当是“作”（叙脉近跟阴阳，远映篇首，山断云连，钩联有法），治在权衡相夺，奇恒事也，揆度事也。搏脉痹躄，寒热之交。脉孤为消气，虚泄为夺血。孤为逆，虚为从。行奇恒之法，以太阴始。行所不胜曰逆，逆则死；行所胜曰从，从则活。八风四时之胜，终而复始，逆行一过，不复可数，论要毕矣。

篇法不完，词意不续，疑有脱简。

诊要经终论篇第十六

黄帝问曰：诊要何如？岐伯对曰：正月二月，天气始方，地气始发，人气在肝（探原立论，人气所在，即诊要也）。三月四月，天气正方，地气定发，人气在脾。五月六月，天气盛，地气高，人气在头。七月八月，阴气始杀，人气在肺。九月十月，阴气始冰，地气始闭，人气在心。十一月十二月，冰复，地气合，人气在肾（一顿）。以上逐月人气所在，即诊要也。故春刺散俞，及与分理（直下），血出而止，甚者传气，间者[①]环也。林亿云：《太素》作“环已”。按：病甚者得刺即流通，其气可渐愈矣。若轻者病旋已也。夏刺络俞，见血而止，尽气闭环，痛病必下。秋刺皮肤，循理，上下同法，神变而止。冬刺俞窍于分理，甚者直下，间者散下。春夏秋冬，各有所刺，法其所在（总一笔回映上节，激起下节）。以上四时刺法。春刺夏分，脉乱气微（反接得势，即失其所在也），入淫骨髓，病不能愈，令人不嗜食，又且少气。春刺秋分，筋挛逆气，环为咳嗽，病不愈，令人时惊，又且哭。春刺冬分，邪气著藏，令人胀，病不愈，又且欲言语。夏刺春分，病不愈，令人解堕。夏刺秋分，病不愈，令人心中欲无言，惕惕如人将捕之。夏刺冬分，病不愈，令人少气，时欲怒。秋刺春分，病不已，令人惕

① 间者：病情较轻者。

然，欲有所为，起而忘之。秋刺夏分，病不已，令人益嗜卧，又且善梦。秋刺冬分，病不已，令人洒洒时寒。冬刺春分，病不已，令人欲卧不能眠，眠而有见。冬刺夏分，病不愈，气上，发为诸痹。冬刺秋分，病不已，令人善渴。以上四时刺逆。凡刺胸腹者，必避五藏。中心者环死（补叙五藏刺逆，总提一笔，分叙其事），中脾者五日死，中肾者七日死，中肺者五日死，中鬲者皆为伤中，其病虽愈，不过一岁必死。刺避五藏者（申释其义），知逆从也。所谓从者，鬲与脾肾之处，不知者反之。刺胸腹者，必以布憿著之，乃从单布上刺，刺之不愈，复刺。刺针必肃，刺肿摇针，经刺勿摇，此刺之道也（一笔勒住）。以上五藏刺逆。上节言四时之刺，有所避也，此言五藏之必避，有不分四时者也。在前半篇为补叙，而五藏死期，正好引起十二经终，前后连络，在有意无意之间。

帝曰：愿闻十二经脉之终奈何（另起）？岐伯曰：太阳之脉其终也（六项平叙，文度如垂绅正笏①），戴眼反折瘛疭，其色白，绝汗乃出，出则死矣。少阳终者（五项用“者”字，独首项用“也”字，此虽细事，亦有斟酌），耳聋百节皆纵，目睘绝系②，绝系一日半死，其死也，色先青白，乃死矣。阳明终者，口目动作，善惊，妄言，

---

① 垂绅正笏：笏，音 hù 户。古代臣子朝见君王时，大带下垂，手持笏板毕恭毕敬，不动声色的样子。此处喻指平静地叙述。

② 目睘绝系：目睘，眼睛直视如惊貌；绝系，入属于脑的目系已绝。

色黄，其上下经盛，不仁，则终矣。少阴终者，面黑，齿长而垢，腹胀闭，上下不通而终矣。太阴终者，腹胀闭，不得息，善噫善呕，呕则逆，逆则面赤，不逆则上下不通，不通则面黑，皮毛焦而终矣。厥阴终者，中热，嗌干，善溺，心烦，甚则舌卷、卵上缩而终矣。此十二经之所败也。与上节收句不必照顾，而自神回气合。

首言人气，次言刺法，次言刺逆，而以经终结之，层次井井，排偶到底，法律整齐，此极冠冕文字。《灵》《素》皆善于用整，妙于用排，使读者不觉其板，圣神传道之文如是。

第五卷

脉要精微论篇第十七

黄帝问曰：诊法何如？岐伯对曰：诊法常以平旦（笼罩一切，气象万千），阴气未动，阳气未散（义精词湛），饮食未进，经脉未盛，络脉调匀，气血未乱，故乃可诊有过之脉。切脉动静而视精明（数语为前半篇提纲），察五色，观五藏有余不足，六府强弱，形之盛衰，以此参伍，决死生之分。

夫脉者，血之府也（应切脉动静），长则气治，短则气病，数则烦心，大则病进，上盛则气高，下盛则气胀，代则气衰，细则气少，涩则心痛，浑浑革至如涌泉，病进而色弊，绵绵其去如弦绝，死。夫精明五色者（应五色），气之华也。赤欲如白裹朱，不欲如赭；白欲如鹅羽，不欲如盐；青欲如苍璧之泽，不欲如蓝；黄欲如罗裹雄黄，不欲如黄土；黑欲如重漆色，不欲如地苍。五色精微象见矣，其寿不久也。夫精明者（应视精明），所以视万物，别白黑，审短长。以长为短，以白为黑，如是则精衰矣。五藏者（应五藏六府），中之守也。中盛藏满，气胜伤恐者，声如从室中言，是中气之湿也。言而微，终日乃复言者，此夺气也。衣被不敛，言语善恶，不避亲疏者，此神明之乱也。仓廪不藏者，是门户不要也。水泉不止者，是膀胱不藏也。得守者生，失守者死。夫五藏者，身之强也（应形之强弱）。头者精明之府，头倾视深，精神将夺矣。背者胸中之府，背曲肩随，府将坏矣。腰者肾之府，转摇不能，肾将惫矣。膝者筋之府，屈伸不能，行则偻附，筋将惫矣。骨者髓之府，不能久立，行则振掉，骨将惫矣。得强则生，失强则死。

岐伯曰：反四时者（另起），有余为精，不足为消。应太过，不足为精；应不足，有余为消。阴阳不相应，病名曰关格。此段论脉，与上不接，疑有脱文。

帝曰：脉其四时动奈何（总挈后半篇）？知病之所在奈何？知病之所变奈何？知病乍在内奈何？知病乍在外奈何？请问此五者，可得闻乎？岐伯曰：请言其与天运转大也（顿一句）。万物之外，六合之内（振起昂头天外），天地之变，阴阳之应，彼春之暖，为夏之暑，彼秋之忿，为冬之怒，四变之动，脉与之上下，以春应中规，夏应中矩，秋应中衡，冬应中权。此段从天说到脉，领起阴阳四时大义。是故冬至四十五日，阳气微上，阴气微下；夏至四十五日，阴气微上，阳气微下。阴阳有时，与脉为期，期而相失，知脉所分，分之有期，故知死时。微妙在脉，不可不察，察之有纪，从阴阳始，始之有经，从五行生，生之有度，四时为宜，补泻勿失，与天地如一，得一之情，以知死生。此段重发脉之阴阳也。

是故声合五音，色合五行，脉合阴阳（“合”字跟“一”字说下）。是知阴盛则梦涉大水，恐惧（随手带释阴阳），阳盛则梦大火燔灼，阴阳俱盛则梦相杀毁伤；上盛则梦飞，下盛则梦堕；甚饱则梦予，甚饥则梦取；肝气盛则梦怒，肺气盛则梦哭；短虫多则梦聚众，长虫多则梦相击毁伤。此段随带指点阴阳之验，是旁证之文。是故持脉有道（遥承脉合阴阳），虚静为保。保，《甲乙经》作“宝”。春日浮，如鱼之游在波（全经叙四时脉象，以此为最精）；夏日在肤，泛泛乎万物有余；秋日下肤，蛰虫将去；冬日在骨，蛰虫周密，君子居室。故曰：知内者按而纪之，知外者终而始之。此六者，持脉之大法。此段重发四时之脉，本当承阴阳说下，乃隔以叙梦一段，极离合断续之致。林亿曰：此对四时动之事也。逐段分合，提掇动荡有致。

心脉搏坚而长，当病舌卷不能言；其软而散者，当消环自已（从在字直起，六排对待整齐，而每排又自为对待，文阵正大）。肺脉搏坚而长，当病唾血；其软而散者，当病灌汗，至今不复散发也。言汗出多如灌注，久不复元，其因起于散发太过也。肝脉搏坚而长，色不青，当病坠若搏，因血在胁下，令人喘逆；其软而散，色泽者，当病溢饮，溢饮者，渴暴多饮，而易入肌皮肠胃之外也。胃脉搏坚而长，其色赤，当病折髀；其软而散者，当病食痹。脾脉搏坚而长，其色黄，当病少气；其软而散，色不泽者，当病足胻肿，若水状也。肾脉搏坚而长，其色黄而赤者，当病折腰；其软而散者，当病少血，至令不复也。帝曰：诊得心脉而急（再推论心胃二脉，文局便活)，此为何病？病形何如？岐伯曰：病名心疝，少腹当有形也。帝曰：何以言之？岐伯曰：心为牡藏，小肠为之使，故曰少腹当有形也。帝曰：诊得胃脉，病形何如？岐伯曰：胃脉实则胀，虚则泄。林亿云：此对知病所在之事也。

帝曰：病成而变何谓（紧跟“病”字，点“变”字直起）？岐伯曰：风成为寒热，瘅成为消中，厥成为巅疾，久风为飧泄，脉风成为疠。病之变化，不可胜数（醒“变”字，略顿）。帝曰：诸痈肿筋挛骨痛，此皆安生？岐伯曰：此寒气之肿，八风之变也。帝曰：治之奈何（以治法轻轻收束）？岐伯曰：此四时之病，以其胜治之，愈也。帝曰：有故病五藏发动（又补叙，以极“变”字之义），因伤脉色，各何以知其久暴至之病乎？岐伯曰：悉乎哉问也！征其脉小，色不夺者，新病也；征其脉不夺，其色夺者，此久病也；征其脉与五色俱夺者，此久病也；征其脉与五色俱不夺者，新病也。肝与肾脉并至，其色苍赤，当病毁伤不见血，已见血，湿若中水也。以上叙病变之事。林亿以“不可胜数”以上为对病变，以下为与提笔不对，非是。

尺内两傍（从内外直起），则季胁也，尺外以候肾，尺里以候腹。中附上（此节内外合发不板，分两项使通篇文局俱活），左外以候肝，内以候鬲；右外以候胃，内以候脾。上附上，右外以候肺，内以候胸中；左外以候心，内以候膻中。前以候前，后以候后。上竟上者，胸喉中事也；下竟下者，少腹腰股膝胫足中事也。粗大者，阴不足阳有余，为热中也。来疾去徐，上实下虚，为厥巅疾；来徐去疾，上虚下实，为恶风也。故中恶风者，阳气受也。有脉俱沉细数者，少阴厥也；沉细数散者，寒热也；浮而散者为眴仆。诸浮不躁者皆在阳，则为热；其有躁者在手。诸细而沉者皆在阴，则为骨痛；其有静者在足。数动一代者，病在阳之脉也，泄及便脓血。诸过者切之，涩者，阳气有余也，滑者，阴气有余也。阳气有余，为身热无汗，阴气有余，为多汗身寒，阴阳有余，则无汗而寒。推而外之，内而不外，有心腹积也；推而内之，外而不内，身有热也。推而上之，上而不下，腰足清也；推而下之，下而不上，头项痛也。按之至骨，脉气少者，腰脊痛而身有痹也。以上叙病乍内乍外之事，文笔忽整忽散，与前叙四时节笔致大同。

前后分两大段，又各分五小段，皆先总提而后分应之。文体忽整忽散，莫测端倪，理达词举，浩然沛然，略无嗫嚅之态。钩深索隐之文，以疏畅出之难，委曲繁重之文，以闲暇出之更难。其静穆渊懿，无秦汉奇崛之气。熟读《周易》六十四，便知《内经》之理，非圣人不能发；熟读《周官》三百六，便知《内经》之文，非圣人之才不能作也。真所谓天理烂熟之书。

平人气象论篇第十八

黄帝问曰：平人何如（点题直起）？岐伯对曰：人一呼脉再动（叙平），一吸脉亦再动，呼吸定息脉五动，闰以太息，命曰平人。平人者，不病也。常以不病调病人（句法峭，从“平”递到“病”，交代极清，句句顶复有致），医不病，故为病人平息以调之为法。人一呼脉一动（叙病），一吸脉一动，曰少气。人一呼脉三动，一吸脉三动而躁，尺热曰病温，尺不热脉滑曰病风，脉涩曰痹。人一呼脉四动以上曰死（叙死），脉绝不至曰死，乍疏乍数曰死。以上为起节，重论动数多少，见迟数是人脉吃紧，平、病、死，先分于此也，病、死是平之反面，通篇带定发挥。

平人之常气禀于胃，胃者，平人之常气也（振衣千仞，实大声洪，“胃”字为“平”字抉根），人无胃气曰逆，逆者死。“常”字释“平”字，“逆”字反“平”字。数语不独挈下五项，实挈起全篇，高唱入云，而用笔尤觉回环顺逆有致。春胃微弦曰平，弦多胃少曰肝病，但弦无胃曰死（即跟“胃”字发“平”字，并发“病”“死”，以反透“平”字），胃而有毛曰秋病，毛甚曰今病。藏真散于肝，肝藏筋膜之气也（逐段以“藏真”作束，句法亦挺亦荡）。夏胃微钩曰平，钩多胃少曰心病，但钩无胃曰死，胃而有石曰冬病，石甚曰今病。藏真通于心（“散”“通”“濡”“高”“下”，炼字精切），心藏血脉之气也。长夏胃微软弱曰平，弱多胃少曰脾病，但代无胃曰死，软弱有石曰冬病，弱甚曰今病。藏真濡于脾，脾藏肌肉之气也。秋胃微毛曰平，毛多胃少曰肺病，但毛无胃曰死，毛而有弦曰春病，弦甚曰今病。藏真高于肺，以行荣卫阴阳也。冬胃微石曰平，石多胃少曰肾病，但石无胃曰死，石而有钩曰夏病，钩甚曰今病。藏真下于肾，肾藏骨髓之气也。胃之大络，名曰虚里（推叙胃之络脉，与本节起句照应），贯鬲络肺，出于左乳下，其动应【衣】脉，宗气也（叫醒“脉”字）。“衣”字衍文。其动应脉，谓动数与寸口相应也。盛喘数绝者，则病在中（亦以平、病、死分叙）；结而横，有积矣；绝不至曰死。其动应衣（句法摇曳），宗气泄也。以上提出胃气就四时，上实发“平”字，可谓笔笔中锋。

欲知寸口太过与不及（突起，从寸口说入，实发脉之主病，以太过不及衬“平”字），寸口之脉中手短者，曰头痛；寸口脉中手长者，曰足胫痛；寸口脉中手促上击者，曰肩背痛。寸口脉沉而坚者，曰病在中；寸口脉浮而盛者，曰病在外。寸口脉沉而弱，曰寒热及疝瘕少腹痛；寸口脉沉而横，曰胁下有积，腹中有横积痛；寸口脉沉而喘，曰寒热。脉盛滑坚者，曰病在外；脉小实而坚者，病在内。脉小弱以涩，谓之久病；脉滑浮而疾者，谓之新病。脉急者，曰疝瘕少腹痛；脉滑曰风，脉涩曰痹。缓而滑曰热中，盛而紧曰胀。脉从阴阳，病易已；脉逆阴阳，病难已。脉得四时之顺，曰病无他；脉反四时及不间藏，曰难已。中间忽总叙两排作停顿者，以上文专叙脉，下文脉与尺肤兼叙，故略作总括之词，以为言之不尽者，可以此义赅之也。臂多青脉，曰脱血。尺脉缓涩，谓之解㑊。安卧脉盛，谓之脱血。尺涩脉滑，谓之多汗。尺寒脉细，谓之后泄。脉尺粗常热者，谓之热中（以上病脉）。肝见庚辛死，心见壬癸死，脾见甲乙死，肺见丙丁死，肾见戊己死，是谓真藏见皆死（以上死脉)。颈脉动，喘疾咳，曰水；目裹微肿，如卧蚕起之状，曰水。溺黄赤安卧者，黄疸；已食如饥者，胃疸。面肿曰风，足胫肿曰水，目黄者曰黄疸（以上略叙外诊）。妇人手少阴脉动甚者，妊子也（此条叙妇脉）。脉有逆从，四时未有藏形（四字挺接六字，安顿有法），春夏而脉瘦，秋冬而脉浮大，命曰逆四时也（收束整齐，句句是透发“平”字）。风热而脉静，泄而脱血脉实，病在中脉虚，病在外脉涩坚者，皆难治，命曰反四时也（重门叠锁）。前节叙四时之脉，此节接叙脉之主病，以太过不及起，以逆从收，起讫完密，中间仍跟定病死收笔，是并束前节，与前节起笔隐相呼应也。

人以水谷为本（突起），领下五“本”字。故人绝水谷则死，脉无胃气亦死（以水谷陪起，峰势与第二节起笔参差相对）。所谓无胃气者（逆顶），但得真藏脉，不得胃气也。所谓脉不得胃气者（逆顶），肝不弦，肾不石也（举肝肾以例其余）。此段为本节起笔，与前平人之常气禀于胃相应，力极道劲。太阳脉至，洪大以长（先叙三阳平脉）；少阳脉至，乍数乍疏，乍短乍长；阳明脉至，浮大而短。三阴脉详《难经》，此脱文也。此以四时阴阳太少之气化言，恰在四时与五藏夹缝之中。大平心脉来，累累如连珠，如循琅玕，曰心平（叙五藏脉象，全经中以此为最精），夏以胃气为本。病心脉来，喘喘连属，其中微曲，曰心病（仍以“病”“死”作衬）。死心脉来（逐句首尾自相呼应，笔底便有逆势），前曲后居，如操带钩，曰心死。平肺脉来，厌厌聂聂，如落榆荚，曰肺平，秋以胃气为本。病肺脉来，不上不下，如循鸡羽，曰肺病。死肺脉来，如物之浮，如风吹毛，曰肺死。平肝脉来，软弱招招，如揭长竿末梢，曰肝平，春以胃气为本。病肝脉来，盈实而滑，如循长竿，曰肝病。死肝脉来，急益劲，如新张弓弦，曰肝死。平脾脉来，和柔相离，如鸡践地，曰脾平，长夏以胃气为本。病脾脉来，实而盈数，如鸡举足，曰脾病。死脾脉来，锐坚如乌之喙，如鸟之距，如屋之漏，如水之流，曰脾死。平肾脉来，喘喘累累如钩，按之而坚，曰肾平，冬以胃气为本。病肾脉来，如引葛，按之益坚，曰肾病。死肾脉来，发如夺索，辟辟如弹石，曰肾死（径住）。

切定“平”字，发挥“胃”字，中间“常”字、“反”字、“微甚”字、“多少”字、“太过不及”字、“阴阳逆从”字，无非衬托“平”字，起手先从动数领起“平”字，旋即提出胃气，将“平”字、“胃”字纽合一气，通篇精义，全从此出。下面本以四时胃气、五藏胃气两义对发，中间忽插入寸口太过不及一段，又从太过不及中抽出阴阳逆从一段，变幻奇诡，令人目眩。此两段原是申复胃气之义，第不总叙于四时五藏脉后，而夹叙于此，转使五藏脉后，无可再言，截然而止，致五藏不能与四时成对，是篇法之生动也；处处用回环逆顶之笔，一喷一醒，是笔法之生动也。

第六卷

玉机真藏论篇第十九

黄帝问曰：春脉如弦，何如而弦（四项板列，与《四气调神》同格）？岐伯对曰：春脉者，肝也，东方木也，万物之所以始生也。故其气来，软弱轻虚而滑，端直以长，故曰弦，反此者病。帝曰：何如而反？岐伯曰：其气来实而强，此谓太过（每项皆各分两排，文势极厚），病在外；其气来不实而微，此谓不及，病在中。帝曰：春脉太过与不及，其病皆何如？岐伯曰：太过则令人善忘，忽忽眩冒而巅疾；其不及则令人胸痛引背，下则两胁胠满。帝曰：善。夏脉如钩，何如而钩？岐伯曰：夏脉者，心也，南方火也，万物之所以盛长也。故其气来盛去衰，故曰钩，反此者病。帝曰：何如而反？岐伯曰：其气来盛去亦盛，此谓太过，病在外；其气来不盛去反盛，此谓不及，病在中。帝曰：夏脉太过与不及，其病皆何如？岐伯曰：太过则令人身热而肤痛，为浸淫；其不及则令人烦心，上见咳唾，下为气泄。帝曰：善。秋脉如浮，何如而浮？岐伯曰：秋脉者肺也，西方金也，万物之所以收成也。故其气来，轻虚以浮，来急去散，故曰浮，反此者病。帝曰：何如而反？岐伯曰：其气来毛而中央坚，两傍虚，此谓太过，病在外；其气来毛而微，此谓不及，病在中。帝曰：秋脉太过与不及，其病皆何如？岐伯曰：太过则令人逆气，而背痛愠愠然[①]；其不及则令人喘，呼吸少气而咳，上气见血，下闻病音。帝曰：善。冬脉如营，何如而营？岐伯曰：冬脉者肾也，北方水也，万物之所以合藏也。故其气来沉以搏，故曰营，反此者病。帝曰：何如而反？岐伯曰：其气来如弹石者，此谓太过，病在外；其去如数者，此谓不及，病在中。帝曰：冬脉太过与不及，其病皆何如？岐伯曰：太过则令人解㑊，脊脉痛而少气不欲言；其不及则令人心悬如病饥，䏚[②]中清，脊中痛，少腹满[③]，小便变。帝曰：善。帝曰：四时之序，逆从之变异也（变调以活其局），然脾脉独何主（缴上折下）？岐伯曰：脾脉者土也，孤藏以灌四傍者也（提唱本条，仍带上四项，文律极细）。帝曰：然则脾善恶可得见之乎？岐伯曰：善者不可得见，恶者可见（用侧笔卸下，不肯丝毫苟且）。帝曰：恶者何如可见？岐伯曰：其来如水之流者，此谓太过，病在外；如鸟之喙者，此谓不及，病在中。帝曰：夫子言脾为孤藏，中央土以灌四傍，其太过与不及，其病皆何如？岐伯曰：太过则令人四支不举；

---

① 愠愠然：气郁不舒之貌。

② 䏚：音 miǎo 秒。指季胁下，挟脊两旁虚软处。

③ 满：原作“清”，据顾本改。

其不及，则令人九窍不通，名曰重强。帝瞿然而起，再拜而稽首曰：善。吾得脉之大要，天下至数，五色脉变，揆度奇恒，道在于一。神转不回，回则不转，乃失其机。至数之要，迫近以微，著之玉版，藏之藏府，每旦读之，名曰“玉机”。

五藏受气于其所生，传之于其所胜，气舍于其所生（点题作柬，突起亦与《四气调神》同调，彼以笋杰胜，此以开展胜），死于其所不胜。病之且死，必先传行（再申一笔，清折有味），至其所不胜，病乃死。此言气之逆行也，故死。肝受气于心，传之于脾（分叙一番），气舍于肾，至肺而死。心受气于脾，传之于肺，气舍于肝，至肾而死。脾受气于肺，传之于肾，气舍于心，至肝而死。肺受气于肾，传之于肝，气舍于脾，至心而死。肾受气于肝，传之于心，气舍于肺，至脾而死。此皆逆死也（应柬）。一日一夜五分之（唱醒本段大意），此所以占死生之早暮也。此段叙一日一夜之病传死时也。

黄帝曰：疑衍。五藏相通，移皆有次，五藏有病，则各传其所胜。不治，法三月若六月，若三日若六日，传五藏而当死[①]。故曰：别于阳者，知病从来；别于阴者，知死生之期。此段叙数日数月之病传死期也，不分叙五藏传次者，与上文详略互见，错综有法。

是故风者，百病之长也（特提“风”字，举一例百）。今风寒客于人（承风说入），使人毫毛毕直，皮肤闭而为

① 传五藏而当死：此句后顾本有“是顺传所胜之次”七字。

热。当是之时，可汗而发也（逐层皆用顿折，便不平疲）；或痹不仁，肿痛，当是之时，可汤熨及火灸刺而去之。弗治，病入舍于肺，名曰肺痹，发咳，上气。弗治，肺即传而行之肝，病名曰肝痹，一名曰厥，胁痛，出食，当是之时，可按若刺耳。弗治，肝传之脾，病名曰脾风，发瘅，腹中热，烦心，出黄，当此之时，可按可药可浴。弗治，脾传之肾，病名曰疝瘕，少腹冤热而痛，出白，一名曰蛊，当此之时，可按可药。弗治，肾传之心，病筋脉相引而急，病名曰瘛，当此之时，可灸可药。弗治，满十日，法当死。肾因传之心，心即复反传而行之肺，发寒热，法当三岁死，此病之次也（重勒一句）。此段言一岁、数岁之病传死期，借风以例其余也。三段本是蝉联而下，而文笔却似各不相顾，使人心迷目眩，真奇文也。

然其卒发者（转下笔力千钧），不必治于传，或其传化有不以次（加二笔起下），传不以次即下文事，与卒发是两事。卒发，即后“急虚身中”，譬于堕溺者也。不以次入者，忧恐悲喜怒，令不得以其次，故令人有大病矣。因而喜大虚（“因”字凭空遥接，妙），则肾气乘矣，“因”字隐隐遥承受气之初病来。“大虚”二字，安顿有法，与《平人气象》“四时未有藏形”句同。怒则肝气乘矣（笔笔如飞），悲则肺气乘矣，恐则脾气乘矣，忧则心气乘矣，此其道也（轻束一句）。此句与“不以次入者”紧相呼应，以束本段。此段叙传不以次之事，是推广前义也。故病有五，五五二十五变（总束上四段），及其传化。传，乘之名也。此节为真藏探源。末句以解为收，《孟子·雪宫章》收句有此丰致。

大骨枯槁，大肉陷下，胸中气满，喘息不便，其气动形，期六月死，真藏脉见，乃予之期日（紧跟上节末，“传”“死”字，历叙绝证递到真藏，五项直立，与起节同，点题不突）。大骨枯槁，大肉陷下，胸中气满，喘息不便，内痛引肩项，期一月死，真藏见，乃予之期日。大骨枯槁，大肉陷下，胸中气满，喘息不便，内痛引肩项，身热，脱肉破䐃，真藏见，期十月之内死。当作“十日”。真藏皆予之期日，不当独脾言月也。大骨枯槁，大肉陷下，肩髓内消，动作益衰，真藏来见，当作“未见”。期一岁死，见其真藏，乃予之期日。大骨枯槁，大肉陷下，胸中气满，腹内痛，心中不便，肩项身热，破䐃脱肉，目匡陷，真藏见，目不见人，立死；其见人者，至其所不胜之时则死。急虚身中卒至，五藏绝闭，脉道不通，气不往来，譬于堕溺，不可为期（变调以活其局，是推广以补前义，与上节补叙传不以次同法，虑周藻密，气合神回）。其脉绝不来，若人一息五六至，其形肉当有“虽”字不脱，真藏虽不见，犹死也。此节从脱形渐渐引到真藏，连点真藏，愈点愈醒，下节正好直接。

真肝脉至，中外急，如循刀刃责责然，如按琴瑟弦（紧接上用反收，此用正接，使有生气），色青白不泽，毛折，乃死。真心脉至，坚而搏，如循薏苡子累累然（连点真藏，上节点在尾，此点在首，回环有致），色赤黑不泽，毛折，乃死。真肺脉至，大而虚，如以毛羽中人肤，色白赤不泽，毛折，乃死。真肾脉至，搏而绝，如指弹石辟辟然，色黑黄不泽，毛折，乃死。真脾脉至，弱而乍数乍疏，色黄青不泽，毛折，乃死。诸真藏脉见者（总一笔），皆死，不治也。黄帝曰：见真藏曰死，何也（顺下）？岐伯曰：五藏者皆禀气于胃，胃者五藏之本也（蜿蜒起伏，曲折有味，真不厌百回读）。藏气者，不能自致于手太阴，必因于胃气，乃至于手太阴也。故五藏各以其时，自为而至于手太阴也。故邪气胜者，精气衰也。故病甚者，胃气不能与之俱至于手太阴，故真藏之气独见。独见者，病胜藏也，故曰死（应醒）。帝曰：善。此节实发真藏，妙在上节从脱形卸到真藏，此节从真藏绕回形色，又两节处处以死期缴入第二节，神回气合。以此两节，本承第二节说下，以畅其未尽之义也。后半发明胃气，不但收束本节，实以统束前文，下节只是余意。

黄帝曰：凡治病，察其形气色泽，脉之盛衰，病之新故（总括上文，以为起笔，恰是末节文字），乃治之，无后其时。形气相得，谓之可治；色泽以浮，谓之易已；脉从四时，谓之可治（句句是上文甲里文字，添出易治难治，便觉别开一境）；脉弱以滑，是有胃气，命曰易治，取之以时。形气相失，谓之难治；色夭不泽，谓之难已；脉实以坚，谓之益甚；脉逆四时，为不可治。必察四难，而明告之。所谓逆四时者，春得肺脉，夏得肾脉，秋得心脉，冬得脾脉，其至皆悬绝沉涩者，命曰逆四时。未有藏形，于春夏而脉沉涩，秋冬而脉浮大，名曰逆四时也。病热脉静，泄而脉大，脱血而脉实，病在中脉实坚，病在外脉不实坚者，皆难治。

黄帝曰：余闻虚实以决死生，愿闻其情。岐伯曰：

五实死，五虚死。上文大旨已尽，突出“虚实”二字，若不相续，经文每多如此，其实即回应太过不及耳。通篇笔歌墨舞，本节前半觉衰飒矣，结处忽开异境，不但衬起本节，并振起全篇也。帝曰：愿闻五实五虚。岐伯曰：脉盛、皮热、腹胀、前后不通、闷瞀，此谓五实；脉细、皮寒、气少、泄利前后、饮食不入，此谓五虚。帝曰：其时有生者，何也（文至此，亦生气勃发）？岐伯曰：浆粥入胃，泄注止，则虚者活（字里行间有精悍之色）；身汗得后利，则实者活。此其候也。

以太过不及起，以虚实收，中间论外淫、论内伤，而推极于真藏，总是归重胃气，精理名言，络绎奔赴。其布局大阵包小阵，大营包小营，每节自为首尾，诸节互为首尾，通篇合为首尾，妙在处处俱是提空举似指点之神，读此等文，岂可死于句下。头绪繁重极矣，却有清气雄气往来，其间只见烟云离合，风雨纵横，五藏或平发，或串发，或总发，或碎发，横冲直撞，无不如志。

三部九候论篇第二十

黄帝问曰：余闻九针于夫子（远远说入），众多博大，不可胜数。余愿闻要道，以属子孙，传之后世，著之骨髓，藏之肝肺，歃血而受，不敢妄泄，令合天道，必有终始，上应天光星辰历纪，下副四时五行，贵贱更互，冬阴夏阳，以人应之奈何（入题）？愿闻其方。岐伯对曰：妙乎哉问也！此天地之至数。帝曰：愿闻天地之至数（醒题），合于人形血气，通决死生，为之奈何？岐伯曰：天地之至数，始于一，终于九焉（总挈纲目）。一者天，二者地，三者人，因而三之，三三者九，以应九野。故人有三部，部有三候（以凝重之笔收束本节，涵盖全篇），以决死生，以处百病，以调虚实，而除邪疾。

帝曰：何谓三部？岐伯曰：有下部，有中部，有上部（叙三部九候所主，提清本节头绪）。部各有三候，三候者，有天有地有人也。必指而导之，乃以为真。上部天（分叙），两额之动脉；上部地，两颊之动脉；上部人，耳前之动脉。中部天，手太阴也；中部地，手阳明也；中部人，手少阴也。下部天，足厥阴也；下部地，足少阴也；下部人，足太阴也。故下部之天以候肝（随手接叙下部），地以候肾，人以候脾胃之气。帝曰：中部之候奈何（入中上部，略用提掇，以活其局）？岐伯曰：亦有天，亦有地，亦有人。天以候肺，地以候胸中之气，人以候心。帝曰：上部以何候之？岐伯曰：亦有天，亦有地，亦有人。天以候头角之气，地以候口齿之气，人以候耳目之气。三部者（收束上文），各有天，各有地，各有人。三而成天，三而成地，三而成人。三而三之，合则为九，九分为九野，九野为九藏。故神藏五，形藏四，合为九藏。五藏已败，其色必夭，夭必死矣（落到“死”字，束上起下，山断云连，叙调虚实）。帝曰：以候奈何？岐伯曰：必先度其形之肥瘦，以调其气之虚实（前后皆用详叙，此独用浑括之笔，是中渡也），实则泻之，虚则补之。必先去其血脉而后调之，无问其病，病，当作“数”。以平为期。帝曰：决死生奈何（叙决死生）？岐伯曰：形盛脉细，少气不足以息者危。形瘦脉大，胸中多气者死，形气相得者生，参伍不调者病。三部九候皆相失者死。上下左右之脉相应如参舂[1]者病甚。上下左右相失不可数者死。中部之候虽独调，与众藏相失者死，中部之候相减者死。以上诸条即后所谓九候不调者也。目内陷者死。

帝曰：何以知病之所在（叙处百病）？岐伯曰：察九候独小者病，独大者病，独疾者病，独迟者病，独热者病，独寒者病，独陷下者病（此七独法也，是九候诊法之要义）。以左手足上[2]，去踝五寸按之，【庶】右手【足】当踝而弹之（略顿，此诊下部人之指法也，九候指法皆如此用之），其应过五寸以上，蠕蠕然者不病；其应疾，中手浑浑然者病；中手徐徐然者病；其应上不能至五寸，弹之不应者死。是以脱肉身不去者死。中部乍疏乍数者死。其脉代而钩者，病在络脉。九候之相应也，上下若一，不得相失（略顿，提掇一笔，文势便不平疲）。一候后则病，二候后则病甚，三候后则病危。所谓后者，应不俱也。此亦发九候不调之义也。察其府藏（领起下节），以知死生之期，【必先知经脉，然后知病脉，真藏

① 参舂：古时用舂捣米。脉如参舂，形容脉搏指如捣米鼓动有力，彼此上下，参差不齐。

② 以左手足上：此句后顾本有“上”字。

脉见者胜死。足太阳气绝者，其足不可屈伸，死必戴眼】（数句于上下文不续）。

帝曰：冬阴夏阳奈何（承上叙死生之期）？岐伯曰：九候之脉，皆沉细悬绝者为阴，主冬（阴阳主营卫言），故以夜半死。盛躁喘数者为阳，主夏，故以日中死。是故寒热病者（肺），以平旦死。热中及热病者（心），以日中死。病风者（肝），以日夕死。病水者（肾），以夜半死。其脉乍疏乍数、乍迟乍疾者（脾），日乘四季死。以上七死当为七诊，是分叙阴阳五藏之死期也，下乃总写死生大义。形肉已脱，九候虽调，犹死（用开合之笔，文势蜿蜒生动）。七诊虽见，九候皆从者，不死。所言不死者，风气之病及经月之病，似七诊之病而非也（承上文再用开合之笔，曲折摇曳，姿态横生），故言不死。若有七诊之病，其脉候亦败者死矣，必发哕噫（补一句，奇）。七诊旧说，皆以上节七独当之。今详七独，病脉也。而七诊乃死脉也，且词意紧承上文，故知其即七死也，若以为七病则词意不顺矣。再详“诊”即古“证”字。上文七死，虽脉证互言，而词意乃指阴阳五藏之败证也，故得与九候对称之。哕噫，胃诊也。胃为五藏之本，故七诊之败俱必见此。按：《脉经》录此文，即以上七死为七诊也。必审问其所始病，与今之所方病（提掇一笔，收束本节，与上节收局同），而后各切循其脉，视其经络浮沉，以上下逆从循之，其脉疾者不病，其脉迟者病，脉不往来者死，皮肤著者死。帝曰：其可治者奈何（叙除邪疾）？岐伯曰：经病者治其经，孙络病者治其孙络血，血病身有痛者治其经络。其病者在奇邪，奇邪之脉则缪刺之。留瘦不移，“瘦”乃“痹”之讹也，节而刺之。上实下虚，切而从之，索其结络脉，刺出其血，以见通之。【瞳子高者太阳不足，戴眼者太阳已绝，此决死生之要，不可不察也。手指及手外踝上五指留针】（挂一漏万，于上文不续）。

首节总提，以下逐节分应，井井有条，但中间颇有词意不甚顺接之处，不仅太阳两条也。此三部九候自别是一事，当时既有气口诊法，岂专恃此为诊耶？篇中明有按之弹之，以察其应之文，后人乃以此为古诊法，而斥《难经》之说，为蔑古也。又以七诊、七独为气口之事，岂非梦梦？

第七卷

经脉别论篇第二十一

黄帝问曰：人之居处动静勇怯，脉亦为之变乎？岐伯对曰：凡人之惊恐恚劳动静（提唱），皆为变也。是以夜行则喘出于肾（紧承分叙），淫气病肺。有所堕恐，喘出于肝，淫气害脾。有所惊恐，喘出于肺，淫气伤心。度水跌仆，喘出于肾与骨，当是之时（顿一笔），勇者气行则已，怯者则著而为病也。故曰：诊病之道（锁一笔），观人勇怯，骨肉皮肤，能知其情，以为诊法也（归到脉上）。故饮食饱甚，汗出于胃（又分叙）；惊而夺精，汗出于心；持重远行，汗出于肾；疾走恐惧，汗出于肝；摇体劳苦，汗出于脾。故春秋冬夏，四时阴阳（又锁一笔，语为养生要旨），生病起于过用，此为常也。食气入胃，散精于肝（突起，推脉之原），淫气于筋。此以血液言。食气入胃，浊气归心，淫精于脉。此以动气言。脉气流经，观此可知“经”“脉”二字义有不同。经气归于肺，肺朝百脉，输精于皮毛。毛脉合精，行气于府。府精神明，留于四藏，气归于权衡。权衡以平，气口成寸，以决死生。饮入于胃，游溢精气，上输于脾。此以津汁言。

脾气散精，上归于肺，通调水道，下输膀胱。水精四布，五经并行，合于四时五藏阴阳（随手总叙，以束上文），揆度以为常也。点醒“常”字，以束上文，下乃言其变也。太阳藏独至，厥喘虚气逆（反接即阴阳失常也），是阴不足阳有余也，表里当俱泻，取之下俞。阳明藏独至，是阳气重并也，当泻阳补阴，取之下俞。少阳藏独至，是厥气也，跻前卒大，取之下俞，少阳独至者，一阳之过也。太阴藏搏者，用心省真，五脉气少，胃气不平，三阴也，宜治其下俞，补阳泻阴。一阳独啸，少阳厥也，阳并于上，四脉争张，气归于肾，宜治其经络，泻阳补阴。一阴至，厥阴之治也，真虚痟心，厥气留薄，发为白汗，调食和药，治在下俞（以上叙病证，带叙治法）。

帝曰：太阳藏何象（顺下，以下叙脉象）？岐伯曰：象三阳而浮也。帝曰：少阳藏何象？岐伯曰：象一阳也（笔笔飞舞）。一阳藏者，滑而不实也。帝曰：阳明藏何象？岐伯曰：象大浮也。太阴藏搏，言伏鼓也。二阴搏至，肾沉不浮也。

沉思独往直凑单微，训词亦渊懿肃穆。前论喘、汗，中间探原立论，一气直贯篇末，每出一语，均耐人十日思。

藏气法时论篇第二十二

黄帝问曰：合人形以法四时五行而治，何如而从？

何如而逆？得失之意，愿闻其事。岐伯对曰：五行者，金木水火土也，更贵更贱，以知死生，以决成败（挈起通篇，后面皆跟定发挥，一丝不走作），而定五藏之气，间甚之时，死生之期也。帝曰：愿卒闻之。岐伯曰：肝主春（直起分叙），足厥阴、少阳主治，其日甲乙，肝苦急，急食甘以缓之（暗为末节安根）。心主夏，手少阴、太阳主治，其日丙丁，心苦缓，急食酸以收之。脾主长夏，足太阴、阳明主治，其日戊己，脾苦湿，急食苦以燥之。肺主秋，手太阴、阳明主治，其日庚辛，肺苦气上逆，急食苦以泄之。肾主冬，足少阴、太阳主治，其日壬癸，肾苦燥，急食辛以润之。开腠理，致津液，通气也（板用五排，此独多二句，便有风致）。此先叙五藏所主之经、所主之时，是无病之本体也。

病在肝，愈于夏，夏不愈，甚于秋，秋不死，持于冬，起于春（顶“病”字起，句句峭拔，承接有反正向背，便不板），禁当风。此一年间甚之时也。肝病者，愈在丙丁，丙丁不愈，加于庚辛，庚辛不死，持于壬癸，起于甲乙。此一月之间甚也。肝病者，平旦慧，下晡[1]甚，夜半静。此一日之间甚也。肝欲散，急食辛以散之，用辛补之，酸泻之。板用五排，而每排中又各有三排，读去毫无重滞，笔阵奇横，无逾于此。病在心，愈在长夏，长夏不愈，甚于冬，冬不死，持于春，起于夏，禁温食热衣。心病者，愈在戊己，戊己不愈，加于壬癸，壬癸不死，持于

---

① 下晡：黄昏。

甲乙，起于丙丁。心病者，日中慧，夜半甚，平旦静。心欲软，急食咸以软之，用咸补之，甘泻之。病在脾，愈在秋，秋不愈，甚于春，春不死，持于夏，起于长夏，禁温食饱食湿地濡衣。脾病者，愈在庚辛，庚辛不愈，加于甲乙，甲乙不死，持于丙丁，起于戊己。脾病者，日昳[①]慧，日出甚，下晡静。脾欲缓，急食甘以缓之，用苦泻之，甘补之。病在肺，愈在冬，冬不愈，甚于夏，夏不死，持于长夏，起于秋，禁寒饮食寒衣。肺病者，愈在壬癸，壬癸不愈，加于丙丁，丙丁不死，持于戊己，起于庚辛。肺病者，下晡慧，日中甚，夜半静。肺欲收，急食酸以收之，用酸补之，辛泻之。病在肾，愈在春，春不愈，甚于长夏，长夏不死，持于秋，起于冬，禁犯焠㶼热食温炙衣。肾病者，愈在甲乙，甲乙不愈，甚于戊己，戊己不死，持于庚辛，起于壬癸。肾病者，夜半慧，四季甚，下晡静。肾欲坚，急食苦以坚之，用苦补之，咸泻之。夫邪气之客于身也，以胜相加，至其所生而愈（总束上文，回应篇首，句句如长剑倚天外），至其所不胜而甚，至于所生而持，自得其位而起。必先定五藏之脉，乃可言间甚之时，死生之期也。

肝病者，两胁下痛引少腹（突起，仍板用五排），令人善怒；虚则目𥆧𥆧无所见，耳无所闻，善恐如人将捕之。取其经，厥阴与少阳。气逆则头痛，耳聋不聪，颊肿，取血者。心病者，胸中痛，胁支满，胁下痛，膺背

---

① 日昳：昳，音 dié 迭。日落。

肩胛间痛，两臂内痛；虚则胸腹大，胁下与腰相引而痛。取其经，少阴、太阳，舌下血者。其变病，刺郄中血者。脾病者，身重，善肌肉痿[①]，足不收，行善瘛，脚下痛；虚则腹痛[②]肠鸣，飧泄食不化。取其经，太阴、阳明、少阴血者。肺病者，喘咳逆气，肩背痛，汗出，尻阴股膝髀腨胻足皆痛；虚则少气不能报息，耳聋嗌干。取其经，太阴、足太阳之外、厥阴内血者。肾病者，腹大胫肿，喘咳身重，寝汗出，憎风；虚则胸中痛，大腹、小腹痛，清厥，意不乐。取其经，少阴、太阳血者。此节亭亭中立，似于上下文不续，而实为一篇之骨，不然前所谓五藏之病者，果何病也？且通篇笔太剽疾，若不得此凝重以镇之，则未免空滑矣。

肝色青，宜食甘，粳米、牛肉、枣、葵皆甘（突起，遥承前苦欲来）。心色赤，宜食酸，小豆、犬肉、李、韭皆酸。肺色白，宜食苦，麦、羊肉、杏、薤皆苦。脾色黄，宜食咸，大豆、豕肉、栗、藿皆咸。肾色黑，宜食辛，黄黍、鸡肉、桃、葱皆辛。辛散，酸收，甘缓，苦坚，咸软。毒药攻邪，五谷为养，五果为助，五畜为益，五菜为充（上用分叙直叙，此再总叙横叙一番，与上五项作对待，非总束上文），气味合而服之，以补精益气。此五者，有辛酸甘苦咸（此乃总束上文），各有所利，或散或收，或缓或急，或坚或软，四时五藏（五字带束前半

① 善肌肉痿：《甲乙经》作“善饥，肌肉痿”。

② 腹满：顾本作“腹瞋”。

篇），病随五味所宜也。一笔收本节，即束通篇，有气吞六合之概。

通篇一气呵成，浑灏流转，无句不排而不嫌板滞者，气足以举之也。

宣明五气篇第二十三

五味所入（逐条分叙，各为起讫）：酸入肝，辛入肺，苦入心，咸入肾，甘入脾，是谓五入。

五气所病（此条运笔甚活）：心为噫，肺为咳，肝为语，脾为吞，肾为欠、为嚏，胃为气逆、为哕、为恐，大肠小肠为泄，下焦溢为水，膀胱不利为癃，不约为遗溺，胆为怒，是谓五病。

五精所并（此条铸词最精）：精气并于心则喜，并于肺则悲，并于肝则忧，并于脾则畏，并于肾则恐，是谓五并，虚而相并者也。

五藏所恶：心恶热，肺恶寒，肝恶风，脾恶湿，肾恶燥，是谓五恶。

五藏化液：心为汗，肺为涕，肝为泪，脾为涎，肾为唾，是谓五液。

五味所禁：辛走气，气病无多食辛；咸走血，血病无多食咸；苦走骨，骨病无多食苦；甘走肉，肉病无多食甘；酸走筋，筋病无多食酸。是谓五禁，无令多食。加此句者，谓非全绝之也。

五病所发：阴病发于骨，阳病发于血，阴病发于肉，阳病发于冬，阴病发于夏，是谓五发。

五邪所乱：邪入于阳则狂，邪入于阴则痹，搏阳则为巅疾，搏阴则为瘖，阳入之阴则静，阴出之阳则怒（二句义精），是谓五乱。

五邪所见：春得秋脉，夏得冬脉，长夏得春脉，秋得夏脉，冬得长夏脉，名曰阴出之阳，病善怒不治，是谓五邪。皆同命，死不治。

五藏所藏：心藏神，肺藏魄，肝藏魂，脾藏意，肾藏志，是谓五藏所藏。

五藏所主：心主脉，肺主皮，肝主筋，脾主肉，肾主骨，是谓五主。

五劳所伤：久视伤血，久卧伤气，久坐伤肉，久立伤骨，久行伤筋，是谓五劳所伤。

五脉应象：肝脉弦，心脉钩，脾脉代，肺脉毛，肾脉石，是谓五藏之脉。

此无篇法可见，但当玩其理。

血气形志篇第二十四

夫人之常数（此亦逐条分叙，但不以五纪数，故别为一篇），太阳常多血少气，少阳常少血多气，阳明常多气多血，少阴常少血多气，厥阴常多血少气，太阴常多气少血，此天之常数。

足太阳与少阴为表里，少阳与厥阴为表里，阳明与太阴为表里，是为足之阴阳也。手太阳与少阴为表里，少阳与心主为表里，阳明与太阴为表里，是为手之阴阳也。

今知手足阴阳所苦，凡治病必先去其血（此即久病入络治法也），乃去其所苦，伺之所欲，然后泻有余，补不足。欲知背俞，先度其两乳间，中折之，更以他草度去半已，即以两隅相拄也，乃举以度其背，令其一隅居上，齐脊大椎，两隅在下，当其下隅者，肺之俞也。复下一度，心之俞也。复下一度，左角肝之俞也，右角脾之俞也。复下一度，肾之俞也。是谓五藏之俞，灸刺之度也。

形乐志苦，病生于脉，治之以灸刺；形乐志乐，病生于肉，治之以针石；形苦志乐，病生于筋，治之以熨引；形苦志苦，病生于咽嗌，治之以百药；形数惊恐，经络不通，病生于不仁，治之以按摩醪药。是谓五形志也。

刺阳明出血气，刺太阳出血恶气，刺少阳出气恶血，刺太阴出气恶血，刺少阴出气恶血，刺厥阴出血恶气也。

笔致颇生动，而理无发明，篇法亦似未完。

第八卷

宝命全形论篇第二十五

黄帝问曰：天覆地载，万物悉备，莫贵于人。人以天地之气生，四时之法成（从源头说入，是先发“命”字、“形”字，再发“宝”字、“全”字），君王众庶，尽欲全形，形之疾病（提“病”字挈起下半节），莫知其情，留淫日深，著于骨髓，心私虑之。余欲针除其疾病，为之奈何（提“针”字挈起后半篇）？岐伯对曰：夫盐之味咸者，其气令器津泄（接叙“病”字）；弦绝者，其音嘶败；木敷者，其叶发；病深者，其声哕。人有此三者，是谓坏府，毒药无治，短针无取，此皆绝皮伤肉，血气争黑。林亿云：详岐伯之对与黄帝所问不相当。别按《太素》云：夫盐之味咸者，其气令器津泄；弦绝者，其音嘶败；木陈者，其叶落；病深者，其声哕。人有此三者，是谓坏府，毒药无治，短针无取，此皆绝皮伤肉，血气争异。杨上善注云：言欲知病征者，须知其候。盐之在于器中，津液泄于外，见津而知盐之有咸也；声嘶知琴瑟之弦将绝；叶落者，知陈木之已尽。举此三物衰坏之征，以比声哕识病深之候，人有声哕同三譬者，是为府坏之候。中府坏者，病之深也，其病既深，故针药不能取，以其皮肉血气各不相得故也。以上为第一节，从初生说到病，即接发“病”字一段，其“针”字乃随手为后半篇安根，非病针并提而下分应也，收处如悬崖勒马，后数段收笔均用此法。

帝曰：余念其痛，心为之乱惑，反甚其病，不可更代，百姓闻之，以为残贼，为之奈何（以下叙“针”字，远远说入，细分三段，井井有条，此段叙用针之人）？岐伯曰：夫人生于地，悬命于天，天地合气，命之曰人（点“命”字，映篇首）。人能应四时者，天地为之父母。知万物者，谓之天子。天有阴阳，人有十二节（以下接叙能用针之本领也）；天有寒暑，人有虚实。能经天地阴阳之化者，不失四时；知十二节之理者，圣智不能欺也。能存八动之变，五胜更立，能达虚实之数者，独出独入，呿吟①至微，秋毫在目。此后半篇之第一段，叙所以能用针之本领。

帝曰：人生有形，不离阴阳（此段叙针法之功用），天地合气，别为九野，分为四时，月有小大，日有短长，万物并至，不可胜量，虚实呿吟，敢问其方？岐伯曰：木得金而伐，火得水而灭，土得木而达，金得火而缺，水得土而绝（先提空发五行之相制，谓用针之義，亦不外此也），万物尽然，不可胜竭。故针有悬布天下者五（接入“针”字，总提一笔），黔首共余食，莫知之也。一曰治神，二曰知养身，三曰知毒药为真，四曰制砭石小

---

① 呿吟：呼吸。呿，音 qū 驱，口张而不合；吟，呻吟。

大，五曰知府藏血气之诊。五法俱立（总束一笔），各有所先。今末世之刺也（陪一笔），虚者实之，满者泄之，此皆众工所共知也。若夫法天则地，随应而动，和之者若响，随之者若影（折入正义，以起下段，笔致曲折生动），道无鬼神，独来独往。此第二段叙针法之功用也。

帝曰：愿闻其道。岐伯曰：凡刺之真，必先治神（此段叙用针之道），五脏已定，九候已备，后乃存针，众脉不见，众凶弗闻，外内相得，无以形先，可玩往来，乃施于人。人有虚实，五虚勿近，五实勿远，至其当发，间不容瞚①。手动若务，针耀而匀，静意视义，观适之变，是谓冥冥，莫知其形，适乃惚恍须臾之义，谓观针下之气出入顷刻之变见也。见其乌乌，见其稷稷，从见其飞，不知其谁，伏如横弩，起如发机（止乎其所，不得不行）。帝曰：何如而虚？何如而实？岐伯曰：刺虚者须其实，刺实者须其虚，经气已至，慎守勿失，深浅在志，远近若一（骏马蹀躞②），如临深渊，手如握虎，神无营于众物。逐段皆用短句勒住，此独用长句以舒其气，以束通篇，此乃天籁，并非有意为之。此第三段叙用针之妙也。

笔法松秀，气清而腴，与《灵兰秘典篇》同。此篇虽论针法，而词义晓畅，足供玩味。

---

① 瞚：原作"瞚"，据顾本改。眨眼。

② 蹀躞：音 dié xiè 蝶屑。指小步貌。

八正神明论篇第二十六

黄帝问曰：用针之服（提明本意起），必有法则焉，今何法何则？岐伯对曰：法天则地（挈起全篇），合以天光。一顿。帝曰：愿卒闻之。岐伯曰：凡刺之法，必候日月星辰（挈起前半篇），四时八正之气，气定乃刺之。是故天温日明，则人血淖液而卫气浮（四项直立，笔力坚凝），故血易泻，气易行；天寒日阴，则人血凝泣而卫气沉。月始生，则血气始精，卫气始行；月郭满，则血气实，肌肉坚；月郭空，则肌肉减，经络虚，卫气去，形独居。是以因天时而调血气也（顿一句，束上起下）。是以天寒无刺（正接），天温无疑①。月生无泻，月满无补，月郭空无治，是谓得时而调之。因天之序，盛虚之时，移光定位，正立而待之。故曰：月生而泻，是谓藏虚；月满而补，血气扬溢，络有留血（反接，一正一反，开合生动），命曰重实；月郭空而治，是谓乱经。阴阳相错，真邪不别，沉以留止，外虚内乱，淫邪乃起。此段叙日月之候，反复详明，笔致圆润。

帝曰：星辰八正何候？岐伯曰：星辰者，所以制日月之行也（旌旆飞扬）；八正者，所以候八风之虚邪，以时至者也；四时者，所以分春秋冬夏之气所在，以时调之也，八正之虚邪，而避之勿犯也。以身之虚，而逢天

① 疑：《甲乙经》作"凝"。

之虚，两虚相感，其气至骨，入则伤五脏，工候救之，弗能伤也，故曰：天忌不可不知也。此段叙星辰、四时、八正之候，笔致灵活无比。以上为前半篇，叙针道之法天也。

帝曰：善。其法星辰者，余闻之矣（先缴清上节），愿闻法往古者（挈起中半篇）。岐伯曰：法往古者，先知《针经》也（叫醒下义）。验于来今者（以下即诠《针经》也），先知日之寒温，月之虚盛，以候气之浮沉，而调之于身，观其立有验也。观其冥冥者，言形气荣卫之不形于外，而工独知之，以日之寒温，月之虚盛，四时气之浮沉，参伍相合而调之，工常先见之，然而不形于外，故曰观于冥冥焉（一折一顿，曲折有味）。通于无穷者，可以传于后世也，是故工之所以异也，然而不形见于外，故俱不能见也。视之无形，尝之无味，故谓冥冥，若神仿佛。虚邪者，八正之虚邪气也。正邪者，身形若用力，汗出腠理开，逢虚风，其中人也微，故莫知其情，莫见其形。上工救其萌芽，必先见三部九候之气，尽调不败而救之，故曰上工。下工救其已成，救其已败。救其已成者，言不知三部九候之相失，因病而败之也。知其所在者，知诊三部九候之病脉处而治之，故曰守其门户焉，莫知其情而见邪形也。此段诠释法古大义，略作停顿，却将补泻另诠，笔致断续，自然生情。

帝曰：余闻补泻，未得其意。岐伯曰：泻必用方，方者，以气方盛也（一喷一醒），以月方满也，以日方温也，以身方定也，以息方吸而内针，乃复候其方吸而转针，乃复候其方呼而徐引针，故曰泻必用方，其气而行焉。补必用员，员者行也，行者移也，刺必中其荣，复以吸排针也。故员与方，非针也。故养神者，必知形之肥瘦，荣卫血气之盛衰。血气者，人之神，不可不谨养。此段诠补泻之义。以上为中半篇，诠《针经》之要旨，亦在合于天光也。

帝曰：妙乎哉论也（缴清上文，每节脱卸，皆有斗筍①，山断云连，从容大雅）！合人形于阴阳四时，虚实之应，冥冥之期，其非夫子孰能通之。然夫子数言形与神（起下），何谓形？何谓神？愿卒闻之。岐伯曰：请言形，形乎形，目冥冥，问其所病，索之于经，慧然在前，按之不得，不知其情，故曰形。帝曰：何谓神？岐伯曰：请言神，神乎神，耳不闻，目明心开而志先，慧然独悟，口弗能言，俱视独见，适若昏，昭然独明，若风吹云，故曰神。三部九候为之原，九针之论不必存也（应起笔作收）。此为后半篇，是补叙形神之义也。本上文甲里文字，而抽出以申明之。

笔致秀腴，与前篇同。

离合真邪论篇第二十七

黄帝问曰：余闻九针九篇（远远说来），夫子乃因而九之，九九八十一篇，余尽通其意矣。经言气之盛衰，左右倾移，以上调下，以左调右，有余不足，补泻于荥

---

① 斗筍：筍，音 sǔn 损。连接与拼和处。

输，余知之矣。此皆荣卫之倾移，虚实之所生，非邪气从外入于经也（撇上即带领下）。余愿闻邪气之在经也（领“邪”字），其病人何如？取之奈何？岐伯对曰：夫圣人之起度数，必应于天地（从天地说），故天有宿度，地有经水，人有经脉。天地温和，则经水安静；天寒地冻，则经水凝泣；天暑地热，则经水沸溢；卒风暴起，则经水波涌而陇起。夫邪之入于脉也（接到人身，用提振之笔，文气便开展），用单笔承上领下。寒则血凝泣，暑则气淖泽，虚邪因而入客（应“邪”字），亦如经水之得风也。经之动脉，其至也亦时陇起（可见动脉，非即经脉矣），其行于脉中循循然（此句承经脉），其至寸口中手也（此承动脉），时大时小，大则邪至，小则平，其行无常处（总一笔），在阴与阳，不可为度，从而察之，三部九候（入治法引到“泻”字），卒然逢之，早遏其路。吸则内针，无令气忤；静以久留，无令邪布；吸则转针，以得气为故；候呼引针，呼尽乃去；大气皆出，故命曰泻（叫醒“泻”字）。帝曰：不足者补之奈何（接叙“补”字，是泻中之补，非正补也，不与“泻”字对待，是承上文说下的口气）？岐伯曰：必先扪而循之，切而散之，推而按之，弹而怒之，抓而下之，通而取之，外引其门，以闭其神。呼尽内针，静以久留，以气至为故，如待所贵（语妙天下），不知日暮，其气以至（炼字极精），适而自护，“适”义详《宝命全形篇》。候吸引针，气不得出，各在其处，推阖其门，令神气存，大气留止，故命曰补。以上第一节，论病、论治已备矣。下二节，一申前义，一推论余义也。

帝曰：候气奈何？岐伯曰：夫邪去络入于经也（申论新邪之气机诊法），舍于血脉之中，其寒温未相得，如涌波之起也，时来时去，故不常在。故曰方其来也，必按而止之，止而取之，无逢其冲而泻之。真气者，经气也，经气大①虚，故曰其来不可逢，此之谓也。故曰候邪不审，大气已过，泻之则真气脱，脱则不复，邪气复至，而病益蓄，故曰其往不可追，此之谓也。不可挂以发者，待邪之至时而发针泻矣，若先若后者，血气已尽，其病不可下，故曰知其可取如发机，不知其取如扣椎，故曰知机道者不可挂以发，不知机者扣之不发，此之谓也。帝曰：补泻奈何？岐伯曰：此攻邪也，疾出以去盛血，而复其真气，此邪新客，溶溶未有定处也，推之则前，引之则止，逆而刺之，温血也。刺出其血，其病立已。

帝曰：善。然真邪以合，波陇不起（跟上叙起），候之奈何（此叙久病之诊法）？岐伯曰：审扪循三部九候之盛虚而调之，察其左右上下相失及相减者，审其病藏以期之。不知三部者，阴阳不别，天地不分。地以候地，天以候天，人以候人，调之中府，以定三部，故曰刺不知三部九候病脉之处，虽有大过且至，工不能禁也。诛罚无过，命曰大惑，反乱大经，真不可复，用实为虚，以邪为真，用针无义，反为气贼，夺人正气，以从为

---

① 大：顾本作“太”。

逆，荣卫散乱，真气已失，邪独内著，绝人长命，予人夭殃，不知三部九候，故不能久长。因不知合之四时五行，因加相胜，释邪攻正，绝人长命（束住）。邪之新客来也，未有定处，推之则前，引之则止，逢而泻之，其病立已（上文已住，数语疑衍）。

发挥针妙，虽不及《灵枢·小针解》之密，而疏达晓畅则过之，惜其法失传，读之无益耳。前半篇纯用正叙，后两节一反一正，笔法、篇法俱觉生动。

通评虚实论篇第二十八

黄帝问曰：何谓虚实（开门见山）？岐伯对曰：邪气盛则实，精气夺则虚（双柱擎天）。帝曰：虚实何如（紧承）？岐伯曰：气虚者肺虚也（虚），气逆者足寒也（实），非其时则生，当其时则死。余藏皆如此（点“藏”字，顿住）。此言五藏之虚实，即肺以例余也。下言表里经络之虚实。帝曰：何谓重实？岐伯曰：所谓重实者（与后“重虚”遥对），言大热病，气热脉满，是谓重实。帝曰：经络俱实何如？何以治之？岐伯曰：经络皆实，是寸脉急而尺缓也，王冰云：脉急谓脉口也。则“寸”字疑是后人妄加。皆当治之，故曰滑则从，涩则逆也。夫虚实者，皆从其物类始（申虚实一笔，奕奕有神），故五藏骨肉滑利，可以长久也。帝曰：络气不足，经气有余（两项对发），何如？岐伯曰：络气不足，经气有余者，脉口热而尺寒也，秋冬为逆，春夏为从，治主病者。帝曰：经虚络满何如？岐伯曰：经虚络满者，尺热满，脉口寒涩也，此春夏死、秋冬生也。帝曰：治此者奈何？岐伯曰：络满经虚，灸阴刺阳；经满络虚，刺阴灸阳。帝曰：何谓重虚？岐伯曰：脉气上虚、尺虚，是谓重虚（与前“重实”遥对，俗所谓蝴蝶格也）。帝曰：何以治之？岐伯曰：所谓气虚者，言无常也。尺虚者，行步恇然。脉虚者，不象阴也。如此者，滑则生，涩则死也。以上发虚实大体，为第一节，下乃分病言之也。先言五藏虚实大意，次言重虚重实，是表里俱虚俱实也。经络虚实，是专就表分之浅深测之也。意本板实，而前后支对参差，便觉生动。

帝曰：寒气暴上，脉满而实何如？岐伯曰：实而滑则生，实而逆则死（分叙各病“虚”“实”“滑”“涩”“寒”“热”等字，皆虚实注脚）。帝曰：脉实满，手足寒，头热，何如？岐伯曰：春秋则生，冬夏则死。脉浮而涩，涩而身有热者死。帝曰：其形尽满何如？岐伯曰：其形尽满者，脉急大坚，尺涩而不应也，如是者，故从则生，逆则死。帝曰：何谓从则生，逆则死？岐伯曰：所谓从者，手足温也（笔致生动）；所谓逆者，手足寒也。帝曰：乳子而病热，脉悬小者何如？岐伯曰：手足温则生，寒则死。帝曰：乳子中风热，喘鸣肩息者，脉何如？岐伯曰：喘鸣肩息者，脉实大也，缓则生，急则死。帝曰：肠澼便血何如？岐伯曰：身热则死，寒则生。帝曰：肠澼下白沫何如？岐伯曰：脉沉则生，脉浮则死。帝曰：肠澼下脓血何如？岐伯曰：脉悬绝则死，滑大则生。帝曰：肠澼之属，身不热，脉不悬绝何如？

岐伯曰：滑大者曰生，悬涩者曰死，以藏期之。帝曰：癫疾何如？岐伯曰：脉搏大滑，久自已；脉小坚急，死不治。帝曰：癫疾之脉，虚实何如？岐伯曰：虚则可治，实则死。帝曰：消瘅虚实何如？岐伯曰：脉实大，病久可治；脉悬小坚，病久不可治。以上分叙各病之虚实，为第二节。

帝曰：形度、骨度、脉度、筋度，何以知其度也？王冰云：错简。帝曰：春亟治经络（承治法逆入得势），夏亟治经俞，秋亟治六府，冬则闭塞。闭塞者，用药而少针石也。所谓少针石者，非痈疽之谓也（用撇笔递下，曲折有力，一句领下），痈疽不得顷时回。痈不知所，按之不应[①]，乍来乍已，刺手太阴傍三痏与缨脉各二。掖痈大热，刺足少阳五，刺而热不止，刺手心主三，刺手太阴经络者，大骨之会各三。暴痈筋软，随分而痛，魄汗不尽，胞气不足，治在经俞。腹暴满，按之不下，取手太阳经络者，胃之募也，少阴俞去脊椎三寸傍五，用员利针。霍乱，刺俞傍五，足阳明及上傍三。刺痫惊脉五，针手太阴各五，刺经太阳五，刺手少阴经络傍者一，足阳明一，上踝五寸刺三针。以上分叙各病刺法，为第三节。

凡治消瘅、仆击、偏枯、痿厥，气满发逆，肥贵人，则高梁之疾也（叙病因作收，回映虚实，笔笔飞舞，皆虚实注脚，是叙虚实夹杂之病也）。隔塞闭绝，上下不通，则暴忧之病也。暴厥而聋，偏塞闭不通，内气暴薄也。

---

① 按之不应：此四字顾本后有“手”字。

不从内外，中风之病，故瘦“痹”之讹也。留著也。蹠跛，寒风湿之病也。黄帝曰：三字衍。黄疸暴痛，癫疾厥狂，久逆之所生也。五藏不平，六府闭塞之所生也。头痛耳鸣，九窍不利，肠胃之所生也。

以虚实为主，而滑涩、逆从、寒温、缓急、大小皆其注脚也。分四节读，一节论虚实大旨，二节论病证，三节论治法，四节论病源。井井有条，而气静神恬，渊然粹然，缓带轻裘，有此风度。逐条分叙，不用关束，满地散钱，而不嫌散者，何也？

太阴阳明论篇第二十九

黄帝问曰：太阴阳明为表里，脾胃脉也，生病而异者何也（点醒主意）？岐伯对曰：阴阳异位（总挈大旨），更虚更实，更逆更从，或从内，或从外，所从不同（笔有顿挫），故病异名也（应醒，顿住）。帝曰：愿闻其异状也（直下）。岐伯曰：阳者，天气也，主外（紧顶）；阴者，地气也，主内。故阳道实，阴道虚。故犯贼风虚邪者，阳受之；食饮不节，起居不时者，阴受之。阳受之则入六府，阴受之则入五藏。入六府，则身热不时卧，上为喘呼；入五藏，则䐜满闭塞，下为飧泄，久为肠澼。故喉主天气，咽主地气（略顿，又遥承天地说），故阳受风气，阴受湿气。故阴气从足上行至头（上段分叙，此交互叙之），而下行循臂至指端；阳气从手上行至头，而下行至足。故曰阳病者上行极而下，阴病者下行极而上。故伤于风者，上先受之；伤于湿者，下先受之（“极”字、“先”字相映，炼得好）。此节实发“异”字，叙阴阳之内外分主，而上下互行也。

帝曰：脾病而四支不用何也（崛起，发挥表里之义）？岐伯曰：四支皆禀气于胃，而不得至经，必因于脾，乃得禀也（一喷一醒）。今脾病（三字顿），不能为胃行其津液（笔力曲折有味），四支不得禀水谷气，气日以衰，脉道不利，筋骨肌肉，皆无气以生，故不用焉。帝曰：脾不主时何也（旁敲一笔，以语脾主四肢之故）？岐伯曰：脾者土也，治中央，常以四时长四藏，各十八日寄治，不得独主于时也。脾藏者常著胃土之精也，谓常宣布显著胃土之精也，即行津液之事也。土者，生万物而法天地，故上下至头足，不得主时也。帝曰：脾与胃以膜相连耳，而能为之行其津液何也（承上两段，实发表里之义，用笔如苍鹰侧翅）？岐伯曰：足太阴者，三阴也，其脉贯胃属脾络嗌，故太阴为之行气于三阴（回映阴阳）。阳明者，表也，五藏六府之海也，亦为之行气于三阳。藏府各因其经而受气于阳明，故为胃行其津液。四支不得禀水谷气，日以益衰，阴道不利，筋骨肌肉无气以生，故不用焉（收笔稍懈）。此节三段蝉联而下，以明脾胃之相需，亦异字中应有之文也，言脾为胃行津液于四藏，故主四支也。其不主时，非无主也，乃无时不主也，故藏府禀气于胃，而脾实为之枢矣。

此篇作两节读，前半阴阳分论，重在生病而异；后半阴阳合论，重在脾为胃行其津液。起处以表里影起，遂无两橛之病，义理透辟，百世而下，讲脾胃者无能越其范围。而用笔润而有骨，切响坚光，方圭圆璧，真名贵之品也。

阳明脉解篇第三十

黄帝问曰：足阳明之脉病，恶人与火，闻木音则惕然而惊，钟鼓不为动（曲一笔），闻木音而惊何也？愿闻其故。岐伯对曰：阳明者胃脉也，胃者土也，故闻木音而惊者，土恶木也。帝曰：善。其恶火何也？岐伯曰：阳明主肉，其脉血气盛，邪客之则热，热甚则恶火。帝曰：其恶人何也？岐伯曰：阳明厥则喘而悗[①]，悗则恶人。帝曰：或喘而死者，或喘而生者，何也？岐伯曰：厥逆连藏则死，连经则生。

帝曰：善。病甚则弃衣而走，登高而歌，或至不食数日，踰垣上屋，所上之处，皆非其素所能也（荡一笔），病反能者，何也？岐伯曰：四支者，诸阳之本也，阳盛则四支实，实则能登高也。帝曰：其弃衣而走者何也？岐伯曰：热盛于身，故弃衣欲走也。帝曰：其妄言骂詈，不避亲疏而歌者，何也？岐伯曰：阳盛则使人妄言骂詈，不避亲疏而不欲食，不欲食故妄走也。

通篇分两段，大义只是阳气太盛，而发挥未见透澈，用笔亦嫌直叙。

---

① 悗：音 wǎn 晚。郁闷。

第九卷

热论篇第三十一

黄帝问曰：今夫热病者，皆伤寒之类也（杰起，高唱入云），或愈，或死（分提），其死皆以六七日之间，其愈皆以十日以上者，何也？不知其解，愿闻其故。一起总冒全篇。岐伯对曰：巨阳者，诸阳之属也（先承首句，发挥大义），其脉连于风府，故为诸阳主气也。人之伤于寒也，则为病热，热虽甚不死（曲一笔，操纵有力）；其两感于寒而病者（增出一层，挈后半篇），必不免于死。承首句发挥寒热之义，并分析死愈之根，以挈起末节。

帝曰：愿闻其状。岐伯曰：伤寒一日，巨阳受之，故头项痛，腰脊强（以下承其死在六七日之间）；二日阳明受之，阳明主肉，其脉夹鼻络于目，故身热目疼而鼻干，不得卧也；三日少阳受之，少阳主胆，其脉循胁络于耳，故胸胁痛而耳聋。三阳经络皆受其病（轻束一笔，顿挫有姿），而未入于藏者，故可汗而已。四日太阴受之，太阴脉布胃中，络于嗌，故腹满而嗌干；五日少阴受之，少阴脉贯肾，络于肺，系舌本，故口燥舌干而渴；六日厥阴受之，厥阴脉循阴器而络于肝，故烦满而囊缩。三阴三阳，五藏六府皆受病，荣卫不行，五藏不通，则死矣（应死六七日）。

其不两感于寒者（预从对面映一笔，钩连有致），七日巨阳病衰，头痛少愈；八日阳明病衰，身热少愈；九日少阳病衰，耳聋微闻；十日太阴病衰，腹减如故，则思饮食；十一日少阴病衰，渴止不满，舌干已，而嚏；十二日厥阴病衰，囊纵少腹微下，大气皆去，病日已矣（应愈在十日以上）。帝曰：治之奈何？岐伯曰：治之各通其藏脉，病日衰已矣。其未满三日者，可汗而已；其满三日者，可泄而已（总束上文）。以上承明首节大义已尽矣，以下二节一发余意，一阐正义也。

帝曰：热病已愈（从“愈”字推出），时有所遗者何也？岐伯曰：诸遗者，热甚而强食之，故有所遗也（此是遗，谓热不清也）。若此者，皆病已衰而热有所藏，因其谷气相薄，两热相合，故有所遗也（此乃食复，谓热已清而复发也）。帝曰：善。治遗奈何？岐伯曰：视其虚实，调其逆从，可使必已矣。帝曰：病热当何禁之？岐伯曰：病热少愈，食肉则复，多食则遗，此其禁也。此叙遗与复，是病之余气，亦文之余意也。

帝曰：其病两感于寒者（遥承），其脉应与其病形何如？岐伯曰：两感于寒者，病一日则巨阳与少阴俱病，则头痛口干而烦满；二日则阳明与太阴俱病，则腹满身热，不欲食，谵言；三日则少阳与厥阴俱病，则耳聋囊缩而厥，水浆不入，不知人，六日死。帝曰：五藏已伤，六府不通，荣卫不行（此处曲折浩瀚，酣畅有神），如是之后，三日乃死何也？岐伯曰：阳明者，十二经脉之长也，其血气盛，故不知人，三日其气乃尽，故死矣。此申叙六七日而死者，更有不循三阳经络，无可汗泄者也，虽亦六七日死，而其机不同。故前用另提，此用另叙，此乃初起即是死证，但待期而绝耳。起处单提巨阳为外邪入路，收处单提阳明为生机绝处。凡病伤寒而成温者，先夏至日者为病温，后夏至日者为病暑，暑当与汗皆出，勿止（以余意作收，笔力峭拔）。

一起一承，正义已赅括无遗。随即以两感、不两感分二层洗发，而推出温、暑以结之，是本题应有之去路也。层次井井，有条不紊，笔意清健，故语语实叙而毫无板重之累，可谓超超元箸①。玩通篇大旨，是谓不两感者，三阳可汗，三阴可泄。治不得法，由阴入死；治之得法，由阴转愈。若两感者，汗泄难施，其死可必也，确是仲景作论张本，乃有斥叔和不当引此文入《伤寒例》者，以为《内经》之旨与仲景异也，何好立异之甚耶？又《灵枢·邪气藏府病形》篇当参看，若《刺热篇》及《灵枢·热病》篇乃真别一义耳。

刺热篇第三十二

肝热病者，小便先黄（直起突兀叙证象），玩“先”字义，显系从里而发之热病矣。腹痛多卧身热，热争则狂言

① 元箸：玄妙的言论。

及惊，胁满痛，手足躁，不得安卧，庚辛甚，甲乙大汗，气逆则庚辛死（叙愈期、死期）。刺足厥阴、少阳（叙治法），其逆则头痛员员，脉引冲头也（叙变证）。心热病者，先不乐（逐段俱叙，“先”字一层），数日乃热，热争则卒心痛，烦闷善呕，头痛面赤无汗，壬癸甚，丙丁大汗，气逆则壬癸死。刺手少阴、太阳。脾热病者，先头重颊痛，烦心颜青，欲呕身热，热争则腰痛不可用俯仰，腹满泄，两颔痛，甲乙甚，戊己大汗，气逆则甲乙死。刺足太阴、阳明。肺热病者，先淅然厥，起毫毛，恶风寒，舌上黄，身热。热争则喘咳，痛走胸膺背，不得太息，头痛不堪，汗出而寒，丙丁甚，庚辛大汗，气逆则丙丁死。刺手太阴、阳明，出血如大豆，立已。肾热病者，先腰痛胻痠，苦渴数饮，身热，热争则项痛而强，胻寒且痠，足下热，不欲言，其逆则项痛员员澹澹然，戊己甚，壬癸大汗，气逆则戊己死。刺足少阴、太阳。诸汗者，至其所胜日汁出也（总束一句）。肝热病者，左颊先赤（又详叙“先”字），心热病者颜先赤，脾热病者鼻先赤，肺热病者右颊先赤，肾热病者颐先赤，病虽未发，见赤色者刺之，名曰治未病（又总一笔，“未”字为“先”字豎脑）。热病从部所起者，至期而已；其刺之反者，三周而已；重逆则死①。诸治热病，以饮之寒水，乃刺之，必寒衣之，居止寒处，身寒而止也

① 重逆则死：此句后顾本有“诸当汗者，至其所胜日，汗大出也”一段。

(申叙调治大旨，重束上文。迭点“寒”字，与“热”字针对)。以上第一节，从五藏见证说入面色，而以调治之法束之。

热病先胸胁痛，手足躁（处处不离“先”字，又分叙)，刺足少阳，补足太阴，病甚者为五十九刺。热病始手臂痛者，刺手阳明、太阴而汗出止。热病始于头首者，刺项太阳而汗出止。热病始于足胫者，刺足阳明而汗出止。热病先身重骨痛，耳聋好瞑，刺足少阴，病甚为五十九刺。热病先眩冒而热，胸胁满，刺足少阴、少阳。太阳之脉（又总叙)，色荣颧骨，热病也，荣未交，曰今且得汗，待时而已（又点“未”字、“今”字、“待”字，俱眼目)。与厥阴脉争见者，死期不过三日，其热病内连肾，少阳之脉色也。少阳之脉，色荣颊前，热病也，荣未交，曰今且得汗，待时而已，与少阴脉争见者，死期不过三日。以上为第二节，从身部见证说入面色之部，而以汗、死之期结之，与前节直作两大比对待文字。下文叙气穴，叙面部，是补遗之词耳。

热病气穴：三椎下间主胸中热，四椎下间主鬲中热，五椎下间主肝热，六椎下间主脾热，七椎下间主肾热、荣在骶也。项上三椎陷者中也（遥释三椎下间)。此段叙背俞气穴所主，遥束诸“刺”字也。颊下逆颧为大瘕，下牙车为腹满，颧后为胁痛，颊上者鬲上也。此段叙面色部位所主，遥结诸“色”字也。

格局本经习见矣，但头绪繁重，作者苦心驾驭，正不得等闲读过，传道之文，贵平实不贵变幻，此则寓变幻于平实，忽断忽续，忽散忽整，作两节读可也，作三节读可也，作五节读可也。鄙意则以劈分两大对局阵，较为清晰，庶便初学耳。

评热病论篇第三十三

黄帝问曰：有病温者，汗出辄复热，而脉躁疾，不为汗衰，狂言不能食，病名为何？岐伯对曰：病名阴阳交，交者死也。帝曰：愿闻其说。岐伯曰：人所以汗出者，皆生于谷，谷生于精，今邪气交争于骨肉而得汗者（提空从背后反击一笔），是邪却而精胜也。精胜，则当能食而不复热。复热者，邪气也，汗者，精气也，今汗出而辄复热者，是邪胜也，不能食者，精无俾也，病而留者，其寿可立而倾也。且夫《热论》曰：汗出而脉尚躁盛者死。今脉不与汗相应，此不胜其病也，其死明矣。狂言者是失志，失志者死。今见三死，不见一生，虽愈必死也。

帝曰：有病身热汗出烦满，烦满不为汗解，此为何病？岐伯曰：汗出而身热者，风也；汗出而烦满不解者，厥也，病名曰风厥（即外感夹内伤之名）。帝曰：愿卒闻之。岐伯曰：巨阳主气，故先受邪，少阴与其为表里也（显系外感夹内伤矣），得热则上从之，从之则厥也。帝曰：治之奈何？岐伯曰：表里刺之，饮之服汤。

帝曰：劳风为病何如？岐伯曰：劳风法在肺下，其为病也，使人强上冥视，唾出若涕，恶风而振寒，此为劳风之病。帝曰：治之奈何？岐伯曰：以救俯仰。巨阳引精者三日，中年者五日，不精者七日，咳出青黄涕，其状如脓，大如弹丸，从口中若鼻中出，不出则伤肺，伤肺则死也。

帝曰：有病肾风者，面胕痝然壅，害于言，可刺不？岐伯曰：虚不当刺，不当刺而刺，后五日其气必至。帝曰：其至何如？岐伯曰：至必少气时热，时热从胸背上至头，汗出手热，口干苦渴，小便黄，目下肿，腹中鸣，身重难以行，月事不来，烦而不能食，不能正偃，正偃则咳，病名曰风水，论在《刺法》中。帝曰：愿闻其说。岐伯曰：邪之所凑，其气必虚（一篇主脑，带点于此），阴虚者阳必凑之，故少气时热而汗出也。小便黄者，少腹中有热也。不能正偃者，胃中不和也。正偃则咳甚，上迫肺也。诸有水气者，微肿先见于目下也。帝曰：何以言？岐伯曰：水者阴也，目下亦阴也，腹者至阴之所居，故水在腹者，必使目下肿也。真气上逆，故口苦舌干，卧不得正偃，正偃则咳，出清水也。诸水病者，故不得卧，卧则惊，惊则咳甚也。腹中鸣者，病本于胃也。薄脾则烦不能食，食不下者，胃脘隔也。身重难以行者，胃脉在足也。月事不来者，胞脉闭也，胞脉者属心而络于胞中（义精词湛），今气上迫肺，心气不得下通，故月事不来也。

截分四段，论热、论风，皆外感夹内伤之病也。义理未见明透，而笔法却自生动，篇末数语独精，月病源流治法毕赅矣。

逆调论篇第三十四

黄帝问曰：人身非常温也，非常热也（用撇笔起，笔致俊逸），为之热而烦满者何也？岐伯对曰：阴气少而阳气胜，故热而烦满也。帝曰：人身非衣寒也，中非有寒气也，寒从中生者何？岐伯曰：是人多痹气也，阳气少，阴气多，故身寒如从水中出。

帝曰：人有四支热，逢风寒如炙于火者何也？岐伯曰：是人者，阴气虚，阳气盛，四支者阳也，两阳相得而阴气虚少，少水不能灭盛火，而阳独治，独治者不能生长也（申一笔），独胜而止耳，逢风而如炙于火者，是人当肉烁也。

帝曰：人有身寒，汤火不能热，厚衣不能温，然不冻栗，是为何病？岐伯曰：是人者，素肾气胜，以水为事，太阳气衰，肾脂枯不长（句奇），是阳气陷而阴精虚。一水不能胜两火，七字疑衍。肾者水也（振一笔），而生于骨，肾不生则髓不能满，故寒甚至骨也。所以不能冻栗者，肝一阳也，心二阳也，肾孤藏也，一水不能胜二火，故不能冻栗，病名曰骨痹，是人当挛节也。

帝曰：人之肉苛者，虽近衣絮，犹尚苛也，是谓何疾？苛，麻木也。岐伯曰：荣气虚，卫气实也，荣气虚则不仁，卫气虚则不用，荣卫俱虚，则不仁且不用，肉如故也（垫一笔），人身与志不相有，曰死。

帝曰：人有逆气不得卧而息有音者，有不得卧而息无音者，有起居如故而息有音者，有得卧行而喘者，有不得卧不能行而喘者，有不得卧，卧而喘者，皆何藏使然？愿闻其故。岐伯曰：不得卧而息有音者，是阳明之逆也，足三阳者下行（托一笔），今逆而上行，故息有音也。阳明者，胃脉也，胃者六府之海，其气亦下行（又托一笔），阳明逆不得从其道，故不得卧也。《下经》曰：胃不和则卧不安。此之谓也。夫起居如故而息有音者，此肺之络脉逆也；络脉不得随经上下，故留经而不行，络脉之病人也微，故起居如故而息有音也。夫不得卧，卧则喘者，是水气之客也；夫水者循津液而流也，肾者水藏，主津液，主卧与喘也。帝曰：善。

此与前篇同调，义理尤少发明，且前半所论皆奇病之类，语意太囫囵，令人不知为何等病。按：《本草纲目》钟乳条，夏英公证与篇中身寒一条相类。

第十卷

疟论篇第三十五

黄帝问曰：夫痎疟皆生于风，其蓄作有时者何也(先探病因逆入，提唱有势)？岐伯对曰：疟之始发也，先起于毫毛，伸欠乃作，寒栗鼓颔，腰脊俱痛，寒去则内外皆热(叙病形是发“疟”字，正面提出“寒热”二字，以领起下文)，头痛如破，渴欲冷饮(一顿)。帝曰：何气使然？愿闻其道(“时”字、“气”字，皆一篇之骨)。岐伯曰：阴阳上下交争，虚实更作(挈起全篇，笼罩一切)，阴阳相移也。通篇皆重发“气”字，带定“时”字，“时”字之义亦从“气”字中发出也。阳并于阴(紧顶)，则阴实而阳虚(叙寒)，阳明虚则寒栗鼓颔也；巨阳虚则腰背头项痛；三阳俱虚则阴气胜，阴气胜则骨寒而痛；寒生于内，故中外皆寒；阳盛则外热(叙热)，阴虚则内热，外内皆热则喘而渴，故欲冷饮也。此皆得之夏伤于暑(总叙病因，笔致蜿蜒起伏，浩瀚汪洋)，热气盛，藏于皮肤之内，肠胃之外，此荣气之所舍也(横插一句)。此令人汗空疏(紧接)，腠理开，因得秋气，汗出遇风，及得之以浴，水气舍于皮肤之内，与卫气并居。卫气者，昼日行于阳，夜行于阴（又插一笔），此气得阳而外出（紧接），得阴而内薄，内外相薄（劲峭），是以日作（重顿）。此第一节，实发病机，透发“气”字源流，应“时”字顿住，正义已晰。下二节乃分诠“时”字、“气”字以足之。

帝曰：其间日而作者何也（紧跟“时”字，分叙各种变候）？岐伯曰：其气之舍深（带定“气”字），内薄于阴，阳气独发，阴邪内著，阴与阳争不得出，是以间日而作也（一顿）。帝曰：善。其作日晏与其日早者，何气使然？岐伯曰：邪气客于风府，循膂而下，卫气一日一夜大会于风府，其明日日下一节，故其作也晏，此先客于脊背也，每至于风府则腠理开，腠理开则邪气入，邪气入则病作，以此日作稍益晏也（一顿）。其出于风府，日下一节，二十五日下至骶骨，二十六日入于脊内，注于伏膂之脉，其气上行，九日出于缺盆之中，其气日高，故作日益早也（一顿）。其间日发者（仍挽到间日，申释内薄于阴之义也），由邪气内薄于五藏，横连募原也，其道远，其气深，其行迟，不能与卫气俱行，不得皆出，故间日乃作也。此第二节，是缕叙“时”字之义也。

帝曰：夫子言卫气每至于风府（申释风府，是补足“气”字之义），腠理乃发，发则邪气入，入则病作。今卫气日下一节（亦映带“时”字），其气之发也，不当风府，其日作者奈何？岐伯曰：此邪气客于头项，循膂而下者也，故虚实不同，邪中异所，则不得当其风府也。故邪中于头项者，气至头项而病；中于背者，气至背而病；中于腰脊者，气至腰脊而病；中于手足者，气至手足而病。卫气之所在，与邪气相合，则病作。故风无常府，卫气之所发，必开其腠理，邪气之所合，则其府也。帝曰：善。此第三节，申释风府，补足“气”字之义。下文正好接叙治法，乃忽遥承起笔，唱醒风疟之异，即接叙三种疟证，如此便觉文有峰峦。

夫风之与疟也，相似同类，而风独常在，疟得有时而休者何也（提起，遥承起笔。疟生于风，所以疟独蓄作有时之故，以起下文）？岐伯曰：风气留其处，故常在；疟气随经络，沉以内薄，故卫气应乃作。帝曰：疟先寒而后热者何也（即跟风疟说下）？岐伯曰：夏伤于大暑，其汗大出，腠理开发，因遇夏气凄沧之水，寒藏于腠理皮肤之中，秋伤于风，则病成矣。夫寒者，阴气也，风者，阳气也（迭醒“气”字），先伤于寒而后伤于风，故先寒而后热也，病以时作（迭醒“时”字），名曰寒疟。帝曰：先热而后寒者何也？岐伯曰：此先伤于风而后伤于寒，故先热而后寒也，亦以时作，名曰温疟。其但热而不寒者，阴气先绝，阳气独发，则少气烦冤，手足热而欲呕，名曰瘅疟。此第四节，亭亭独立，于上下文皆不连属，谬极妙极。经文承接连属，皆不拘常法，有似接此处而实遥接彼处者，有全不相属而实面面俱到者。此节实承上两节，将“时”字、“气”字融成一处，以起下节治法也。

帝曰：夫经言有余者泻之，不足者补之（接叙治法，总抱定“气”字、“时”字）。今热为有余，寒为不足。夫疟者之寒，汤火不能温也，及其热，冰水不能寒也，此皆有余不足之类。当此之时，良工不能止，必须其自衰乃刺之，其故何也？愿闻其说。岐伯曰：经言无刺熇熇之热，无刺浑浑之脉，无刺漉漉之汗，故为其病逆，未可治也（略顿）。夫疟之始发也（略开），阳气并于阴，当是之时，阳虚而阴盛，外无气，故先寒栗也。阴气逆极，则复出之阳，阳与阴复并于外，则阴虚而阳实，故先热而渴。据上两“复”字，则“先热”当作“复热”，文气乃顺。夫疟气者（略振），并于阳则阳胜，并于阴则阴胜，阴胜则寒，阳胜则热。疟者（再振），风寒之气不常也，病极则复至。病之发也，如火之热，如风雨不可当也。故经言曰：方其盛时必毁，林亿云：《太素》作“勿敢必毁”。因其衰也（此言已衰），事必大昌。此之谓也（略顿）。夫疟之未发也（此言未发），阴未并阳，阳未并阴，因而调之，真气得安，邪气乃亡，故工不能治其已发，为其气逆也（一顿）。帝曰：善。攻之奈何？早晏何如？岐伯曰：疟之且发也，阴阳之且移也（此言病发之应），必从四末始也，阳已伤，阴从之，故先其时坚束其处，令邪气不得入，阴气不得出，审候见之在孙络，盛坚而血者，皆取之，此真往而未得并者也（一顿）。帝曰：疟不发，其应何如（此言不发之应）？岐伯曰：疟气者，必更盛更虚，当气之所在也，病在阳，则热而脉躁；在阴，则寒而脉静；极则阴阳俱衰，卫气相离，故病得休；卫气集，则复病也（一顿）。此第五节，言治疟者或治之于已衰，或治之于未发；而又带叙病发之应，与不发之应也。以上病证治法俱备矣，下乃余意也。

帝曰：时有间二日或至数日发（承上“发”字说下），

或渴或不渴，其故何也？岐伯曰：其间日者（遥补第二节未完之蕴也，重在“时”字），邪气与卫气客于六府，而有时相失，不能相得，故休数日乃作也。疟者，阴阳更胜也，或甚或不甚，故或渴或不渴。帝曰：论言夏伤于暑，秋必病疟，今疟不必应者何也（遥补首节未完之蕴也，重在“气”字）？岐伯曰：此应四时者也。其病异形者，反四时也。其以秋病者寒甚，以冬病者寒不甚，以春病者恶风，以夏病者多汗。此第六节分两段，皆以补发前半未完之义也。

帝曰：夫病温疟与寒疟（遥承第四节，近承四时说下），按：寒，似当作“瘅”。而皆安舍？舍于何藏？岐伯曰：温疟者（挺起），得之冬中于风寒（眼目），气藏于骨髓之中，至春则阳气大发（叙发病之机，极为详尽，学者悟此，真有无穷受用。笔曲而健，与首节文势相争雄，便觉通篇文体首尾相称），邪气不能自出，因遇大暑，脑髓烁，肌肉消，腠理发泄，或有所用力，邪气与汗皆出，此病藏于肾，其气先从内出之于外也（眼目）。如是者，阴虚而阳盛，阳盛则热矣；衰则气复反入，入则阳虚，阳虚则寒矣，故先热而后寒，名曰温疟。帝曰：瘅疟何如？岐伯曰：瘅疟者（挺起），肺素有热（眼目），气盛于身，厥逆上冲，中气实而不外泄，因有所用力，腠理开，风寒舍于皮肤之内（眼目）、分肉之间而发，发则阳气盛，阳气盛而不衰，则病矣。其气不及于阴，故但热而不寒。热内藏于心（眼目），而外舍于分肉之间，令人消烁脱肉，故命曰瘅疟（径住）。帝曰：善。此第七节，近承第六节，遥承第四节，而叙发病之机，委曲详尽，又是遥映首节，故收处看似绝无顾照，而通篇精神骨节实皆为之灵通。

其光引星辰而上，其气沛江河而下，正如大海春潮于汪洋无际之中，自有起伏潆洄[①]之致。通篇抱定“时”字、“气”字，百变而不离其宗，可谓才大律细。文难全美，雄迈者每短于温润，疏畅者恒乏于深厚，此独能兼之。文有以简为贵者，有以富为贵者，此文妙在本以数十言可尽者，反复千百言而犹若未尽也，其所蕴深矣。

刺疟篇第三十六

足太阳之疟（分叙六经证治），令人腰痛头重，寒从背起，先寒后热，熇熇暍暍然，热止汗出，难已（逐段“寒”“热”“先”“后”“多”“少”字，着眼便是彼此联贯，有顺逆向背之致），刺郄中出血。足少阳之疟，令人身体解㑊，寒不甚，热不甚，恶见人，见人心惕惕然，热多汗出甚（逐段俱带叙病情），刺足少阳。足阳明之疟，令人先寒，洒淅洒淅，寒甚久乃热，热去汗出，喜见日月光火气乃快然，刺足阳明跗上。足太阴之疟，令人不乐，好太息，不嗜食，多寒热汗出，病至则善呕，呕已乃衰，即取之。足少阴之疟，令人呕吐甚，多寒热，热多寒少，欲闭户牖而处，其病难已。足厥阴之疟，令人

① 潆洄：音 yíng huí 营回。水回旋貌。

腰痛少腹满，小便不利如癃状，非癃也，数便，意恐惧，气不足，腹中悒悒（忙中忽着闲句，风致不凡），刺足厥阴（顿住）。肺疟者（分叙五藏证治），令人心寒，寒甚热，热间善惊，如有所见者，刺手太阴、阳明。心疟者，令人烦心甚，欲得清水，反寒多，不甚热，刺手少阴。肝疟者，令人色苍苍然，太息，其状若死者，刺足厥阴见血。脾疟者，令人寒，腹中痛，热则肠中鸣，鸣已汗出，刺足太阴。肾疟者，令人洒洒然，腰脊痛宛转，大便难，目眴眴然，手足寒，刺足太阳、少阴。胃疟者，令人且病也，善饥而不能食，食而支满腹大，刺足阳明、太阴横脉出血（顿住）。以上分叙证治，以下总叙治法。

疟发身方热，刺跗上动脉，开其空，出其血，立寒（身热治法）。疟方欲寒，刺手阳明、太阴，足阳明、太阴（身寒治法）。疟脉满大，急刺背俞，用中针傍伍胠俞各一，适肥瘦出其血也（脉大治法）。疟脉小实急，灸胫少阴，刺指井（脉小治法）。疟脉满大，急刺背俞，用五胠俞背俞各一，适行至于血也。疟脉缓大虚，便宜用药，不宜用针（脉虚治法）。凡治疟，先发如食顷，乃可以治，过之则失时也（随手总叙一笔，是因宜不宜而类叙之）。诸疟而脉不见，刺十指间出血（脉下见治法），血去必已，先视身之赤如小豆者尽取之。十二疟者（十二疟通治法，是遥束前二节也），其发各不同时，察其病形，以知其何脉之病也。先其发时如食顷而刺之，一刺则衰，二刺则知，三刺则已；不已，刺舌下两脉出血；不已，刺郄中盛经出血；又刺项以下夹脊者必已。舌下两脉者，廉泉也（以释作收，笔意紧峭）。以上总叙治法已毕，下乃一叙简捷之治法，一叙重病、危病之治法，皆补叙之笔也。

刺疟者（紧顶上意，逆入有势），必先问其病之所先发者，先刺之（紧接）。先头痛及重者，先刺头上及两额两眉间出血（因证施治之捷法，前据证以分经藏，此则直据所起之部也）。先项背痛者，先刺之。先腰脊痛者，先刺郄中出血。先手臂痛者，先刺手少阴、阳明十指间。先足胫痠痛者，先刺足阳明十指间出血（顿住）。风疟（另提。以下五项，系风疟中之病深夹虚者，不得单据先见之部，故另提叙），疟发则汗出恶风，刺三阳经背俞之血者。胻痠痛甚，按之不可，名曰胕髓病，以镵针针绝骨出血，立已。身体小痛，刺至阴。诸阴之井无出血，间日一刺。疟不渴，间日而作，刺足太阳；渴而间日作，刺足少阳。温疟（又另提，是疟中夹邪极重者），汗不出，为五十九刺。通篇纯用排比，分三大节。第一节重在辨证，二节重在论治，末节证治兼重，是补叙前二节未尽之义也。而以十二排起，以十一排结，起讫整齐大方，尤佳在中间，笔致灵秀，能使前后板处皆活。

历叙十二疟证及脉法、刺法，文当板滞不可读，乃整中寓散，散中有整，笔曲而达，词坚而峭，故句句实叙，若无所用，其翻腾操纵之才，而自能生气勃勃纸上，令读者惟恐其尽。前叙十二疟见者，莫不以为义尽矣，乃篇末尚有十一排，此文之愈板实愈奇横也。

气厥论篇第三十七

黄帝问曰：五藏六府，寒热相移者何（八字挈全篇，奇）？岐伯曰：肾移寒于肝，林亿云：当作“脾”。痈肿少气（分叙用纯板之笔，奇）。脾移寒于肝，痈肿，筋挛。肝移寒于心，狂，隔中。心移寒于肺，肺消，肺消者，饮一溲二，死不治。肺移寒于肾，为涌水，涌水者，按腹不坚，水气客于大肠，疾行则鸣，濯濯如囊裹浆，水之病也（复一句，奇）。

脾移热于肝，则为惊衄。肝移热于心，则死。心移热于肺，传为鬲消。肺移热于肾，传为柔痓。肾移热于脾，传为虚，肠澼，死，不可治。胞移热于膀胱，则癃，溺血。

膀胱移热于小肠，鬲肠不便，上为口糜。小肠移热于大肠，为虙瘕，为沉。大肠移热于胃，善食而瘦入，谓之食亦。胃移热于胆，亦曰食亦。胆移热于脑，则辛頞鼻渊，鼻渊者，浊涕下不止也，传为衄衊瞑目，故得之气厥也（一句束，奇）。“厥”字点睛欲飞，中间十六“移”字全注在此。

中间十六排，前以一句提，后以一句结，自古文阵之奇，未有过于此者。十六排或短或长，或急或缓，照应俱在有意无意之间。大致与《刺疟篇》相似，宽平正大之中，自具一片生机，真化工之笔。

咳论篇第三十八

黄帝问曰：肺之令人咳何也（先提肺咳，跌入五藏六府）？岐伯对曰：五藏六府皆令人咳，非独肺也（以撇笔顿住）。帝曰：愿闻其状。岐伯曰：皮毛者，肺之合也（先承明肺咳），皮毛先受邪气，邪气以从其合也（是歇后语）。其寒饮食入胃（带出“胃”字，为收笔安根），从肺脉上至于肺则肺寒，肺寒，皮毛寒从合，饮食寒从脉，皆归于肺。则外内合邪，因而客之，则为肺咳。五藏各以其时受病，非其时各传以与之。人与天地相参，故五藏各以治时，感于寒则受病，微则为咳（五藏之咳，不言六府者，由五藏传入也。振一笔不径接乘秋，便有峰峦），甚者为泄、为痛（补一句便不落边际）。乘秋则林亿云：《太素》、全本并无此三字。肺先受邪（“先”字与后“关于肺”隐相呼应，亦是歇后语），乘春则肝先受之，乘夏则心先受之，乘至阴则脾先受之，乘冬则肾先受之（顿一住，直下，其气沛然）。

帝曰：何以异之？岐伯曰：肺咳之状，咳而喘息有音，甚则唾血。心咳之状，咳则心痛，喉中介介如梗状，甚则咽肿喉痹。肝咳之状，咳则两胁下痛，甚则不可以转，转则两胠下满。脾咳之状，咳则右胁下痛，阴阴引肩背，甚则不可以动，动则咳剧。肾咳之状，咳则腰背相引而痛，甚则咳涎。

帝曰：六府之咳奈何（直下）？安所受病？岐伯曰：

五藏之久咳（“久”字暗跟“先”字，承上卸下，交代清楚），乃移于六府。脾咳不已，则胃受之，胃咳之状，咳而呕，呕甚则长虫出（处处跟定五藏，与起处单叙五藏文气不格）。肝咳不已，则胆受之，胆咳之状，咳呕胆汁。肺咳不已，则大肠受之，大肠咳状，咳而遗失。心咳不已，则小肠受之，小肠咳状，咳而失气，气与咳俱失。肾咳不已，则膀胱受之，膀胱咳状，咳而遗溺。久咳不已，则三焦受之，三焦咳状，咳而腹满，不欲食饮。此皆聚于胃，关于肺（总束到胃肺，回应篇首，声满天地），使人多涕唾而面浮肿气逆也。前从肺胃，跌入五藏，此从五藏六府仍归到肺胃，文法回环有致。而又肺与胃不平列，五藏与六府不平列，格意变化不测而归于整齐。帝曰：治之奈何？岐伯曰：治藏者治其俞，治府者治其合，浮肿者治其经。帝曰：善（以治法束全篇，三峰屹立，文势如悬崖勒马）。

前总论，后分叙，意象渊涵，生机洋溢，读者不知手之舞之足之蹈之也。前以五藏六府皆有咳，挈起下截；后以关于肺，回应上截。前主肺以融贯五藏六府，后叙五藏六府而归于肺，上下纽合一片，不分两橛。

第十一卷

举痛论篇第三十九

黄帝问曰：余闻善言天者，必有验于人（凭空说起）；善言古者，必有合于今；善言人者，必有厌于己。如此（轻轻一顿），则道不惑而要数极，所谓明也。今余问于夫子，令言而可知，视而可见，扪而可得（从空中探取通篇大意），令验于己而发蒙解惑，可得而闻乎？岐伯再拜稽首对曰：何道之问也（一句喝醒）？帝曰：愿闻人之五藏卒痛，何气使然（分承）？岐伯对曰：经脉流行不止，环周不休，寒气入经而稽迟，泣而不行，客于脉外则血少，客于脉中则气不通，故卒然而痛（先总发痛原，是本节总提）。帝曰：其痛或卒然而止者（本节分提），或痛甚不休者，或痛甚不可按者，或按之而痛止者，或按之无益者，或喘动应手者，或心与背相引而痛者，或胁肋与少腹相引而痛者，或腹痛引阴股者，或痛宿昔而成积者，或卒然痛死不知人，少间复生者，或痛而呕者，或腹痛而后泄者，或痛而闭不通者，凡此诸痛，各不同形，别之奈何？岐伯曰：寒气客于脉外则脉寒（分叙），脉寒则缩踡，缩踡则脉绌急，绌急则外引小络，故卒然而痛，得炅则痛立止。因重中于寒，则痛久矣。寒气客于经脉之中，与炅气相薄则脉满，满则痛而不可按也，寒气稽留，炅气从上，则脉充大而血气乱，故痛甚不可按也。寒气客于肠胃之间，膜原之下，血不得散，小络急引故痛，按之则血气散，故按之痛止。寒气客于侠脊之脉，则深按之不能及，故按之无益也。寒气客于冲脉，冲脉起于关元，随腹直上，寒气客则脉不通，脉不通则气因之，故喘动应手矣。寒气客于背俞之脉则血脉涩，脉涩则血虚，血虚则痛（涩而虚乃痛芒①，纯虚则不知痛矣），其俞注于心，故相引而痛，按之则热气至，热气至则痛止矣。寒气客于厥阴之脉，厥阴之脉者，络阴器，系于肝，寒气客于脉中，则血涩脉急，故胁肋与少腹相引痛矣。厥气客于阴股，寒气上及少腹，血涩在下相引，故腹痛引阴股。寒气客于小肠膜原之间，络血之中（腹中癥块，莫非小肠之外络），血涩不得注于大经，血气稽留不得行，故宿昔而成积矣。寒气客于五藏，厥逆上泄，阴气竭，阳气未入，故卒然痛，死不知人，气复反则生矣。寒气客于肠胃，厥逆上出，故痛而呕也。寒气客于小肠，小肠不得成聚，故后泄腹痛矣（泄闭皆小肠中事）。热气留于小肠，肠中痛，瘅热焦渴，则坚干不得出，故痛而闭不通矣（热而燥结，乃至于痛）。

① 芒：通“茫”，模糊不清。

帝曰：善。此言而可知者也[①]。视而可见奈何？岐伯曰：五藏六府，固尽有部，视其五色，黄赤为热，白为寒，青黑为痛，此所谓视而可见者也。

帝曰：扪而可得奈何？岐伯曰：视其主病之脉，坚而血及陷下者，皆可扪而得也。

帝曰：善。余知百病生于气也（另提，跟定“气”字），谓不独诸痛，即百病皆生于气之不畅也，一句为上下枢纽。怒则气上（前叙外因，此叙内因），喜则气缓，悲则气消，恐则气下，寒则气收，炅则气泄，惊则气乱，劳则气耗，思则气结（先分提，后分叙，格调与卒痛节同），九气不同，何病之生？岐伯曰：怒则气逆，甚则呕血及飧泄，故气上矣（气之治乱，权在于心）。喜则气和志达，荣卫通利，故气缓矣。悲则心系急，肺布叶举，而上焦不通，荣卫不散，热气在中，故气消矣（逐段结句调与前同，便见前后文体相称，此虽浅事，而实驭繁之捷法也）。恐则精却，却则上焦闭，闭则气还，还则下焦胀，故气不行矣。寒则腠理闭，气不行，故气收矣。炅则腠理开，荣卫通，汗大泄，故气泄。惊则心无所倚，神无所归，虑无所定，故气乱矣。劳则喘息汗出，外内皆越，故气耗矣。思则心有所存，神有所归，正气留而不行，故气结矣。

“气”字是“痛”字铁板注脚，色脉二层只是带

---

① 帝曰：善。此言而可知者也：此句顾本作“帝曰：所谓言而可知者也。”

说，后路更从“气”字推广言之，以“百病皆生于气也”一句作关捩①，笔力千钧。通篇铸词一律，似少变化，而读去倍觉浩然沛然，大气盘旋，真力弥满，惟此等文足以当之。

腹中论篇第四十

黄帝问曰：有病心腹满，旦食则不能暮食，此为何病？岐伯对曰：名为鼓胀。帝曰：治之奈何？岐伯曰：治之以鸡矢醴，一剂知，二剂已。帝曰：其时有复发者何也？岐伯曰：此饮食不节，故时有病也。“病”字疑当作“发”字。虽然其病且已，时故当病，气聚于腹也。

帝曰：有病胸胁支满者，妨于食，病至则先闻腥臊臭，出清液，先唾血，四支清，目眩，时时前后血，病名为何？何以得之？岐伯曰：病名血枯，此得之年少时，有所大脱血，若醉入房，中气竭，肝伤，故月事衰少不来也。帝曰：治之奈何？复以何术？谓何以治其病，病愈又何术以复元也。岐伯曰：以四乌鲗骨一藘茹二物并合之，丸以雀卵，大如小豆，以五丸为后饭，饮以鲍鱼汁，利肠中，林亿云：别本一作“伤中”。及伤肝也。

帝曰：病有少腹盛，上下左右皆有根，此为何病？可治不？岐伯曰：病名曰伏梁。帝曰：伏梁何因而得

① 关捩：捩，音 liè 列。机器的转换处，比喻事物中关键的部分。

之？岐伯曰：裹大脓血，居肠胃之外，不可治，治之每切按之，致死。帝曰：何以然？岐伯曰：此下则因阴，必下脓血，上则迫胃脘，生鬲，侠胃脘内痈，王冰云："生"当作"出"。林亿云：《太素》"侠"作"使"。此久病也，难治。居脐上为逆，居脐下为从，勿动亟夺。论在《刺法》中。

帝曰：人有身体髀股胻皆肿，环脐而痛，是为何病？岐伯曰：病名伏梁，此风根也。其气溢于大肠而著于肓，肓之原在脐下，故环脐而痛也，不可动之，动之为水溺涩之病。

帝曰：夫子数言热中消中，不可服高梁芳草石药，石药发癫，芳草发狂。夫热中消中者，皆富贵人也，今禁高梁，是不合其心，禁芳草石药，是病不愈。然则愈此病者，本须用芳草石药耶，当用而不可用，故对病之药仍须选择，不得以对病而遂不察其体性也。岐伯曰：夫芳草之气美，石药之气悍，二者其气急疾坚劲，故非缓心和人，不可以服此二者。帝曰：不可以服此二者，何以然？岐伯曰：夫热气慓悍，药气亦然，二者相遇，恐内伤脾，脾者土也而恶木，服此药者，至甲乙日更论。

帝曰：善。有病膺肿颈痛胸满腹胀，此为何病？何以得之？岐伯曰：名厥逆。帝曰：治之奈何？岐伯曰：灸之则瘖，石之则狂，须其气并，乃可治也。帝曰：何以然？岐伯曰：阳气重上，有余于上，灸之则阳气入阴，入则瘖；石之则阳气虚，虚则狂，须其气并而治之，可使全也。

帝曰：善。何以知怀子之且生也？岐伯曰：身有病而无邪脉也。帝曰：病热而有所痛者何也？岐伯曰：病热者，阳脉也，以三阳之动也，人迎一盛少阳，二盛太阳，三盛阳明，入阴也。夫阳入于阴，故病在头与腹，乃䐜胀而头痛也。帝曰：善。

逐条分叙，不相照顾，而叙病源、叙治法，各具条理，笔力古厚简峭，自有余味。此与《奇病论》《逆调论》《病能论》皆汇论证治之文也，讲医学者必宜研究。

刺腰痛篇第四十一

足太阳脉令人腰痛（分经论治），引项脊尻背如重状，刺其郄中，太阳正经出血（逐段皆用摹绘之笔，是文字见声色处），春无见血。少阳令人腰痛，如以针刺其皮中，循循然不可以俯仰，不可以顾，刺少阳成骨之端出血，成骨在膝外廉之骨独起者，夏无见血。阳明令人腰痛，不可以顾，顾如有见者，善悲，刺阳明于䯒前三痏[①]，上下和之出血，秋无见血。足少阴令人腰痛，痛引脊内廉，刺少阴于内踝上二痏，春无见血，出血太多，不可复也。厥阴之脉令人腰痛，腰中如张弓弩弦，刺厥阴之脉，在腨踵鱼腹之外，循之累累然，乃刺之，其病令人善言，默默然不慧，刺之三痏。解脉令人腰

① 痏：音 wěi 委。针刺的计数。

痛，痛而引肩，目䀮䀮[1]然，时遗溲，刺解脉，在膝筋肉分间郄外廉之横脉。出血，血变而止。解脉令人腰痛如引带，常如折腰状，善恐，刺解脉，在郄中结络如黍米，刺之血射以黑，见赤血而已。同阴之脉令人腰痛，痛如小锤居其中，怫然肿，刺同阴之脉，在外踝上绝骨之端，为三痏。阳维之脉令人腰痛，痛上怫然肿，刺阳维之脉，脉与太阳合腨下间，去地一尺所。衡络之脉令人腰痛，不可以俯仰，仰则恐仆，得之举重伤腰，衡络绝，恶血归之，刺之在郄阳筋之间，上郄数寸，衡居，为二痏出血。会阴之脉令人腰痛，痛上漯漯然汗出，汗干令人欲饮，饮已欲走，刺直阳之脉上三痏，在跻上郄下五寸横居，视其盛者出血。飞阳之脉令人腰痛，痛上怫怫然，甚则悲以恐，刺飞阳之脉，在内踝上五寸，少阴之前，与阴维之会。昌阳之脉令人腰痛，痛引膺，目䀮䀮然，甚则反折，舌卷不能言，刺内筋为二痏，在内踝上大筋前，太阴后上踝二寸所。散脉令人腰痛而热，热甚生烦，腰下如有横木居其中，甚则遗溲，刺散脉，在膝前骨肉分间，络外廉束脉为三痏。肉里之脉令人腰痛，不可以咳，咳则筋缩急，刺肉里之脉为二痏，在太阳之外，少阳绝骨之后。以上分经论治。凡十五条，每条用传神法写之，叙证便不直率，不萧索矣。

腰痛侠脊而痛至头，几几然（据证论治），目䀮䀮欲僵仆，刺足太阳郄中出血。腰痛上寒，刺足太阳阳明；

---

① 䀮：音 huāng 荒。目昏暗，视物不清。

上热，刺足厥阴；不可以俯仰，刺足少阳；中热而喘，刺足少阴，刺郄中出血。腰痛上寒，不可顾，刺足阳明；上热，刺足太阴；中热而喘，刺足少阴。大便难，刺足少阴。少腹满，刺足厥阴。如折，不可以俯仰，不可举，刺足太阳。引脊内廉，刺足少阴。腰痛引少腹控眇，不可以仰，刺腰尻交者，两踝胂上，以月生死为痏数，发针立已，左取右，右取左。以上十三项，据证论治。措词简捷，与前十五项，音节有一缓一急之不同，凡为文，大抵音节多先缓而后急也。

先哲谓读史须先熟读本纪，则一代兴衰全局具在胸中，经中如此等文，亦本纪之例也。

第十二卷

风论篇第四十二

黄帝问曰：风之伤人也（直起），或为寒热（分提），或为热中，或为寒中，或为疠风，或为偏枯，或为风也，其病各异，其名不同，或内至五藏六府，不知其解，愿闻其说。岐伯对曰：风气藏于皮肤之间（分承，笔干直立），内不得通，外不得泄。风者善行而数变（振一笔），腠理开则洒然寒，闭则热而闷（诠释寒热，爽若列楣），其寒也则衰食饮，其热也则消肌肉，故使人佚栗而不能食，故名曰寒热。风气与阳明入胃，循脉而上至目内眦，其人肥则风气不得外泄，则为热中而目黄；人瘦则外泄而寒，则为寒中而泣出。风气与太阳俱入，行诸脉俞，散于分肉之间，与卫气相干，其道不利，故使肌肉愤䐜而有疡（应疠风），卫气有所凝而不行，故其肉有不仁也（应偏枯）。疠者，有荣气热胕，其气不清（独推论疠风之变），故使其鼻柱坏而色败，皮肤疡溃（此即肌肉愤䐜之甚者也），风寒客于脉而不去，名曰疠风，或名曰寒热。以上逐条，病源病证合叙，一串说下。

以春甲乙伤于风者为肝风，以夏丙丁伤于风者为心风（以下诸条应风也，所谓其病各异，其名不同），以季夏戊己伤于邪者为脾风，以秋庚辛中于邪者为肺风，以冬壬癸中于邪者为肾风（上条叙事详而用笔曲音节缓，此条事略笔直而音节急，是先缓后急也）。风中五藏六府之俞，亦为藏府之风，各入其门户所中，则为偏风。风气循风府而上，则为脑风。风入系头，则为目风、眼寒。饮酒中风，则为漏风。入房汗出中风，则为内风。新沐中风，则为首风。久风入中，则为肠风飧泄。外在腠理，则为泄风。故风者，百病之长也（束一笔，包扫一切），至其变化乃为他病也，无常方，然致有风气也（此乃通篇之结笔，不在篇末而束于腰，妙）。先轻轻束住上文，再叙五藏风证，看似正义已完，而复申叙文体，便见宽博。以上逐条只叙病因，下乃补叙病证，分作两截文局变化。

帝曰：五藏风之形状不同者何？愿闻其诊及其病能（重发五藏，并叙胃、首、漏、泄四风症，是释上条之事）。诊，色诊也；病能，形证也。岐伯曰：肺风之状，多汗恶风，色皏[①]然白，时咳短气，昼日则差，暮则甚，诊在眉上，其色白。心风之状，多汗恶风，焦绝，善怒吓，赤色，病甚则言不可快，诊在口，其色赤。肝风之状，多汗恶风，善悲，色微苍，嗌干善怒，时憎女子，诊在目下，其色青。脾风之状，多汗恶风，身体怠堕，四支不欲动，色薄微黄，不嗜食，诊在鼻上，其色黄。肾风之状，多汗恶风，面痝然浮肿，脊痛不能正立，其色炲，

① 皏：音 pěng 捧。浅白色。

隐曲不利，诊在肌上，其色黑。胃风之状（六府以胃为宗），颈多汗恶风，食饮不下，鬲塞不通，腹善满，失衣则䐜胀，食寒则泄，诊形瘦而腹大。首风之状，头面多汗恶风，当先风一日则病甚，头痛不可以出内，至其风日则病少愈。漏风之状，或多汗，常不可单衣，食则汗出，甚则身汗，喘息恶风，衣常濡，口干善渴，不能劳事。泄风之状，多汗，汗出泄衣上，口中干，上渍其风不能劳事，身体尽痛则寒。“汗出泄衣上”句无义理，“上渍其风”与“则寒”均疑有误字。今曲为之说，曰泄风多汗者，因劳力汗出泄衣上，津液内涸，正气内怯，衣上湿气并挟风气，渍于腠理，故不复能劳事也。若见身体尽痛之证，则更挟寒矣。帝曰：善。

起处总提，以下逐条分叙，忽将病源病证分作两截，局势倍活，简洁整暇，无一懦词，无一剩字，笔力坚卓，气息平静，非秦汉矜张之气所能仿佛万一。

痹论篇第四十三

黄帝问曰：痹之安生？岐伯对曰：风寒湿三气杂至，合而为痹也（句擒定主脑，皎如旭日开扶桑）。其风气胜者为行痹，寒气胜者为痛痹，湿气胜者为著痹也（随即承明三峰，屹立气象万千）。帝曰：其有五者何也（又转出“五”字）？岐伯曰：以冬遇此者为骨痹（随即承明“五”字），以春遇此者为筋痹，以夏遇此者为脉痹，以至阴遇此者为肌痹，以秋遇此者为皮痹。帝曰：内舍五藏六府（拶入五藏六府），何气使然？岐伯曰：五藏皆有合（独承五藏，遗六府，在后补发），病久而不去者，内舍于其合也。故骨痹不已，复感于邪（跟定上文，天梯石栈相钩连），内舍于肾。筋痹不已，复感于邪，内舍于肝。脉痹不已，复感于邪，内舍于心。肌痹不已，复感于邪，内舍于脾。皮痹不已，复感于邪，内舍于肺。所谓痹者，各以其时重感于风寒湿之气也（束一笔气充词沛，回应何气，神回气合）。此第一节，凡三段。叙三痹是病原，叙五痹、五藏痹乃病机也。三段冒全篇，首段又冒次二段，末句虽是束上而又领下，一笔两用，山断云连。

凡痹之客五藏者（紧顶上文，笔干直立），肺痹者，烦满，喘而呕。心痹者，脉不通，烦则心下鼓，暴上气而喘，嗌干善噫，厥气上则恐。肝痹者，夜卧则惊，多饮，数小便，上为引，如怀。肾痹者，善胀，尻以代踵，脊以代头。脾痹者，四支解堕，发咳呕汁，上为大塞。肠痹者（接叙六府之痹，此该胃与二肠），数饮而出不得，中气喘争，时发飧泄。胞痹者（此即指膀胱言，但缺胆痹耳），少腹膀胱按之内痛，若沃以汤，涩于小便，上为清涕。此第二节，叙五藏六府之痹证也。此处顿断，谓五藏六府风寒湿之痹证毕矣。而五藏六府之痹，不仅因此也，此特三气之先伤于阳，而渐内舍于阴者耳。若夫饮食居处，径伤于阴，其痹聚不尤易乎！故下文阴气者，乃承上文更进一层说法。

阴气者，静则神藏，躁则消亡（突起，领下文内伤之痹），饮食自倍，肠胃乃伤。淫气喘息，痹聚在肺；淫气忧思，痹聚在心；淫气遗溺，痹聚在肾；淫气乏竭，痹聚在肝；淫气肌绝，痹聚在脾。诸痹不已（挽回三痹、五痹），亦益内也。其风气胜者，其人易已也（拖一笔，引起下文，作结束）。帝曰：痹，其时有死者，或疼久者，或易已者，其故何也？岐伯曰：其入藏者死，其留连筋骨间者疼久，其留皮肤间者易已。此第三节，重叙五藏内伤之痹，而以生死之故束之。

帝曰：其客于六府者何也？岐伯曰：此亦其食饮居处，为其病本也。六府亦各有俞，风寒湿气中其俞，而食饮应之，循俞而入，各舍其府也（论六府，是承上说下口吻，言亦有内外二因也。用简括迅扫之笔出之，不照五藏分叙，便首尾掉运灵活，详略互见，伸缩有法）。帝曰：以针治之奈何（以治法总束前半篇）？岐伯曰：五藏有俞，六府有合，循脉之分，各有所发，各随其过，则病瘳也。此第四节，轻叙府痹之亦有内因，而以治法总束之，应分两段读。痹之大义，至此已尽。下三节申论病机，抱定三气，语不离宗。

帝曰：荣卫之气亦令人痹乎（另提）？岐伯曰：荣者，水谷之精气也，和调于五藏，洒陈于六府，乃能入于脉也，故循脉上下，贯五藏，络六府也。卫者，水谷之悍气也，其气慓疾滑利，不能入于脉也，故循皮肤之中，分肉之间，熏于肓膜，散于胸腹，逆其气则病，从其气则愈，不与风寒湿气合，故不为痹。帝曰：善。痹或痛，或不痛，或不仁，或寒，或热，或燥，或湿，其故何也？岐伯曰：痛者，寒气多也，有寒故痛也。其不痛不仁者，病久入深，荣卫之行涩，经络时疏，故不通，林亿云：《甲乙经》作“不痛”。皮肤不营，故为不仁。

其寒者，阳气少，阴气多，与病相益，故寒也。其热者，阳气多，阴气少，病气胜，阳遭阴，故为痹热。其多汗而濡者，此其逢湿甚也，阳气少，阴气盛，两气相感，故汗出而濡也。帝曰：夫痹之为病，不痛何也（再单抽不痛重发）？岐伯曰：痹在于骨则重（随手补叙五痹之证，照映在无意之中），在于脉则血凝而不流，在于筋则屈不伸，在于肉则不仁，在于皮则寒，故具此五者，则不痛也。凡痹之类，逢寒则虫（以振笔总括大义作结），林亿云：《甲乙经》作“急”。逢热痹起于三气，而其成也，则归于寒热。则纵。帝曰：善。

通篇气旺神旺，一起便高视阔步，气吞八荒，接点五痹，渡入五藏，俱有风利不得泊之势。五藏痹下不用锁笔，突用阴气者一笔振起，接论内伤，再以死与疼久易已，轻轻锁住，倏补论六府，然后以治法统束前文，痹之源流俱备矣。后三节补论病机，以足文势，通篇酣畅淋漓，却步步抱定三气，语不离宗，文笔雄快，与《疟论》相上下。

痿论篇第四十四

黄帝问曰：五藏使人痿何也（开门见山）？岐伯对曰：肺主身之皮毛（爽若列楣，以下迭用五排，不嫌板滞，以气盛也），心主身之血脉，肝主身之筋膜，脾主身之肌肉，肾主身之骨髓。故肺热叶焦（点“热”字），则皮毛虚弱急薄，著则生痿躄也。心气热，则下脉厥而上，上则下脉虚，虚则生脉痿，枢折挈胫，纵而不任地也。肝气热，则胆泄口苦筋膜干，筋膜干则筋急而挛，发为筋痿。脾气热，则胃干而渴，肌肉不仁，发为肉痿。肾气热，则腰脊不举，骨枯而髓减，发为骨痿。以上叙五痿之见证。

帝曰：何以得之（直下）？言何以得此热也。岐伯曰：肺者，藏之长也，为心之盖也（叙五热之因，将五藏纽入肺中），有所失亡，所求不得，热因七情之郁而生，故内积不散，灼津致痿也。则发肺鸣，鸣则肺热叶焦。故曰：五藏因肺热叶焦，发为痿躄，此之谓也（高唱入云，肺与五藏纽得紧，叫得醒）。悲哀太甚，则胞络绝，胞络绝则阳气内动，发则心下崩，数溲血也。故《本病》曰（逐段引证）：大经空虚，发为肌痹，传为脉痿。《本腧》《本藏》《本病》《本草》古当为一大部书，今《灵枢》有《本腧》《本藏》，而《本草》别行，《本病》则竟佚矣。思想无穷，所愿不得，意淫于外，入房太甚，宗筋弛纵，发为筋痿，及为白淫。故《下经》曰：筋痿者，生于肝，使内也。末三字疑有脱文，似当作"得之使内也"，文气方舒。有渐于湿，以水为事，若有所留，居处于湿，肌肉濡渍，痹而不仁，发为肉痿。故《下经》曰：肉痿者，得之湿地也。有所远行劳倦，逢大热而渴，渴则阳气内伐，内伐则热舍于肾，肾者水藏也，今水不胜火，则骨枯而髓虚，故足不任身，发为骨痿。故《下经》曰：骨痿者，生于大热也。

帝曰：何以别之（直下）？岐伯曰：肺热者色白而毛败（叙五热之外诊），心热者色赤而络脉溢，肝热者色苍而爪枯，脾热者色黄而肉蠕动，肾热者色黑而齿槁。以上叙病证病原毕矣，下文接叙治法。论病源则五藏之热起于肺，论治法则五藏之权主于阳明，前后正相对待。

帝曰：如夫子言可矣，论言治痿者独取阳明，何也？岐伯曰：阳明者，五藏六府之海，主润宗筋，宗筋主束骨而利机关也。冲脉者，经脉之海也，主渗灌溪谷（重提阳明，纽合五藏六府，又纽合宗筋，与上将五藏纽入肺中同意。又提冲脉仍归入阳明，便不夹杂），与阳明合于宗筋，阴阳总宗筋之会，似当作“宗筋总阴阳之会”。会于气街，而阳明为之长，皆属于带脉，而络于督脉（又纽合带、督）。故阳明虚则宗筋纵（叫醒正义，顿住），带脉不引，故足痿不用也（以上论治之理）。帝曰：治之奈何？岐伯曰：各补其荥而通其俞（此叙治之法），调其虚实，和其逆顺，筋脉骨肉，各以其时受月，月，气月也。语见《六元正纪大论》。则病已矣。帝曰：善。

论证，论源，论形色，论治理治法，层次井井。前半以肺为纲，是发病之根；后半以阳明为纲，是受病之处，笔意落落疏疏，无意为文而起讫大方，有缓带轻裘风度。风起于外，痿起于内，痹厥内外，二因兼有，而痹重于外，厥重于内，此四论不同之指也。

厥论篇第四十五

黄帝问曰：厥之寒热者，何也（开口即擒定“寒热”）？岐伯对曰：阳气衰于下，则为寒厥（双柱擎天）；

阴气衰于下，则为热厥（总括大意，顿住）。帝曰：热厥之为热也（分叙，此叙病机），必起于足下者，何也？岐伯曰：阳气起于足五指之表，阴脉者，集于足下而聚于足心，故阳气胜则足下热也。帝曰：寒厥之为寒也，必从五指而上于膝者，何也？岐伯曰：阴气起于五指之里，集于膝下而聚于膝上，故阴气胜则从五指至膝上寒。其寒也，当作"其寒热也"。不从外，皆从内也（"内""外"二字着眼）。

帝曰：寒厥，何失而然也（直下，又分叙，是叙病因）？岐伯曰：前阴者，宗筋之所聚，太阴阳明之所合也。春夏则阳气多而阴气少，秋冬则阴气盛而阳气衰。此人者质壮，以秋冬夺于所用，下气上争，不能复，精气溢下，邪气因从之而上也，气因于中，阳气衰，不能渗营其经络，阳气日损，阴气独在，故手足为之寒也。帝曰：热厥何如而然也？岐伯曰：酒入于胃，则络满而经虚①，脾主为胃行其津液者也（横一笔），阴气虚则阳气入，阳气入则胃不和，胃不和则精气竭，精气竭则不营其四支也。此人必数醉若饱以入房，气聚于脾中不得散，酒气与谷气相薄，热盛于中，故热遍于身，内热而溺赤也。夫酒气盛而慓悍，肾气有衰，阳气独胜，故手足为之热也。

帝曰：厥或令人腹满，或令人暴不知人，或至半日，远至一日，乃知人者何也？岐伯曰：阴气盛于上则下虚，下虚则腹胀满，阳气盛于上则下气重上而邪气

---

① 络满而经虚：顾本作"络脉满而经脉虚"。

逆，逆则阳气乱，则不知人也。

帝曰：善。愿闻六经脉之厥状病能也（以下分叙经证）。岐伯曰：巨阳之厥，则肿首，头重，足不能行，发为眴仆。阳明之厥，则癫疾，欲走呼，腹满不得卧，面赤而热，妄见而妄言。少阳之厥，则暴聋，颊肿而热，胁痛，胻不可以运。太阴之厥，则腹满䐜胀，后不利，不欲食，食则呕，不得卧。少阴之厥，则口干溺赤，腹满心痛。厥阴之厥，则少腹肿痛，腹胀泾溲不利，好卧屈膝，阴缩肿，胻内热。盛则泻之，虚则补之，不盛不虚，以经取之（以治法轻束）。太阴厥逆（以下补叙证治），胻急挛，心痛引腹，治主病者。少阴厥逆，虚满呕变，下泄清，治主病者。厥阴厥逆，急挛，腰痛，虚满前闭，谵言，治主病者。三阴俱逆，不得前后，使人手足寒，三日死。太阳厥逆，僵仆，呕血，善衄，治主病者。少阳厥逆，机关不利，机关不利者，腰不可以行，项不可以顾，发肠痈，不可治，惊者死。阳明厥逆，喘咳，身热，善惊，衄，呕血。手太阴厥逆，虚满而咳，善呕沫，治主病者。手心主、少阴厥逆，心痛引喉，身热，死不可治。手太阳厥逆，耳聋泣出，项不可以顾，腰不可以俯仰，治主病者。手阳明、少阳厥逆，发喉痹，嗌肿，痓，治主病者。自太阴厥逆以下，本王氏所移，寻绎文义，与本篇六经之厥大略相同。

篇法笔法俱与《痿论》相类，其坚卓排列奡，是札硬寨打死仗手段。篇中论寒厥热厥，根源实不止此，略见大意耳，读者勿泥。论证极详，宜熟玩焉。

第十三卷

病能论篇第四十六

黄帝问曰：人病胃脘痈者，诊当何如？岐伯对曰：诊此者当候胃脉，此所谓右外以候胃者也。其脉当沉细，沉细者气逆，逆者人迎甚盛，此结喉两傍者也。甚盛则热。人迎者，胃脉也，逆而盛则热，聚于胃口而不行，故胃脘为痈也。

帝曰：善。人有卧而有所不安者何也？岐伯曰：藏有所伤，及精有所之寄，则安，句义不协，《甲乙经》作“及情有所寄，则卧不安”。故人不能悬其病也。

帝曰：人之不得偃卧者，何也？岐伯曰：肺者，藏之盖也，肺气盛则脉大，脉大则不得偃卧，论在《奇恒》《阴阳》中。

帝曰：有病厥者，诊右脉沉而紧，左脉浮而迟，不然，病主安在？《甲乙经》“不然”作“不知”。岐伯曰：冬诊之，右脉固当沉紧，此应四时，左脉浮而迟，此逆四时，在左当主病在肾，颇关在肺，当腰痛也。据此肾脉，果诊于左手矣。帝曰：何以言之？岐伯曰：少阴脉贯肾络肺，今得肺脉，肾为之病，左浮而迟，是肾部得肺脉也。

《脉解》曰：肾虚则厥，少阴不至，真阴内夺，上实下虚。故肾为腰痛之病也。

帝曰：善。有病颈痈者，或石治之，或针灸治之，而皆已，其真安在？岐伯曰：此同名异等者也。夫痈气之息者，宜以针开除去之。夫气盛血聚者，宜石而泻之。此所谓同病异治也。

帝曰：有病怒狂者，此病安生？岐伯曰：生于阳也。帝曰：阳何以使人狂？岐伯曰：阳气者，因暴折而难决，故善怒也，病名曰阳厥。帝曰：何以知之？岐伯曰：阳明者常动，巨阳、少阳不动，不动而动大疾，此其候也。帝曰：治之奈何？岐伯曰：夺其食即已。夫食入于阴，长气于阳，故夺其食即已。使之服以生铁洛为饮。夫生铁洛者，下气疾也。

帝曰：善。有病身热解堕，汗出如浴，恶风少气，此为何病？岐伯曰：病名曰酒风。帝曰：治之奈何？岐伯曰：以泽泻、术各十分、麋衔五分，合以三指撮，为后饭（以上凡七条）。

所谓深之细者（以下错简），其中手如针也，摩之切之，聚者坚也，博者大也。《上经》者，言气之通天也。《下经》者，言病之变化也。《金匮》者，决死生也。《揆度》者，切度之也。《奇恒》者，言奇病也。所谓奇者，使奇病不得以四时死也。恒者，得以四时死也。所谓揆者，方切求之也，言切求其脉理也。度者，得其病处，以四时度之也。

逐条俱有内含未伸之意，读者宜深思之。篇法本无可言，况又错简。

奇病论篇第四十七

黄帝问曰：人有重身，九月而瘖，此为何也？岐伯对曰：胞之络脉绝也。帝曰：何以言之？岐伯曰：胞络者系于肾，少阴之脉，贯肾系舌本，故不能言。帝曰：治之奈何？岐伯曰：无治也，当十月复。《刺法》曰：无损不足，益有余，以成其疹①，然后调之。所谓无损不足者，身羸瘦，无用镵石也；无益其有余者，腹中有形而泄之，泄之则精出而病独擅中，故曰疹成也。

帝曰：病胁下满，气逆，二三岁不已，是为何病？岐伯曰：病名曰息积，此不妨于食，不可灸刺，积为导引服药，药不能独治也。

帝曰：人有身体髀股胻皆肿，环脐而痛，是为何病？岐伯曰：病名曰伏梁，此风根也。其气溢于大肠而著于肓，肓之原在脐下，故环脐而痛也。不可动之，动之为水溺涩之病。

帝曰：人有尺脉数甚，筋急而见，此为何病？岐伯曰：此所谓疹筋，是人腹必急，白色黑色见，则病甚。帝曰：人有病头痛，以数岁不已，此安得之，名为何病？岐伯曰：当有所犯大寒，内至骨髓，髓者以脑为主，脑逆故令头痛，齿亦痛，病名曰厥逆。帝曰：善。

① 疹：久病。

帝曰：有病口甘者，病名为何？何以得之？岐伯曰：此五气之溢也，土居五数，即谓脾也。名曰脾瘅。夫五味入口，藏于胃，脾为之行其精气，津液在脾，谓积于脾。故令人口甘也。此肥美之所发也，此人必数食甘美而多肥也，肥者令人内热，甘者令人中满，故其气上溢，转为消渴。谓日久将传为消渴，所谓瘅成为消中者。治之以兰，除陈气也。陈气早除，即不致转为消渴矣，非以兰治消也。

帝曰：有病口苦，取阳陵泉。口苦者病名为何？何以得之？岐伯曰：病名曰胆瘅。夫肝者，中之将也，取决于胆，咽为之使。此人者，数谋虑不决，故胆虚，气上溢而口为之苦。治之以胆募俞，治在《阴阳十二官相使》中。

帝曰：有癃者，一日数十溲，此不足也。身热如炭，颈膺如格，人迎躁盛，喘息气逆，此有余也。太阴脉微细如发者，此不足也。其病安在？名为何病？岐伯曰：病在太阴，其盛在胃，颇在肺，病名曰厥，死不治，此所谓得五有余二不足也。帝曰：何谓五有余二不足？岐伯曰：所谓五有余者，五病之气有余也；二不足者，亦病气之不足也。今外得五有余，内得二不足，此其身不表不里，亦正死明矣。

帝曰：人生而有病巅者，病名曰何？安所得之？岐伯曰：病名为胎病，此得之在母腹中时，其母有所大惊，气上而不下，精气并居，故令子发为巅疾也。帝曰：有病痝然如有水状，切其脉大紧，身无痛者，形不瘦，不能食，食少，名为何病？岐伯曰：病生在肾，名为肾风。肾风而不能食，善惊，惊已，心气痿者死。帝曰：善。

条叙诸病与前篇同。

大奇论篇第四十八

肝满、肾满、肺满皆实（直起突兀），即为肿。肺之雍，雍，壅也，即肿胀也；满，洪脉也。《甲乙经》“雍”作“痈”，非。喘而两胠满。肝雍，两胠满，卧则惊，不得小便。肾雍，脚下至少腹满，胫有大小，髀胻大跛，易偏枯（以上论满雍）。

心脉满大，痫瘛筋挛。肝脉小急，痫瘛筋挛（以满大小急作对，承上起下，叙事中亦有文律）。肝脉骛暴，有所惊骇，脉不至若瘖，不治自已。肾脉小急，肝脉小急，心脉小急，不鼓皆为瘕。肾肝并沉为石水，并浮为风水，并虚为死，并小弦欲惊（以上小急沉弦）。

肾脉大急沉，肝脉大急沉，皆为疝。心脉搏滑急为心疝，肺脉沉搏为肺疝。三阳急为瘕，三阴急为疝，二阴急为痫厥，二阳急为惊（以上大急搏滑）。

脾脉外鼓，沉为肠澼（叙肠澼），久自已。肝脉小缓为肠澼，易治。肾脉小搏沉，为肠澼下血，血温身热者死。心肝澼亦下血，二藏同病者可治，其脉小沉涩为肠澼，其身热者死，热见七日死。

胃脉沉鼓涩，胃外鼓大，心脉小坚急，皆鬲偏枯

(叙偏枯)，鬲，当作“为”。男子发左，女子发右，不瘖舌转，可治。三十日起，其从者瘖，三岁起，年不满二十者，三岁死。脉至而搏，血衄身热者死（叙衄、叙厥、叙惊）。脉来悬钩浮为常脉。脉至如喘，名曰暴厥，暴厥者不知与人言。脉至如数，使人暴惊，三四日自已。

脉至浮合，浮合如数，一息十至以上，是经气予不足也（以下叙藏府经气不足之脉，气充词沛而训词古厚，太古元音）。微见九十日死。微见之义为不及也。脉至如火薪然，是心精之予夺也，草干而死。脉至如散叶，是肝气予虚也，木叶落而死。脉至如省客，省客者脉塞而鼓，是肾气予不足也，悬去枣华而死。悬去，犹远过也，谓枣华之后也。脉至如丸泥，是胃精予不足也，榆荚落而死。脉至如横格，是胆气予不足也，禾熟而死。脉至如弦缕，是胞精予不足也，病善言，下霜而死，不言，可治。脉至如交漆，交漆者，左右傍至也，微见三十日死。脉至如涌泉，浮鼓肌中，太阳气予不足也，少气味，谓精神短乏也。韭英而死。脉至如颓土之状，按之不得，是肌气予不足也，五色先见黑白，垒发死。脉至如悬雍，悬雍者浮揣，“揣”当是“喘”。切之益大，是十二俞之予不足也，水凝而死。脉至如偃刀，偃刀者，浮之小急，按之坚大急，五藏菀熟，寒热独并于肾也，如此其人不得坐，立春而死。脉至如丸滑不直手，不直手者，按之不可得也，是大肠气予不足也，枣叶生而死。脉至如华者，令人善恐，不欲坐卧，行立常听，是小肠气予不足也，季秋而死。

只是类聚脉证，略无起伏顿挫之笔，而句句实事实理，笔笔斩钉截铁，排比铺张之中，自有浩气行乎其间，使人神气俱旺。以草木纪春秋，此真太古文字。

脉解篇第四十九

太阳所谓肿腰脽痛者，正月太阳寅，寅太阳也，正月阳气出在上，而阴气盛，阳未得自次也，故肿腰脽痛也。病偏虚为跛者，正月阳气冻解，地气而出也，所谓偏虚者，冬寒颇有不足者，故偏虚为跛也。所谓强上引背者，阳气大上而争，故强上也。所谓耳鸣者，阳气万物盛上而跃，故耳鸣也。所谓甚则狂巅疾者，阳尽在上而阴气从下，下虚上实，故狂巅疾也。所谓浮为聋者，皆在气也。所谓入中为瘖者，阳盛已衰，故为瘖也。内夺而厥，则为瘖俳，此肾虚也。少阴不至者，厥也。少阳所谓心胁痛者，言少阳盛也，盛者心之所表也，九月阳气尽而阴气盛，故心胁痛也。所谓不可反侧者，阴气藏物也，物藏则不动，故不可反侧也。所谓甚则跃者，九月万物尽衰，草木毕落而堕，则气去阳而之阴，气盛而阳之下长，故谓跃。

阳明所谓洒洒振寒者，阳明者，午也，五月盛阳之阴也，阳盛而阴气加之，故洒洒振寒也。所谓胫肿而股不收者，是五月盛阳之阴也，阳者衰于五月，而一阴气上，与阳始争，故胫肿而股不收也。所谓上喘而为水者，阴气下而复上，上则邪客于藏府间，故为水也。所谓胸痛少气者，水气在藏府也，水者阴气也，阴气在中，故胸痛少气也。所谓甚则厥，恶人与火，闻木音则惕然而惊者，阳气与阴气相薄，水火相恶，故惕然而惊也。所谓欲独闭户牖而处者，阴阳相薄也，阳尽而阴盛，故欲独闭户牖而居。所谓病至则欲乘高而歌，弃衣而走者，阴阳复争，而外并于阳，故使之弃衣而走也。所谓客孙脉则头痛鼻鼽腹肿者，阳明并于上，上者则其孙络太阴也，故头痛鼻鼽腹肿也。

太阴所谓病胀者，太阴子也，十一月万物气皆藏于中，故曰病胀。所谓上走心为噫者，阴盛而上走于阳明，阳明络属心，故曰上走心为噫也。所谓食则呕者，物盛满而上溢，故呕也。所谓得后与气则快然如衰者，十二月阴气下衰，而阳气且出，故曰得后与气则快然如衰也。

少阴所谓腰痛者，少阴者肾也，十月万物阳气皆伤，故腰痛也。所谓呕咳上气喘者，阴气在下，阳气在上，诸阳气浮，无所依从，故呕咳上气喘也。此乃寒湿从下入足太阳、少阴之经而上冲者，其证最剧，亦有阴寒遏于上，阳气激于下而然者。所谓色色不能久立久坐，起则目䀮䀮无所见者，万物阴阳不定，未有主也，秋气始至，微霜始下，而方杀万物，阴阳内夺，故目䀮䀮无所见也。所谓少气善怒者，阳气不治，阳气不治则阳气不得出，肝气当治而未得，故善怒，善怒者名曰煎厥。所谓恐如人将捕之者，秋气万物未有毕去，阴气少，阳气入，阴阳相薄，故恐也。所谓恶闻食臭者，胃无气，故恶闻食臭也。所谓面黑如地色者，秋气内夺，故变于色也。所谓咳则有血者，阳脉伤也，阳气未盛于上而脉满，满则咳，故血见于鼻也。

厥阴所谓癞疝，妇人少腹肿者，厥阴者辰也，三月阳中之阴，邪在中，故曰癞疝少腹肿也。所谓腰脊痛不可以俯仰者，三月一振，荣华万物，一俯而不仰也。所谓癞癃疝肤胀者，曰阴亦盛而脉胀不通，故曰癞癃疝也。所谓甚则嗌干热中者，阴阳相薄而热，故嗌干也。

此篇论四时六气，各有太过不及之病也，盖三代之时诠释黄帝旧经之文。

第十四卷

刺要论篇第五十

黄帝问曰：愿闻刺要。岐伯对曰：病有浮沉，刺有浅深（总提），各至其理，无过其道。过之则内伤，不及则生外壅，壅则邪从之。浅深不得，反为大贼，内动五藏，后生大病（略顿）。故曰：病有在毫毛腠理者（分领），有在皮肤者，有在肌肉者，有在脉者，有在筋者，有在骨者，有在髓者。是故刺毫毛腠理无伤皮，皮伤则内动肺，肺动则秋病温疟，泝泝然寒栗。刺皮无伤肉，肉伤则内动脾，脾动则七十二日四季之月，病腹胀，烦不嗜食。刺肉无伤脉，脉伤则内动心，心动则夏病心痛。刺脉[①]无伤筋，筋伤则内动肝，肝动则春病热而筋弛。刺筋无伤骨，骨伤则内动肾，肾动则冬病胀，腰痛。刺骨无伤髓，髓伤则销铄胻酸，体解㑊然不去矣。

此论刺伤，今虽无刺，而劳力扑损折跌亦同此理，且外伤则内动，理致可思。

---

① 刺脉：原作“刺肉”，据顾本改。

刺齐论篇第五十一

黄帝问曰：愿闻刺浅深之分（承上篇说起）。岐伯对曰：刺骨者无伤筋（深），刺筋者无伤肉，刺肉者无伤脉，刺脉者无伤皮，刺皮者无伤肉（浅），刺肉者无伤筋，刺筋者无伤骨。帝曰：余未知其所谓，愿闻其解。岐伯曰：刺骨无伤筋者（宜深而浅，是不及也），针至筋而去，不及骨也。刺筋无伤肉者，至肉而去，不及筋也。刺肉无伤脉者，至脉而去，不及肉也。刺脉无伤皮者，至皮而去，不及脉也。所谓刺皮无伤肉者（宜浅而深，是太过也），病在皮中，针入皮中，无伤肉也。刺肉无伤筋者，过肉中筋也。刺筋无伤骨者，过筋中骨也。此之谓反也。

此申释上篇浅深之事，因上篇只叙其伤之证，未及其何以为伤也，当与上合为一篇。

刺禁论篇第五十二

黄帝问曰：愿闻禁数。岐伯曰：藏有要害，不可不察（提二句，冒全篇）。肝生于左，肺藏于右（先叙部位），心部于表，肾治于里，脾为之使，胃为之市。鬲肓之上，中有父母，七节之傍，中有小心，从之有福，逆之有咎（顿二句，束上领下）。刺中心，一日死，其动为噫。

刺中肝，五日死，其动为语。刺中肾，六日死，其动为嚏。刺中肺，三日死，其动为咳。刺中脾，十日死，其动为吞。刺中胆，一日半死，其动为呕。刺跗上，中大脉，血出不止死。刺面，中溜脉，不幸为盲。刺头，中脑户，入脑立死。刺舌下，中脉太过，血出不止为瘖。刺足下布络，中脉，血不出为肿。刺郄，中大脉，令人仆，脱色。刺气街，中脉，血不出，为肿、鼠仆。刺脊间，中髓，为伛。刺乳上，中乳房，为肿，根蚀。刺缺盆中内陷，气泄，令人喘咳逆。刺手鱼腹内陷，为肿。无刺大醉，令人气乱。无刺大怒，令人气逆。无刺大劳人，无刺新饱人，无刺大饥人，无刺大渴人，无刺大惊人。刺阴股，中大脉，血出不止死。刺客主人内陷，中脉，为内漏、为聋。刺膝髌出液，为跛。刺臂太阴脉，出血多，立死。刺足少阴脉，重虚出血，为舌难以言。刺膺中陷，中肺，为喘逆仰息。刺肘中内陷，气归之，为不屈伸。刺阴股下三寸内陷，令人遗溺，刺掖下胁间内陷，令人咳。刺少腹，中膀胱，溺出，令人少腹满。刺腨肠内陷，为肿。刺眶上陷骨中脉，为漏、为盲。刺关节中液出，不得屈伸。

起用提笔，唱醒五藏之气，以下罗列富有，便若网在纲，有条不紊。

刺志论篇第五十三

黄帝问曰：愿闻虚实之要（轻提虚实）。岐伯对曰：

气实形实，气虚形虚（又从虚实推出常反），此其常也，反此者病（实叙“常”字，递入“反”字）；谷盛气盛，谷虚气虚，此其常也，反此者病；脉实血实，脉虚血虚，此其常也，反此者病。帝曰：如何而反？岐伯曰（接叙“反”字）：《甲乙经》有“气盛身寒”四字。气虚身热，此谓反也；谷入多而气少，此谓反也；谷不入而气多，此谓反也；脉盛血少，此谓反也；脉少当作“小”。血多，此谓反也（以上叙证）。气盛身寒，得之伤寒（以下叙因）；气虚身热，得之伤暑。谷入多而气少者，得之有所脱血，湿居下也；谷入少而气多者，邪在胃及与肺也。脉小血多者，饮中热也；脉大血少者，脉有风气，水浆不入，此之谓也。夫实者，气入也；虚者，气出也（振起应回虚实，旌旆飞扬）。气实者，热也；气虚者，寒也。入实者，左手开针空也（从虚实递入用针，补泻作收）；入虚者，左手闭针空也。

篇幅虽短，而理明词畅，读之令人餍[①]心，正不必以雄阔见长也，收笔尤见警策。

针解篇第五十四

黄帝问曰：愿闻九针之解，虚实之道（以虚实提前半篇）。岐伯对曰：刺虚则实之者（紧顶，爽若列楣），针下热也，气实乃热也；满而泄之者，针下寒也，气虚乃寒

---

① 餍：音 yàn 厌。满足。

也。菀陈则除之者，出恶血也。邪胜则虚之者，出针勿按；徐而疾则实者，徐出针而疾按之；疾而徐则虚者，疾出针而徐按之（以上言法）。言实与虚者（此下言意），寒温气多少也。虚实夹杂，寒温互结者，宜审其气之多少，而为补泻之轻重也。若无若有者，疾不可知也。察后与先者，知病先后也。为虚与实者，工勿失其法。若得若失者，离其法也。虚实之要，九针最妙者，为其各有所宜也。补泻之时者，与气开阖相合也。九针之名，各不同形者，针穷其所当补泻也。刺实须其虚者，留针阴气隆至，乃去针也。刺虚须其实者，阳气隆至，针下热乃去针也[①]。经气已至，慎守勿失者，勿变更也。深浅在志者，知病之内外也，近远如一者，深浅其候等也。如临深渊者，不敢堕也；手如握虎者，欲其壮也。神无营于众物者，静志观病人，无左右视也；义无邪下者，欲端以正也；必正其神者，欲瞻病人，目制其神，令气易行也。所谓三里者（以下言部位），下膝三寸也；所谓跗之者，举膝分易见也；巨虚者，跻足胻独陷者；下廉者，陷下者也。

帝曰：余闻九针，上应天地四时阴阳，愿闻其方，令可传于后世，以为常也。岐伯曰：夫一天、二地、三人、四时、五音、六律、七星、八风、九野，身形亦应之，针各有所宜（二句领后半篇），故曰九针（一顿）。人皮应天，人肉应地，人脉应人，人筋应时，人声应音，

① 刺虚须其实者……乃去针也：原脱，据顾本补。

人阴阳合气应律，人齿面目应星，人出入气应风，人九窍三百六十五络应野。故一针皮，二针肉，三针脉，四针筋，五针骨，六针调阴阳，七针益精，八针除风，九针通九窍，除三百六十五节气，此之谓各有所主也（回应束住，文气极紧，以下文义不完）。

人心意应八风，人气应天，人发齿耳目五声应[①]五音六律，人阴阳脉血气应地，人肝目应之九。九窍三百六十五。人一以观动静天二以候五色七星应之以候发毋泽五音一以候宫商角徵羽六律有余不足应之二地一以候高下有余，九野一节俞应之以候闭节三人变一分人候齿泄多血少十分角之变五分以候缓急六分不足三分寒关节第九分四时人寒温燥湿四时一应之以候相反四方各作解。

法既失传，文又脱简，但此等文字两经屡见，可想古人郑重分明之意。

长刺节论篇第五十五

刺家不诊，听病者言（短峭），在头，头疾痛，为藏针之，刺至骨，病已上，当是“止”字。无伤骨肉及皮，皮者道也。阴刺，入一，傍四处，《灵枢》阳刺者，正内一，傍内四，“阴”字疑误。治寒热。深专者，刺大藏，迫藏刺背，背俞也。刺之迫藏，藏会腹中，寒热去而止。与刺之要，发针而浅出血。二句当是总上二段，言头背肉薄

① 五声应：原脱，据顾本补。

用针宜浅，但微出血也。治腐肿者刺腐上，视痈小大，深浅刺，刺大者多血，小者深之，必端内针为故止[①]。病在少腹有积，刺皮髓以下，至少腹而止，刺侠脊两傍四椎间，刺两髂髎季胁肋间，导腹中气热下已。病在少腹，腹痛不得大小便，病名曰疝，得之寒，刺少腹两股间，刺腰髁骨间，刺而多之，“多”疑是“炙”字。尽炅病已。病在筋，筋挛节痛，不可以行，名曰筋痹，刺筋上为故，刺分肉间，不可中骨也，病起筋炅，病已止。谓陷者起而筋热，即病已愈止，勿刺也。《灵枢》曰：刺陷脉者起之止。病在肌肤，肌肤尽痛，名曰肌痹，伤于寒湿。刺大分、小分，多发针而深之，以热为故，无伤筋骨，伤筋骨，痈发若变，诸分尽热，病已止。病在骨，骨重不可举，骨髓酸痛，寒气至，名曰骨痹，深者，刺无伤脉肉为故，其道大分小分，骨热病已止。病在诸阳脉，且寒且热，诸分且寒且热，名曰狂，刺之虚脉，视分尽热，病已止。病初发，岁一发；不治，月一发；不治，月四五发，名曰癫病。刺诸分诸脉，其无寒者，以针调之，病已止。病风且寒且热，炅汗出，一日数过，先刺诸分理络脉；汗出且寒且热，三日一刺，百日而已。病大风，骨节重，须眉堕，名曰大风，刺肌肉为故，汗出百日，刺骨髓，汗出百日，凡二百日，须眉生而止针。

论刺法极为详尽，惜今不能用，致篇中诸大病皆成不治，可为浩叹也。文笔简峭可喜。

---

① 止：原作“正”，据顾本改。

第十五卷

皮部论篇第五十六

黄帝问曰：余闻皮有分部（从通义说起），脉有经纪，筋有结络，骨有度量，其所生病各异，别其分部，左右上下，阴阳所在，病之始终，愿闻其道。岐伯对曰：欲知皮部以经脉为纪者，诸经皆然（紧擒皮部，挈起全篇）。阳明之阳，名曰害蜚（分项），上下同法。手足经皆同此法也。视其部中有浮络者（再叫醒一句），皆阳明之络也。其色多青则痛，多黑则痹，黄赤则热，多白则寒，五色皆见，则寒热也。络盛则入客于经，阳主外，阴主内（是歇后语）。少阳之阳，名曰枢持，上下同法。视其部中有浮络者（句法雷同得妙），皆少阳之络也。络盛则入客于经，故在阳者主内，在阴者主出（遥接上条末句），以渗于内，诸经皆然。太阳之阳，名曰关枢，上下同法。视其部中有浮络者，皆太阳之络也。络盛则入客于经。少阴之阴，名曰枢儒，上下同法。视其部中有浮络者，皆少阴之络也。络盛则入客于经，其入经也，从阳部注于经，其出者，从阴内注于骨（又遥承次条末句，上下钩连有致）。心主之阴，名曰害肩，上下同法。

视其部中有浮络者，皆心主之络也，络盛则入客于经。太阴之阴，名曰关蛰，上下同法。视其部中有浮络者，皆太阴之络也，络盛则入客于经。凡十二经络脉者（束一笔），皮之部也（应醒）。是故百病之始生也（振笔直书，昂头天外），必先于皮毛（此言病机），邪中之则腠理开，开则入客于络脉，留而不去，传入于经，留而不去，传入于府，廪于肠胃（再振）。邪之始入于皮也（此言病形），泝[①]然起毫毛，开腠理（邪在气分）；其入于络也（句句如长剑倚天），则络脉盛色变（邪入血分）；其入客于经也，则感虚乃陷下（邪入肌膜）；其留于筋骨之间（邪入筋骨），寒多则筋挛骨痛（笔走龙蛇），热多则筋弛骨消，肉烁䐃破，毛直而败（劲峭）。

帝曰：夫子言皮之十二部，其生病皆何如（上文五光十色，极见浓丽，此以淡笔收之，归重皮部，语不离宗）？岐伯曰：皮者，脉之部也。邪客于皮，则腠理开，开则邪入客于络脉，络脉满则注于经脉，经脉满则入舍于府藏也。故皮者有分部，不与而生大病也。帝曰：善。帝意皮分十二部，其生病亦有十二经之殊耶。答言皮固有分部，而其分浅，不令人生大病，故不能如分经剖析也。

笔势豪迈，有伏有应，有提掇，有横插，阳主外，阴主内，故作未了语气，下面分在两处遥接，遂于极板之中，涌现空明之象矣。犀利不失之剽滑，光明俊伟仍自沉静肃穆，岂秦汉诸子所能攀跻？

---

① 泝：音 yí 移。寒栗貌。

经络论篇第五十七

黄帝问曰：夫络脉之见也，其五色各异，青黄赤白黑不同，其故何也？岐伯对曰：经有常色，而络无常变也（擒得紧，叫得醒）。帝曰：经之常色何如（承经有常，是客）？岐伯曰：心赤、肺白、肝青、脾黄、肾黑，皆亦应其经脉之色也。帝曰：络之阴阳，亦应其经乎（承络有变，是主）？岐伯曰：阴络之色应其经，阳络之色变无常，随四时而行也（又随手请出一陪客）。寒多则凝泣，凝泣则青黑；热多则淖泽，淖泽则黄赤。此皆常色，谓之无病。吴鹤皋移此二句置“随四时而行也”下，于此皆二字无着，但重读“常”字，对上两“多”字，便于上下文皆顺矣。五色具见者，谓之寒热。帝曰：善。

醇厚整肃，直而有曲，体是短幅，正宗。

气穴论篇第五十八

黄帝问曰：余闻气穴三百六十五以应一岁（一起，擒题极紧），未知其所，愿卒闻之。岐伯稽首再拜对曰：窘乎哉问也！其非圣帝，孰能穷其道焉，因请溢意尽言其处（游衍以养度）。帝捧手逡巡而却曰：夫子之开余道也，目未见其处，耳未闻其数，而目以明，耳以聪矣。岐伯曰：此所谓圣人易语，良马易御也。帝曰：余非圣人之易语也，世言真数开人意，今余所访问者真数，发蒙解惑，未足以论也。然余愿闻夫子溢志尽言其处，令解其意，请藏之金匮，不敢复出。岐伯再拜而起曰：臣请言之。【背与心相控而痛（文意不属，确是错简），所治天突与十椎及上纪。上纪者胃脘也，下纪者关元也。背胸邪系阴阳左右，如此其病前后痛涩，胸胁痛而不得息，不得卧，上气短气偏痛，脉满起斜出尻脉，络胸胁支心贯鬲，上肩加天突，斜下肩交十椎下】。林亿云：此段疑《骨空论》文错简。藏俞五十穴，府俞七十二穴，热俞五十九穴，水俞五十七穴，头上五行行五，五五二十五穴，中䏚①两傍各五，凡十穴，大椎上两傍各一，凡二穴，目瞳子浮白二穴，两髀厌分中二穴，犊鼻二穴，耳中多所闻二穴，眉本二穴，完骨二穴，项中央一穴，枕骨二穴，上关二穴，大迎二穴，下关二穴，天柱二穴，巨虚上下廉四穴，曲牙二穴，天突一穴，天府二穴，天牖二穴，扶突二穴，天窗二穴，肩解二穴，关元一穴，委阳二穴，肩贞二穴，瘖门一穴，脐一穴，胸俞十二穴，背俞二穴，膺俞十二穴，分肉二穴，踝上横二穴，阴阳跻四穴，水俞在诸分，热俞在气穴，寒热俞在两骸厌中二穴，大禁二十五，在天府下五寸，凡三百六十五穴（束一笔），针之所由行也。

帝曰：余已知气穴之处，游针之居，愿闻孙络溪谷（从气穴推出），亦有所应乎？岐伯曰：孙络三百六十五穴会（叙孙络），亦以应一岁，以溢奇邪，以通荣卫（孙

---

① 䏚：音lǚ 吕。脊骨。

络功用）。荣卫稽留，卫散荣溢，气竭血著，外为发热，内为少气，疾泻无怠（孙络主病），以通荣卫，见而泻之，无问所会（孙络治法）。

帝曰：善。愿闻溪谷之会也（叙溪谷）。岐伯曰：肉之大会为谷，肉之小会为溪。肉分之间，溪谷之会，以行荣卫，以会大气（溪谷功用）。邪溢气壅，脉热肉败，荣卫不行，必将为脓，内销骨髓，外破大腘，腘，当是胭。留于节腠，原作"凑"，一作"溱"，解者俱曲而难信。《灵枢·九针论》曰：八风伤人，内舍于骨解腰脊节腠理之间，为深痹也。故以腠为顺，且彼处"理"字亦后人妄增也。仲景曰：腠者，三焦通会元真之处也。必将为败（热病）。积寒留舍，荣卫不居，卷肉缩筋，肋肘不得伸，内为骨痹，外为不仁，命曰不足，大寒留于溪谷也（寒病）。溪谷三百六十五穴会，亦应一岁（上条用顺提，此用倒煞）。其小痹淫溢，循脉往来，微针所及，与法相同（补叙小痹，一笔收束本节）。

帝乃辟左右而起，再拜曰：今日发蒙解惑，藏之金匮，不敢复出（应起处，束全篇）。乃藏之金兰之室，署曰气穴所在。

岐伯曰：孙络之脉别经者，其血盛而当泻者，亦三百六十五脉，并注于络，传注十二络脉，非独十四络脉也，内解泻于中者十脉（补叙血络，文体似散漫，而益见宽博）。

后幅义精词湛，与《调经论》守经隧之义相发明。故吾谓叶天士通络之说，为百病不易之治法也，徐灵胎、陈修园斥之何耶？

气府论篇第五十九

足太阳脉气所发者七十八穴（直起，高峰屹立）：两眉头各一，入发至项三寸半，林亿云："项"当作"顶"，"半"字衍也。傍五，相去三寸，其浮气在皮中者，凡五行，行五，五五二十五，项中大筋两傍各一，风府两傍各一，侠背以下至尻尾二十一节，十五间各一，五藏之俞各五，六府之俞各六，委中以下至足小指傍各六俞。

足少阳脉气所发者六十二穴：两角上各二，直目上发际内各五，耳前角上各一，耳前角下各一，锐发下各一，客主人各一，耳后陷中各一，下关各一，耳下牙车之后各一，缺盆各一，掖下三寸，胁下至胠，八间各一，髀枢中傍各一，林亿云：此穴在髀枢中也，傍各一者，左右各一也。膝以下至足小指次指各六俞。

足阳明脉气所发者六十八穴：额颅发际傍各三，面鼽骨空各一，大迎之骨空各一，人迎各一，缺盆外骨空各一，膺中骨间各一，侠鸠尾之外，当乳下三寸，侠胃脘各五，侠脐广三寸各三，下脐二寸侠之各三，气街动脉各一，伏菟上各一，三里以下至足中指各八俞，分之往也。所在穴空。

手太阳脉气所发者三十六穴：目内眦各一，目外各一，鼽骨下各一，耳郭上各一，耳中各一，巨骨穴各一，曲掖上骨穴各一，柱骨上陷者各一，上天窗四寸各一，肩解各一，肩解下三寸各一，肘以下至手小指本各六俞。

手阳明脉气所发者二十二穴：鼻空外廉，项上各二，大迎骨空各一，柱骨之会各一，髃骨之会各一，肘以下至手大指次指本各六俞。

手少阳脉气所发者三十二穴：鼽骨下各一，眉后各一，角上各一，下完骨后各一，项中足太阳之前各一，侠扶突各一，肩贞各一，肩贞下三寸分间各一，肘以下至手小指次指本各六俞。

督脉气所发者二十八穴：项中央二，发际后中八，面中三，大椎以下至尻尾及傍按：“及傍”二字可疑，或因会阳在尻尾之下而言之耶？十五穴，至骶下凡二十一节，脊椎法也。

任脉之气所发者二十八穴：喉中央二，膺中骨陷中各一，鸠尾下三寸，胃脘五寸，胃脘以下至横骨六寸半一，林亿云：“一”字误。愚按：此条字有脱误，当是鸠尾下三穴，每相间一寸也；胃脘五穴，每相间一寸也；下至横骨六穴，相间每一寸半而得一穴也。腹脉法也。下阴别一，目下各一，下唇一，断交一。

冲脉气所发者二十二穴：侠鸠尾外各半寸，至脐寸一，谓两旁相去各半寸，上下相间一寸，一穴也。侠脐下傍各五分，至横骨寸一，腹脉法也。

足少阴舌下，厥阴毛中急脉各一，手少阴各一，阴阳跻各一，手足诸鱼际脉气所发者，手足大指后肉膹起者，皆谓之鱼肉。凡三百六十五穴也。

不提不束，直起直收，中间觉有无数秀峰，高插天表，其气盛也。

第十六卷

骨空论篇第六十

黄帝问曰：余闻风者百病之始也，以针治之奈何(通篇皆论风寒之客于骨空者)？岐伯对曰：风从外入（先从风之浅处说起)，令人振寒，汗出头痛，身重恶寒，治在风府，调其阴阳，不足则补，有余则泻（一顿，谓早治，即不致渐筋入骨矣。以下风渐入筋骨)。

大风颈项痛，刺风府，风府在上椎。大风汗出，灸譩譆，譩譆在背下侠脊傍三寸所，厌[①]之，令病者呼譩譆，譩譆应手。从风憎风，刺眉头。失枕，在肩上横骨间。折使揄臂齐肘，正灸脊中。胗络季胁，引少腹而痛胀，刺譩譆。腰痛不可以转摇，急引阴卵，刺八髎与痛上，八髎在腰尻分间。鼠瘘寒热，还刺寒府，寒府在附膝外解营。取膝上外者使之拜，取足心者使之跪（造句峭如《檀弓》）。

任脉者（插叙经脉），起于中极之下（叙任冲之脉），以上毛际，循腹里上关元，至咽喉，上颐循面入目。冲

---

① 厌：压。

脉者，起于气街，并少阴之经，侠脐上行，至胸中而散。任脉为病（叙任冲之病），男子内结七疝，女子带下瘕聚。冲脉为病，逆气里急。督脉为病（先叙督病），脊强反折。督脉者，起于少腹，以下骨中央（再叙督脉），女子入系廷孔（叙督脉独分男女），其孔，溺孔之端也。其络循阴器合篡间，绕篡后，别绕臀，至少阴，与巨阳中络者合，少阴上股内后廉，贯脊属肾（从下上行），与太阳起于目内眦（从上下行，但两条），上额交巅，上入络脑，还出，别下项，循肩髆[①]内，侠脊抵腰中，入循膂络肾（文内有贯脊属肾、侠脊络肾之异，当是一经一络也。以上叙女子，此叙男子，用简括之笔），其男子循茎下至篡，与女子等；其少腹直上者（此又督脉之一歧也，与任同行），贯脐中央，上贯心，入喉，上颐环唇，上系两目之下中央。此生病（此少腹直上者，男子病也），从少腹上冲心而痛，不得前后，为冲疝。其女子不孕（此少腹直上者，女子病也。接入治法，收束本节），癃痔遗溺嗌干。督脉生病，治督脉，治在骨上，甚者在脐下营。其上气有音者，治其喉中央，在缺盆中者，其病上冲喉者，治其渐。渐者，上侠颐也（束住）。

蹇膝[②]伸不屈，治其楗（遥承第一节来）。坐而膝痛，治其机。立而暑解，王冰云：一作“起而引解”。治其骸关。膝痛，痛及拇指，治其腘。坐而膝痛，如物隐者，

---

① 髆：音 bó 博。肩胛。

② 蹇膝：此指膝关节屈伸不利。蹇，跛。

治其关。膝痛不可屈伸，治其背内。连胻若折，治阳明中俞髎。若别，治巨阳少阴荥。淫泺胫痠，不能久立，治少阳之维，在外上五寸。林亿云：维，络之误也。辅骨上横骨下为楗，侠髋为机，膝解为骸关，侠膝之骨为连骸，骸下为辅，辅上为腘，腘上为关，头横骨为枕（亦用诠释之笔束住本节，笔力精悍）。

水俞五十七穴者（以下叙骨空）：尻上五行，行五；伏菟上两行，行五；左右各一行，行五；踝上各一行，行六穴。髓空在脑后三分，在颅际锐骨之下，一在龂基下，一在项后中复骨下，一在脊骨上空，在风府上。脊骨下空，在尻骨下空。数髓空，在面侠鼻，或骨空在口下，当两肩。两髆空，在髆中之阳。臂骨空在臂阳，去踝四寸两骨空之间。股骨上空在股阳，出上膝四寸。胻骨空在辅骨之上端。股际骨空，在毛中动下。尻骨空，在髀骨之后，相去四寸，扁骨有渗理凑，无髓孔，“孔”字亦当作“空”，虽无深义，究不得一句之中字体忽异也。易髓无空。

灸寒热之法（以下叙灸法，“寒热”二字暗跟风来），先灸项大椎，以年为壮数，次灸橛骨，以年为壮数。视背俞陷者灸之，举臂肩上陷者灸之，两季胁之间灸之，外踝上绝骨之端灸之，足小指次指间灸之，腨下陷脉灸之，外踝后灸之，缺盆骨上切之坚痛如筋者灸之，膺中陷骨间灸之，掌束骨下灸之，脐下关元三寸灸之，毛际动脉灸之，膝下三寸分间灸之，足阳明跗上动脉灸之，巅上一灸之。犬所啮[①]之处灸之三壮，即以犬伤病法灸之（带一笔）。凡当灸二十九处（总束本节）。伤食灸之（又带一笔），不已者，必视其经之过于阳者，数刺其俞而药之（拶进一笔收本节，带束通篇）。

叙经脉，叙穴道，叙病证，叙刺法灸法，参伍错综，而又杂之以诠释，且每于诠释处，露出风致，神龙出没，莫测端倪。《气府论》以整，此以散，可谓各极其盛，是经中极瘦硬文字。

水热穴论篇第六十一

黄帝问曰：少阴何以主肾（水热分）？肾何以主水（先从水病说起）？岐伯对曰：肾者，至阴也，至阴者，盛水也；肺者，太阴也，少阴者，冬脉也，故其本在肾，其末在肺，皆积水也。帝曰：肾何以能聚水而生病？岐伯曰：肾者，胃之关也，关门不利，故聚水而从其类也。上下溢于皮肤，故为胕肿。胕肿者，聚水而生病也。

帝曰：诸水皆生于肾乎？岐伯曰：肾者，牝藏也，地气上者属于肾，而生水液也，故曰至阴勇而劳甚则肾汗出，逢于风，内不得入于藏府，外不得越于皮肤，（津液外结，表里不相营，是外湿而内燥也），客于玄府，行于皮里，传为胕肿，本之于肾，名曰风水。所谓玄府

---

① 啮：音 niè 聂。咬。

者，汗空也。

帝曰：水俞五十七处者，是何主也？岐伯曰：肾俞五十七穴，积阴之所聚也，水所从出入也。尻上五行行五者，此肾俞。故水病，下为胕[①]肿大腹，上为喘呼不得卧者，标本俱病。故肺为喘呼，肾为水肿，肺为逆不得卧，分为相输俱受者，水气之所留也。伏菟上各二行行五者，此肾之街也。三阴之所交，结于脚[②]也。踝上各一行行六者，此肾脉之下行也，名曰太冲。凡五十七穴者（束上），皆藏之阴络，水之所客也。

帝曰：春取络脉分肉，何也（另提，从空中叙四时治法，盖水热所同也）？岐伯曰：春者木始治，肝气始生，肝气急，其风疾，气欲伸而未得畅，则急迫而暴疾也。经脉常深，其气少，此指邪气。不能深入，故取络脉分肉间。帝曰：夏取盛经分腠，何也？岐伯曰：夏者火始治，心气始长，脉瘦气弱，津泄于外则内瘦，气越于外则内弱。阳气留溢，林亿云：一作"流溢"。热熏分腠，内至于经，故取盛经分腠。绝肤而病去者，邪居浅也。所谓盛经者，阳脉也。帝曰：秋取经俞何也？岐伯曰：秋者金始治，肺将收杀，金将胜火，阳气在合，阴气初胜，湿气及体，此所以秋伤于湿也。凉气敛湿于身，使不得散故也。喻嘉言改"湿"为"燥"，真未读《内经》者！阴气未盛，未能深入，故取俞以泻阴邪，取合以虚阳邪，阳气始衰，

① 胕：原误作"胻"，据顾本改。

② 脚：小腿。

故取于合。帝曰：冬取井荥何也？岐伯曰：冬者水始治，肾方闭，阳气衰少，阴气坚盛，巨阳伏沉，阳脉乃去，故取井以下阴逆，取荥以实阳气。故曰：冬取井荥，春不鼽衄。此之谓也。

帝曰：夫子言治热病五十九俞，余论其意，未能领别其处，愿闻其处，因闻其意。岐伯曰：头上五行行五者，以越诸阳之热逆也（用笔如飘风急雨）；大杼、膺俞、缺盆、背俞，此八者，以泻胸中之热也；气街、三里、巨虚上下廉，此八者，以泻胃中之热也；云门、髃骨、委中、髓空，此八者，以泻四支之热也。五藏俞傍五，此十者，以泻五藏之热也。凡此五十九穴者（总束一笔），皆热之左右也。帝曰：人伤于寒而传为热，何也？岐伯曰：夫寒盛则生热也（叙病源作收，力道而气紧）。

如题两截，似无妙巧，中间忽插入四时刺法一段，实赅二病治法在内，是中间担两头。上截先叙病源，下截后叙病源，是两头包中间，此篇法之生动也。上截笔极纡徐，下截迅扫如风樯阵马，中间以整肃镇之，此笔法之生动也。直起直落，略不回顾，不嫌散漫，转见老横。

第十七卷

调经论篇第六十二

黄帝问曰：余闻刺法言，有余泻之，不足补之（从有余不足徐徐引入），何谓有余？何谓不足？岐伯对曰：有余有五，不足亦有五。帝欲何问？帝曰：愿尽闻之。岐伯曰：神有余，有不足；气有余，有不足；血有余，有不足；形有余，有不足；志有余，有不足。凡此十者，其气不等也（轻轻一顿）。帝曰：人有精气津液（又略推开）、四支九窍、五藏十六部、三百六十五节（与末段相应，是倒提逆入法），乃生百病，百病之生，皆有虚实。今夫子乃言有余有五，不足亦有五，何以生之乎？岐伯曰：皆生于五藏也（一句到题，挈起全篇）。夫心藏神，肺藏气，肝藏血，脾藏肉，肾藏志（探原立论），而此成形。志意通，内连骨髓，而成身形五藏。五藏之道（总提大义，义精词湛），皆出于经隧，以行血气，血气不和，百病乃变化而生，是故守经隧焉（顿住，凝重）。

帝曰：神有余不足何如（分叙）？岐伯曰：神有余则笑不休，神不足则悲（挺接，此五藏之内乱也）。血气未并，五藏安定，邪客于形，洒淅起于毫毛，未入于经络也，故命曰神之微（逐段皆带叙此层。此外邪之伤表，未乱五藏者，与篇末暗相照映）。帝曰：补泻奈何？岐伯曰：神有余，则泻其小络之血，出血，勿之深斥，无中其大经，神气乃平。神不足者，视其虚络，按而致之，刺而利之，无出其血，无泄其气，以通其经，神气乃平。帝曰：刺微奈何？岐伯曰：按摩勿释，著针勿斥，移气于不足，神气乃得复。此谓出其邪气，兼补其正气之不足者，则邪无深入矣。故治外感，必佐以补气生津，乃无伤于正，而病可不复也。帝曰：善。气[①]有余不足奈何？岐伯曰：气有余则喘咳上气，不足则息利少气。血气未并，五藏安定，皮肤微病，命曰白气微泄。帝曰：补泻奈何？岐伯曰：气有余，则泻其经隧，无伤其经，无出其血，无泄其气；不足，则补其经隧，无出其气。帝曰：刺微奈何？岐伯曰：按摩勿释，出针视之，曰我将深之，适人必革，精气自伏，邪气散乱，无所休息，气泄腠理，真气乃相得。帝曰：善。血有余不足奈何？岐伯曰：血有余则怒，不足则恐。血气未并，五藏安定，孙络水溢，则经有留血。帝曰：补泻奈何？岐伯曰：血有余，则泻其盛经，出其血；不足，则视其虚经内[②]针其脉中，久留而视，脉大，疾出其针，无令血泄。帝曰：刺留血奈何？岐伯曰：视其血络，刺出其血，无令恶血得入于经，以成其疾。帝曰：善。形有余不足奈何？岐伯曰：

---

① 气：顾本无此字。

② 内：通“纳”。

形有余则腹胀，泾溲不利；不足则四支不用。血气未并，五藏安定，肌肉蠕动，命曰微风。帝曰：补泻奈何？岐伯曰：形有余，则泻其阳经；不足，则补其阳络。帝曰：刺微奈何？岐伯曰：取分肉间，无中其经，无伤其络，卫气得复，邪气乃索。帝曰：善。志有余不足奈何？岐伯曰：志有余则腹胀飧泄，不足则厥。血气未并，五藏安定，骨节有动。帝曰：补泻奈何？岐伯曰：志有余，则泻然筋血者；不足，则补其复溜。帝曰：刺未并奈何？岐伯曰：即取之，无中其经，邪所乃能立虚。

帝曰：善（顿住）。余已闻虚实之形，不知其何以生？岐伯曰：气血以并（申明有余不足者，即气血之并也），阴阳相倾，气乱于卫，血逆于经，血气离居，一实一虚（六句总提大意）。血并于阴，气并于阳，故为惊狂。血并于阳，气并于阴，乃为炅中。血并于上，气并于下，心烦惋善怒。血并于下，气并于上，乱而喜忘。帝曰：血并于阴，气并于阳，如是血气离居，何者为实？何者为虚（捞进一层，“虚实”字、“并”字说得更融洽分明）？岐伯曰：血气者，喜温而恶寒，寒则泣不能流，温则消而去之，是故气之所并为血虚，血之所并为气虚（铁画银钩）。帝曰：人之所有者，血与气耳。今夫子乃言血并为虚，气并为虚，是无实乎？岐伯曰：有者为实，无者为虚（更醒）。故气并则无血，血并则无气，今血与气相失，故为虚焉。络之与孙脉，俱输于经，血与气并，则为实焉。血之与气，并走于上，则为大厥，厥则暴死，气复反则生，不反则死。

帝曰：实者何道从来？虚者何道从去？虚实之要，愿闻其故（再捞进一层，辨虚实之因，言血气之并，有生阳生阴之不同也，总提大意）。岐伯曰：夫阴与阳，皆有俞会，阳注于阴，阴满之外（二句义精），阴阳匀平，以充其形，九候若一，命曰平人。夫邪之生也，或生于阴，或生于阳。其生于阳者（分提大纲，笔如分水犀），得之风雨寒暑。当作“湿”。其生于阴者，得之饮食居处，阴阳喜怒。帝曰：风雨之伤人奈何？岐伯曰：风雨之伤人也，先客于皮肤，传入于孙脉，孙脉满则传入于络脉，络脉满则输于大经脉，血气与邪并客于分腠之间，其脉坚大，故曰实。实者，外坚充满，不可按之，按之则痛。帝曰：寒湿之伤人奈何？岐伯曰：寒湿之中人也，皮肤不收，肌肉坚紧，荣血泣，卫气去，故曰虚。虚者聂辟，气不足，按之则气足以温之，故快然而不痛。帝曰：善。阴之生实奈何？岐伯曰：喜怒不节，则阴气上逆，上逆则下虚，下虚则阳气走之，故曰实矣。帝曰：阴之生虚奈何？岐伯曰：喜则气下，悲则气消，消则脉虚空，因寒饮食，寒气熏满，则血泣气去，故曰虚矣。

帝曰：经言阳虚则外寒，阴虚则内热，阳盛则外热，阴盛则内寒（接论阴阳虚实之病机），余已闻之矣，不知其所由然也。岐伯曰：阳受气于上焦，以温皮肤分肉之间，今寒气在外，则上焦不通，上焦不通，则寒气独留于外，故寒栗。帝曰：阴虚生内热奈何？岐伯曰：有所劳倦，形气衰少，谷气不盛，上焦不行，下脘不通，胃气热，热气熏胸中，故内热。此吾所谓动气之力，不能运达热力于外也。帝曰：阳盛生外热奈何？岐伯曰：上焦不通利，则皮肤致密，腠理闭塞，玄府不通，卫气不得泄越，故外热。此承阳虚生外寒来，所谓寒盛则为热也。

帝曰：阴盛生内寒奈何？岐伯曰：厥气上逆，寒气积于胸中而不泻，不泻则温气去，寒独留，则血凝泣，凝则脉不通，其脉盛大以涩，故中寒。此寒湿之邪自下而上逆者也。血凝不通，腹中必有积块矣。帝曰：阴与阳并，血气以并，病形以成，刺之奈何（接论治法）？岐伯曰：刺此者，取之经隧，取血于营，取气于卫，用形哉，因四时多少高下（挽到经隧，神龙掉尾，总提治法大意）。帝曰：血气以并，病形以成，阴阳相倾，补泻奈何？岐伯曰：泻实者（分叙补泻，跟定虚实），气盛乃内针，针与气俱内，以开其门，如利其户，针与气俱出，精气不伤，邪气乃下，外门不闭，以出其疾，摇大其道，如利其路，是谓大泻，必切而出，大气乃屈。帝曰：补虚奈何？岐伯曰：持针勿置，以定其意，候呼内针，气出针入，针空四塞，精无从去，方实而疾出针，气入针出，热不得还，闭塞其门，邪气布散，精气乃得存。动气候时，近气不失，远气乃来，是谓追之。正义已毕，下乃补叙余意。

帝曰：夫子言虚实者有十，生于五藏，五藏五脉耳。夫十二经脉皆生其病，今夫子独言五藏（遥承生于五藏句，推论十二经余波，收束通篇）。夫十二经脉者，皆络三百六十五节，节有病，必被经脉，经脉之病，皆有虚实，何以合之？岐伯曰：五藏者，故得六府与为表里，经络支节，各生虚实，其病所居，随而调之（亦先总提大意，从五藏卸到六府，再卸到经络，宾主分明，脱卸有法。回应血气未并，五项在无意之中）。病在脉，调之血；病在血，调之络；病在气，调之卫；病在肉，调之分肉；病在筋，调之筋；病在骨，调之骨。燔针劫刺其下及与急者，句当在"调之筋"下，谓陷下与拘急者。病在骨，焠针药熨，病不知所痛，两跻为上，身形有痛，九候莫病，则缪刺之。痛在于左，而右脉病者，巨刺之。必谨察其九候，针道备矣（二句证治，一齐束住）。

不讲魄力，不讲气焰，不讲机局变化，平铺直叙，井井有条，和平坦易，是粹然有道之文。

第十八卷

缪刺论篇第六十三

黄帝问曰：余闻缪刺，未得其意，何谓缪刺？岐伯对曰：夫邪之客于形也，必先舍于皮毛，留而不去，入舍于孙脉，留而不去，入舍于络脉，留而不去，入舍于经脉，内连五藏，散于肠胃，阴阳俱感，五藏乃伤。此邪之从皮毛而入，极于五藏之次也（登高而呼）。如此则治其经焉（以撇笔勒住）。今邪客于皮毛（转入），入舍于孙络，留而不去，闭塞不通，不得入于经，流溢于大络，而生奇病也（落到题巅）。夫邪客大络者（紧顶），左注右，右注左，上下左右与经相干（实发正义），而布于四末，其气无常处，不入于经俞，命曰缪刺（点题）。帝曰：愿闻缪刺，以左取右，以右取左，奈何？其与巨刺何以别之（请一陪客，以辨明正义）？岐伯曰：邪客于经，左盛则右病，右盛则左病，亦有移易者，左痛未已，而右脉先病（发明客义，而本义自从对面映出，与上段实发正义处相激射），如此者，必巨刺之，必中其经，非络脉也。故络病者，其痛与经脉缪处（点醒“缪”字之义），故命曰缪刺（顿住）。

帝曰：愿闻缪刺奈何？取之何如（上总论其理，下分叙其法）？岐伯曰：邪客于足少阴之络，令人卒心痛，暴胀，胸胁支满。无积者，刺然骨之前，出血，如食顷而已；不已，左取右，右取左。病新发者，取五日已。邪客于手少阳之络，令人喉痹舌卷，口干心烦，臂外廉痛，手不及头，刺手中指次指爪甲上去端如韭叶，各一痏，壮者立已，老者有顷[①]已，左取右，右取左，此新病数日已。邪客于足厥阴之络，令人卒疝暴痛，刺足大指爪甲上与肉交者，各一痏，男子立已，女子有顷已，左取右，右取左。邪客于足太阳之络，令人头项肩痛，刺足小指爪甲上与肉交者，各一痏，立已；不已，刺外踝下三痏，左取右，右取左，如食顷已。邪客于手阳明之络，令人气满胸中，喘息而支胠，胸中热，刺手大指次指爪甲上，去端如韭叶，各一痏，左取右，右取左，如食顷已。邪客于臂掌之间，不可得屈，刺其踝后，先以指按之，痛乃刺之，以月死生为数，月生一日一痏，二日二痏，十五日十五痏，十六日十四痏。邪客于足阳跻之脉，令人目痛从内眦始，刺外踝之下半寸所各二痏，左刺右，右刺左，如行十里顷而已。人有所堕坠，恶血留内，腹中满胀，不得前后，先饮利药，此上伤厥阴之脉，下伤少阴之络，刺足内踝之下，然骨之前血脉，出血，刺足跗上动脉；不已，刺三毛上各一痏，见血立已，左刺右，右刺左。善悲惊不乐，刺如右方。邪

① 顷：原作“项”，据上下文改。

客于手阳明之络，令人耳聋，时不闻音，刺手大指次指爪甲上，去端如韭叶，各一痏，立闻；不已，刺中指爪甲上与肉交者，立闻；其不时闻者，不可刺也。耳中生风者，亦刺之如此数，左刺右，右刺左。凡痹往来，行无常处者，在分肉间，痛而刺之，以月死生为数。用针者，随气盛衰，以为痏数。针过其日数则脱气，不及日数则气不泻，左刺右，右刺左，病已，止；不已，复刺之如法。月生一日一痏，二日二痏，渐多之，十五日十五痏，十六日十四痏，渐少之。邪客于足阳明之经，《甲乙经》“经”作“络”。令人鼽衄，上齿寒，刺足中指次指爪甲上与肉交者，各一痏，左刺右，右刺左。邪客于足少阳之络，令人胁痛不得息，咳而汗出，刺足小指次指爪甲上与肉交者，各一痏，不得息立已，汗出立止。咳者，温衣饮食，一日已，左刺右，右刺左，病立已；不已，复刺如法。邪客于足少阴之络，令人嗌痛，不可内食，无故善怒，气上走贲上，刺足下中央之脉，各三痏，凡六刺，立已，左刺右，右刺左。嗌中肿，不能内唾，时不能出唾者，刺然骨之前，出血立已，左刺右，右刺左。邪客于足太阴之络，令人腰痛，引少腹控䏚，不可以仰息，刺腰尻之解[1]，两胂[2]之上，是腰俞，林亿云：全元起本无此三字，盖衍文也。按：经意当谓此是治腰痛之俞，非谓腰俞也。以月死生为痏数，发针立已，左

---

① 解：骨之间隙。

② 胂：音 shèn 甚。夹脊之肉。

刺右，右刺左。邪客于足太阳之络，令人拘挛背急，引胁而痛，刺之，从项始数脊椎侠脊，疾按之，应手如痛，刺之傍三痏，立已。邪客于足少阳之络，令人留于枢中痛，髀不可举，刺枢中以毫针，寒则久留针，以月死生为数，立已。治诸经刺之，所过者不病，则缪刺之。耳聋，刺手阳明，不已，刺其通脉出耳前者。齿龋，刺手阳明，不已，刺其脉入齿中，立已。邪客于五藏之间，非五藏之体也，乃五藏之外空处也。其病也，脉引而痛，时来时止，视其病，缪刺之于手足爪甲上，视其脉，出其血，间日一刺，一刺不已，五刺已。缪传引上齿，齿唇寒痛，视其手背脉血者去之，足阳明中指爪甲上一痏，手大指次指爪甲上各一痏，立已，左取右，右取左。邪客于手足少阴、太阴，足阳明之络，此五络皆会于耳中，上络左角，五络俱竭，令人身脉皆动，而形无知也，其状若尸，或曰尸厥。刺其足大指内侧爪甲上，去端如韭叶，后刺足心，后刺足中指爪甲上各一痏，后刺手大指内侧去端如韭叶，后刺手心主，少阴锐骨之端各一痏，立已；不已，以竹管吹其两耳，鬄①其左角之发方一寸，燔治，饮以美酒一杯，不能饮者灌之，立已。凡刺之数（回应篇首，收束完密），先视其经脉，切而从之，审其虚实而调之；不调者，经刺之；有痛而经不病者，缪刺之；因视其皮部有血络者，尽取之，此缪刺之数也。

---

① 鬄：同“剃”。

理明词达，篇中诸法，今犹有能用之者。凡法太繁，则词难条达，此独能晓畅轩豁，无一钝笔，无一晦语，是极清醒文字。

四时刺逆从论篇第六十四

厥阴有余病阴痹，不足病生热痹，滑则病狐疝风，涩则病少腹积气（突兀六排直下，一往无前）。少阴有余病皮痹隐轸[1]，不足病肺痹，滑则病肺风疝，涩则病积溲血。太阴有余病肉痹寒中，不足病脾痹，滑则病脾风疝，涩则病积，心腹时满。阳明有余病脉痹，身时热，不足病心痹，滑则病心风疝，涩则病积，时善惊。太阳有余病骨痹身重，不足病肾痹，滑则病肾风疝，涩则病积，时善巅疾。少阳有余病筋痹胁满，不足病肝痹，滑则病肝风疝，涩则病积，时筋急目痛（顿住，接笔仍用五排）。

是故春气在经脉，夏气在孙络，长夏气在肌肉，秋气在皮肤，冬气在骨髓中。帝曰：余愿闻其故。岐伯曰：春者，天气始开，地气始泄，冻解冰释，水行经通，故人气在脉。夏者，经满气溢入，孙络受血，皮肤充实。长夏者，经络皆盛，内溢肌中。秋者，天气始收，腠理闭塞，皮肤引急。冬者，盖藏血气在中，内著骨髓，通于五藏。是故邪气者，常随四时之气血而入客

---

① 轸：音 zhěn 诊，通“疹”。

也（总一笔，束上起下，笔力屈曲遒劲，如神龙蜿蜒空中）。至其变化，不可为度，然必从其经气，辟除其邪，除其邪，则乱气不生（勒住）。

帝曰：逆四时而生乱气奈何（紧接直下）？岐伯曰：春刺络脉，血气外溢，令人少气；春刺肌肉，血气环逆，令人上气；春刺筋骨，血气内著，令人腹胀。夏刺经脉，血气乃竭，令人解㑊；夏刺肌肉，血气内却，令人善恐；夏刺筋骨，血气上逆，令人善怒。秋刺经脉，血气上逆，令人善忘；秋刺络脉，气不外行，令人卧不欲动；秋刺筋骨，血气内散，令人寒栗。冬刺经脉，血气皆脱，令人目不明；冬刺络脉，内气外泄，留为大痹；冬刺肌肉，阳气竭绝，令人善忘。凡此四时刺者，大逆之病，不可不从也。反之，则生乱气相淫病焉。故刺不知四时之经，病之所生（笔力亦屈曲遒劲），以从为逆，正气内乱，与精相薄，必审九候，正气不乱，精气不转（勒住）。

帝曰：善。刺五藏，中心一日死（推论刺逆之甚者），其动为噫；中肝五日死，其动为语；中肺三日死，其动为咳；中肾六日死，其动为嚏欠；中脾十日死，其动为吞。刺伤人五藏必死（亦总一笔）。其动，则依其藏之所变，候知其死也。

先论六经病证，再入本题，劈分四节，层次井井，起笔皆突兀，收笔皆劲切。词极精湛，气极条畅，可歌可咏之文。

标本病传论篇第六十五

黄帝问曰：病有标本，刺有逆从奈何？岐伯对曰：凡刺之方，必别阴阳，前后相应，逆从得施，标本相移，故曰有其在标而求之于标，有其在本而求之于本，有其在本而求之于标，有其在标而求之于本。故治有取标而得者，有取本而得者，有逆取而得者，有从取而得者。故知逆与从，正行无问；知标本者，万举万当；不知标本，是谓妄行。夫阴阳逆从标本之为道也，小而大，言一而知百病之害，少而多，浅而博，可以言一而知百也。以浅而知深，察近而知远，言标与本，易而勿及。治反为逆，治得为从。先病而后逆者，治其本；先逆而后病者，治其本；先寒而后生病者，治其本；先病而后生寒者，治其本；先热而后生病者，治其本；先热而后生中满者，治其标；先病而后泄者，治其本；先泄而后生他病者，治其本；必且调之，乃治其他病。先病而后生中满者，治其标；先中满而后烦心者，治其本。人有客气，有同气，小大不利治其标，小大利治其本。病发而有余，本而标之，先治其本，后治其标；病发而不足，标而本之，先治其标，后治其本。谨察间甚，以意调之，间者并行，甚者独行。先小大不利而后生病者，治其本。夫病传者，心病先心痛，一日而咳，三日胁支痛，五日闭塞不通，身痛体重，三日不已，死。冬夜半，夏日中。肺病喘咳，三日而胁支满痛，一日身重体痛，五日而胀，十日不已，死。冬日入，夏日出。肝病头目眩，胁支满，三日体重身痛，五日而胀，三日腰脊少腹痛，胫痠，三日不已，死。冬日入，夏早食。脾病身痛体重，一日而胀，二日少腹腰脊痛，胫痠，三日背胆筋痛，小便闭，十日不已，死。冬人定，夏晏食。肾病少腹腰脊痛，胻痠，三日背胆筋痛，小便闭，三日腹胀，三日两胁支痛，三日不已，死。冬大晨，夏晏晡。胃病胀满，五日少腹腰脊痛，胻痠，三日背胆筋痛，小便闭，五日身体重，六日不已，死。冬夜半后，夏日昳。膀胱病小便闭，五日少腹胀，腰脊痛，胻痠，一日腹胀，一日身体痛，二日不已，死。冬鸡鸣，夏下晡。诸病以次①相传，如是者，皆有死期（朿），不可刺。间一藏止，及至三四藏者，乃可刺也。

如题分叙，有分无合，无文律可寻。此篇《灵枢》分为二，而病传有藏无证。《脉经》《甲乙经》俱取藏与证而兼举之，互有出入，而以《脉经》为正。

---

① 次：原下有“是”字，据《甲乙经》删。

第十九卷

天元纪大论篇第六十六

黄帝问曰：天有五行御五位，以生寒暑燥湿风；人有五藏化五气，以生喜怒思忧恐（双峰对峙，气象峥嵘）。论言五运相袭，而皆治之，终期之日，周而复始，余已知之矣，愿闻其与三阴三阳之候，奈何合之（点明立论本旨）？通篇反复辨难，旁敲侧击，只是发明五运六气何以相合之数。鬼臾区稽首再拜对曰：昭乎哉问也！夫五运阴阳者（提起），“者”字顿断，须读得响。天地之道也，万物之纲纪，变化之父母，生杀之本始，神明之府也，五个“之”字，一气赶下，如飘风疾雨，可不通乎！故物生谓之化，物极谓之变，阴阳不测谓之神，神用无方谓之圣（顿四句，势如山立）。夫变化之为用也（承上撑开，掷笔空中），在天为玄，在人为道，在地为化。化生五味，道生智，玄生神①。神在天为风，在地为木；在天为热，在地为火；在天为湿，在地为土；在天为燥，在地为金；在天为寒，在地为水。故在天为气，在地成形，形

① 玄生神：原脱，据顾本补。

气相感而化生万物矣（先轻束一笔，笔意欲落未落）。然“然”犹“是”故也，是直接，非转语。天地者，万物之上下也（再申前义）；左右者，阴阳之道路也；水火者，阴阳之征兆也；金木者，生成之终始也。气有多少，形有盛衰，上下相召而损益彰矣（重束前文，并伏后半篇）。以上是先论五运阴阳之理，未及五六相合之数也。

帝曰：愿闻五运之主时也何如（另提，是未达而更端以问也）？鬼臾区曰：五气运行，各终期日，非独主时也。帝曰：请闻其所谓也。鬼臾区曰：臣积考《太始天元册》文曰：太虚廖廓，肇基化元，万物资始，五运终天，布气真灵，总统坤元，九星悬朗，七曜周旋，曰阴曰阳，曰柔曰刚，幽显既位，寒暑弛张，生生化化，品物咸章。臣斯十世，此之谓也。帝曰：善。就“时”字上泛论一番，仍未及五六相合之数也。帝至此只得就彼之语，以反诘之。

何谓气有多少，形有盛衰（遥跟前文，搜逼一番）？鬼臾区曰：阴阳之气各有多少，故曰三阴三阳也。形有盛衰，谓五行之治，各有太过不及也。故其始也，有余而往，不足随之，不足而往，有余从之，知迎知随，气可与期。应天为天符，承岁为岁直，三合为治。

帝曰：上下相召奈何（渐逼渐紧）？鬼臾区曰：寒暑燥湿风火，天之阴阳也，三阴三阳上奉之；木火土金水，地之阴阳也，生长化收藏下应之。天以阳生阴长，地以阳杀阴藏。天有阴阳，地亦有阴阳。【木火土金水火，地之阴阳也，生长化收藏】。故阳中有阴，阴中有阳。所以欲知天地之阴阳者，应天之气，动而不息，故五岁而右迁；应地之气，静而守位，故六期而环会。动静相召，上下相临，阴阳相错，而变由生也。以上两段，渐渐逼到正义矣，却仍论理，未及数也，极腾挪之妙。

帝曰：上下周纪，其有数乎（至此方点出数字）？鬼臾区曰：天以六为节，地以五为制。周天气者，六期为一备；终地纪者，五岁为一周（交代清楚）。君火以明，相火以位，五六相合，而七百二十气为一纪（至此始叙明五六相合之数，雄鸡一声天下白），凡三十岁，千四百四十气，凡六十岁而为一周，不及太过，斯皆见矣。顿住。是先总发五六相合之大数也，末节乃条叙其事。

帝曰：夫子之言，上终天气，下毕地纪，可谓悉矣（承上趋下，唱叹一番）。余愿闻而藏之，上以治民，下以治身，使百姓昭著，上下和亲，德泽下流，子孙无忧，传之后世，无有终时，可得闻乎？鬼臾区曰：至数之机，迫迮①以微，其来可见，其往可追，敬之者昌，慢之者亡，无道行私，必得夭殃，谨奉天道，请言真要。帝曰：善言始者，必会于终；善言近者，必知其远。是则至数极而道不惑，所谓明矣。愿夫子推而次之，令有条理，简而不匮，久而不绝，易用难忘，为之纲纪。至数之要，愿尽闻之。鬼臾区曰：昭乎哉问！明乎哉道！如鼓之应桴，响之应声也。以上两问两答，承上起下，唱叹流连，是游衍以展文度。因前文笔气极紧，故以缓笔渡入五六正面，始不嫌

① 迫迮：迮，音 zuò 坐。切近。

局促矣。通篇处处用腾挪之法，已落正面，仍不肯苟如此。臣闻之，甲己之岁，土运统之（叙五运）；乙庚之岁，金运统之；丙辛之岁，水运统之；丁壬之岁，木运统之；戊癸之岁，火运统之。帝曰：其于三阴三阳，合之奈何？鬼臾区曰：子午之岁，上见少阴（叙六气）；丑未之岁，上见太阴；寅申之岁，上见少阳；卯酉之岁，上见阳明；辰戌之岁，上见太阳；巳亥之岁，上见厥阴。少阴所谓标也，厥阴所谓终也。厥阴之上，风气主之；少阴之上，热气主之；太阴之上，湿气主之；少阳之上，相火主之；阳明之上，燥气主之；太阳之上，寒气主之。所谓本也，是谓六元。帝曰：光乎哉道！明乎哉论！请著之玉版，藏之金匮，署曰“天元纪”（点题作收）。

理数兼到，词旨整饬，可称能品。帝意起首即是问五六相合之数，答语乃只浑发其理，未析其数，逐层搜捞，极操纵之能。

五运行大论篇第六十七

黄帝坐明堂，始正天纲，临观八极，考建五常，请天师而问之曰：论言天地之动静，神明为之纪；阴阳之升降，寒暑彰其兆。余闻五运之数于夫子（“数”字，眼目），夫子之所言，正五气之各主岁尔，首甲定运，余因论之。鬼臾区曰：土主甲己（运气并提），金主乙庚，水主丙辛，木主丁壬，火主戊癸。子午之上，少阴主之；丑未之上，太阴主之；寅申之上，少阳主之；卯酉之上，阳明主之；辰戌之上，太阳主之；巳亥之上，厥阴主之。不合阴阳，不合阴阳之数。其故何也？岐伯曰：是明道也（“道”字，眼目），此天地之阴阳也。夫数之可数者，人中之阴阳也，然“然”犹“是”故也。所合，数之可得者也。夫阴阳者，数之可十，推之可百，数之可千，推之可万（意境虚涵，活泼泼地）。天地阴阳者，不以数推，以象之谓也（“象”字，眼目）。以上并提天地，总冒全篇。

帝曰：愿闻其所始也（先叙天气）。岐伯曰：昭乎哉问也！臣览《太始天元册》文，丹天之气（“气”字，眼目，通篇尤重发“气”字也），经于牛女戊分；黅[①]天之气，经于心尾己分；苍天之气，经于危室柳鬼；素天之气，经于亢氐昴毕；玄天之气，经于张翼娄胃。所谓戊己分者，奎壁角轸，则天地之门户也。夫候之所始，道之所生，不可不通也。帝曰：善。以上重论天气。

论言天地者，万物之上下，左右者，阴阳之道路（推叙天地之气分定位，与变象两意），未知其所谓也。岐伯曰：所谓上下者（此天地定位也），岁上下见阴阳之所在也。左右者，诸上见厥阴，左少阴，右太阳；见少阴，左太阴，右厥阴；见太阴，左少阳，右少阴；见少阳，左阳明，右太阴；见阳明，左太阳，右少阳；见太阳，左厥阴，右阳明。所谓面北而命其位，言其见也。帝曰：何谓下？岐伯曰：厥阴在上，则少阳在下，左阳

---

① 黅：音 jīn 今。黄色。

明，右太阴；少阴在上，则阳明在下，左太阳，右少阳；太阴在上，则太阳在下，左厥阴，右阳明；少阳在上，则厥阴在下，左少阴，右太阳；阳明在上，则少阴在下，左太阴，右厥阴；太阳在上，则太阴在下，左少阳，右少阴。所谓面南而命其位，言其见也。上下异而左右殊，各以所见言之也。各见其位之左右，即各命其位之左右，其对面不及见者，不能命之也。故上下异而左右殊也。上下相遘，寒暑相临，气相得则和，不相得则病。帝曰：气相得而病者何也？岐伯曰：以下临上，不当位也。帝曰：动静何如（此天地变象也）？岐伯曰：上者右行，下者左行，左右周天，余而复会也。帝曰：余闻鬼臾区曰，应地者静。今夫子乃言下者左行，不知其所谓也。愿闻何以生之乎？岐伯曰：天地动静，五行迁复，虽鬼臾区其上候而已，犹不能遍明。夫变化之用，天垂象，地成形，七曜纬虚，五行丽地。地者，所以载生成之形类也；虚者（以“虚”字代“天”字，妙），所以列应天之精气也。形精之动，犹根本之与枝叶也。仰观其象（神回气合），虽远可知也。以上合论天地之气。

帝曰：地之为下否乎（接叙地气）？岐伯曰：地为人之下，太虚之中者也（大放厥词）。帝曰：冯[①]乎？岐伯曰：大气举之也。燥以干之，暑以蒸之，风以动之，湿以润之，寒以坚之，火以温之。故风寒在下，燥热在上，湿气在中，火游行其间，寒暑六入，故令虚而化生

① 冯：通“凭”。

也。故燥胜则地干，暑胜则地热，风胜则地动，湿胜则地泥，寒胜则地裂，火胜则地固矣（通篇大义重在人上，以上论天论地，乃探原之义也）。以上重论地气。

帝曰：天地之气，何以候之（递到天地之气合之于人，是全篇之中枢也）？岐伯曰：天地之气，胜复之作，不形于诊也。《脉法》曰：天地之变，无以脉诊，此之谓也。帝曰：间气何如？岐伯曰：随气所在，期于左右。帝曰：期之奈何？岐伯曰：从其气则和，违其气则病，不当其位者病，迭移其位者病，失守其位者危，尺寸反者死，阴阳交者死。先立其年，以知其气，左右应见，然后乃可以言死生之逆顺也（遥承前文，领起后半，高唱入云，重醒“气”字，前后多少“气”字皆缩于此）。以上论天地之气合之于人，以下至篇末，皆申论此事之常变也。

帝曰：寒暑燥湿风火，在人合之奈何（紧接详叙六气在人之事）？其于万物何以生化（兼提“物”字，词意便不漏）？岐伯曰：东方生风，风生木，木生酸，酸生肝，肝生筋，筋生心。其在天为玄，在人为道，在地为化。化生五味，道生智，玄生神。化生气，神在天为风，在地为木，在体为筋，在气为柔，在藏为肝。其性为暄，其德为和，其用为动，其色为苍，其化为荣，其虫毛，其政为散，其令宣发，其变摧拉，其眚①为陨，其味为酸，其志为怒。怒伤肝，悲胜怒；风伤肝，燥胜风；酸伤筋，辛胜酸。南方生热，热生火，火生苦，苦生心，

① 眚：音 shěng 省。灾害。

心生血，血生脾。其在天为热，在地为火，在体为脉，在气为息，在藏为心。其性为暑，其德为显，其用为躁，其色为赤，其化为茂，其虫羽，其政为明，其令郁蒸，其变炎烁，其眚燔焫[①]，其味为苦，其志为喜。喜伤心，恐胜喜；热伤气，寒胜热；苦伤气，咸胜苦。中央生湿，湿生土，土生甘，甘生脾，脾生肉，肉生肺。其在天为湿，在地为土，在体为肉，在气为充，在藏为脾。其性静兼，其德为濡，其用为化，其色为黄，其化为盈，其虫倮，其政为谧，其令云雨，其变动注，其眚淫溃，其味为甘，其志为思。思伤脾，怒胜思；湿伤肉，风胜湿；甘伤脾，酸胜甘。西方生燥，燥生金，金生辛，辛生肺，肺生皮毛，皮毛生肾。其在天为燥，在地为金，在体为皮毛，在气为成，在藏为肺。其性为凉，其德为清，其用为固，其色为白，其化为敛，其虫介，其政为劲，其令雾露，其变肃杀，其眚苍落，其味为辛，其志为忧。忧伤肺，喜胜忧；热伤皮毛，寒胜热；辛伤皮毛，苦胜辛。北方生寒，寒生水，水生咸，咸生肾，肾生骨髓，髓生肝。其在天为寒，在地为水，在体为骨，在气为坚，在藏为肾。其性为凛，其德为寒，其用为本阙，其色为黑，其化为肃，其虫鳞，其政为静，其令本阙，其变凝冽，其眚冰雹，其味为咸，其志为恐。恐伤肾，思胜恐；寒伤血，燥胜寒；咸伤血，

① 燔焫：大火燃烧貌。

甘胜咸[1]。五气更立，各有所先（先束本节），非其位则邪，当其位则正。帝曰：病之生变[2]何如？岐伯曰：气相得则微，不相得则甚。帝曰：主岁何如（总束通篇）？岐伯曰：气有余，则制己所胜而侮所不胜；其不及，则己所不胜侮而乘之，己所胜轻而侮之。侮反受邪，侮而受邪，寡于畏也（收笔跌宕，字向纸上皆轩昂）。帝曰：善。

天地人物逐层洗发，井井有条，繁而不乱，固由理熟，亦由笔健。通篇大意，只是察天之六气以知人病也，因天气而兼论地气。地固禀天之气以为气，与人同受制于天气也。"物"字更是带说。

六微旨大论篇第六十八

黄帝问曰：呜呼远哉，天之道也（高唱而入）！如迎浮云，若视深渊。视深渊，尚可测，迎浮云，莫知其极。夫子数言谨奉天道，余闻而藏之，心私异之，不知其所谓也。愿夫子溢志尽言其事，令终不灭，久而不绝。天之道，可得闻乎？岐伯稽首再拜对曰：明乎哉问，天之道也！此因天之序，盛衰之时也（二语总挈全篇）。

---

① 咸：原作"寒"，据顾本改。

② 病之生变：顾本作"病生之变"。

帝曰：愿闻天道六六之节盛衰何也（挈本节）？岐伯曰：上下有位，左右有纪。故少阳之右，阳明治之（叙六气之步位）；阳明之右，太阳治之；太阳之右，厥阴治之；厥阴之右，少阴治之；少阴之右，太阴治之；太阴之右，少阳治之。此所谓气之标，盖南面而待之也。故曰（轻束）：因天之序，盛衰之时，移光定位，正立而待之。此之谓也。少阳之上，火气治之，中见厥阴（叙六气之性情变化）；阳明之上，燥气治之，中见太阴；太阳之上，寒气治之，中见少阴；厥阴之上，风气治之，中见少阳；少阴之上，热气治之，中见太阳；太阴之上，湿气治之，中见阳明。所谓本也（轻束）。本之下，中之见也；见之下，气之标也。本标不同，气应异象（顿住）。以上叙六气之客位，并接叙标本中气，以其功用言之也，应“因天之序”。

帝曰：其有至而至，有至而不至，有至而太过，何也？岐伯曰：至而至者和；至而不至，来气不及也；未至而至，来气有余也。帝曰：至而不至，未至而至，如何？岐伯曰：应则顺，否则逆，逆则变生，变生①则病。帝曰：善。请言其应。岐伯曰：物生其应也，气脉其应也。帝曰：善。以上应盛衰之时，合上段为一节。

愿闻地理之应，六节气位何如（又挈本节）？岐伯曰：显明之右，君火之位也；君火之右，退行一步，相火治之；复行一步，土气治之；复行一步，金气治之；

---

① 生：顾本后无此字。

复行一步，水气治之；复行一步，木气治之；复行一步，君火治之。相火之下，水气承之；水位之下，土气承之；土位之下，风气承之；风位之下，金气承之；金位之下，火气承之；君火之下，阴精承之。帝曰：何也？岐伯曰：亢则害，承乃制，制则生化，外列盛衰，害则败乱，生化大病（与下文山断云连）。以上论六气之主位，并叙承制之义，以其体性言之也，亦应“因天之序”。按：客气属天，主气属地，以内外动静之义别之，非正词也。

帝曰：盛衰何如？岐伯曰：非其位则邪，当其位则正，邪则变甚，正则微。帝曰：何谓当位？岐伯曰：木运临卯，火运临午，土运临四季，金运临酉，水运临子，所谓岁会，气之平也。帝曰：非位何如？岐伯曰：岁不与会也。帝曰：土运之岁，上见太阴；火运之岁，上见少阳、少阴；金运之岁，上见阳明；木运之岁，上见厥阴；水运之岁，上见太阳，奈何？岐伯曰：天之与会也。故《天元册》曰大符。天符岁会何如？岐伯曰：太一天符之会也。帝曰：其贵贱何如？岐伯曰：天符为执法，岁位为行令，太一天符为贵人。帝曰：邪之中也奈何？岐伯曰：中执法者，其病速而危；中行令者，其病徐而持；中贵人者，其病暴而死。帝曰：位之易也何如？岐伯曰：君位臣则顺，臣位君则逆，逆则其病近，其害速；顺则其病远，其害微。所谓二火也。帝曰：善。以上叙运气之加临，并叙其病变，是亦应盛衰之时，亦合上段为一节。

愿闻其步何如？岐伯曰：所谓步者（以“步”字领

“数”字，暗顶“序”字)，六十度而有奇，故二十四步积盈百刻，而成日也。帝曰：六气应五行之变何如（以“变”字领“用”字，暗顶盛衰)？岐伯曰：位有终始，气有初中，上下不同，求之亦异也。帝曰：求之奈何？岐伯曰：天气始于甲，地气始于子，子甲相合，命曰岁立，谨候其时，气可与期。以上是后半之提纲，全篇之中纽也。

帝曰：愿闻其岁，六气始终，早晏何如（承位有终始，应“因天之序”）？岐伯曰：明乎哉问也！甲子之岁，初之气，天数始于水下一刻，终于八十七刻半；每步凡六十日又八十七刻半也，岁三百六十五日四分日之一，六步分之，每步得此数也。二之气，始于八十七刻六分，终于七十五刻；三之气，始于七十六刻，终于六十二刻半；四之气，始于六十二刻六分，终于五十刻；五之气，始于五十一刻，终于三十七刻半；六之气，始于三十七刻六分，终于二十五刻。所谓初六，天之数也。乙丑岁，初之气，天数始于二十六刻，终于一十二刻半；二之气，始于一十二刻六分，终于水下百刻；三之气，始于一刻，终于八十七刻半；四之气，始于八十七刻六分，终于七十五刻；五之气，始于七十六刻，终于六十二刻半；六之气，始于六十二刻六分，终于五十刻。所谓六二，天之数也。丙寅岁，初之气，天数始于五十一刻，终于三十七刻半；二之气，始于三十七刻六分，终于二十五刻；三之气，始于二十六刻，终于一十二刻半；四之气，始于一十二刻六分，终于水下百刻；五之气，始于一刻，终于八十七刻半；六之气，始于八十七刻六分，终于七十五刻。所谓六三，天之数也。丁卯岁，初之气，天数始于七十六刻，终于六十二刻半；二之气，始于六十二刻六分，终于五十刻；三之气，始于五十一刻，终于三十七刻半；四之气，始于三十七刻六分，终于二十五刻；五之气，始于二十六刻，终于一十二刻半；六之气，始于一十二刻六分，终于水下百刻。所谓六四，天之数也。一日百刻也，一岁凡三百六十五日四分日之一，四岁凡一千四百六十一日以二十四分之，当每分各得如上刻数也。次戊辰岁，初之气，复始于一刻，常如是无已，周而复始（先轻束一笔）。帝曰：愿闻其岁候何如？岐伯曰：悉乎哉问也！日行一周，天气始于一刻（再申理前文）；日行再周，天气始于二十六刻；日行三周，天气始于五十一刻；日行四周，天气始于七十六刻；日行五周，天气复始于一刻。所谓一纪也（又轻束一笔）。是故寅午戌岁气会同，卯未亥岁气会同，辰申子岁气会同，巳酉丑岁气会同，终而复始（点醒“终”“始”）。以上详析六气之步，是实发天之序。帝曰：愿闻其用也。（“用”字，着眼）。岐伯曰：言天者求之本，言地者求之位，言人者求之气交。帝曰：何谓气交？岐伯曰：上下之位，气交之中，人之居也。故曰：天枢之上，天气主之；天枢之下，地气主之；气交之分，人气从之，万物由之（将天地俱合到人身上，即所谓用也，亦即所谓因也，此叙上下定位），此之谓也。以上叙六位之合于人身，亦应“因天之序”。按：此叙上下定位，虽未及盛衰之变，而实为盛衰安根也。

帝曰：何谓初中（承气有初中，应盛衰之时）？岐伯曰：初凡三十度而有奇，中气同法。帝曰：初中何也？岐伯曰：所以分天地也。帝曰：愿卒闻之。岐伯曰：初者，地气也；中者，天气也。帝曰：其升降何如？岐伯曰：气之升降，天地之更用也（此叙上下互变之位，即所谓用之变也，醒“用”字）。帝曰：愿闻其用何如（跟“用”字说下）？岐伯曰：升已而降，降者谓天；降已而升，升者谓地。天气下降，气流于地；地气上升，气腾于天。故高下相召，升降相因，而变作矣（实发“用”字，托出“变”字，领起下节）。帝曰：善。以上发明气之初中升降，乃实发盛衰之时也。下节跟定“变”字立论，是申释此节之义，而词尤精。

寒湿相遘，燥热相临，风火相值，其有闻乎？岐伯曰：气有胜复。胜复之作，有德有化，有用有变（扭合“用”“变”二字），变则邪气居之。帝曰：何谓邪乎？岐伯曰：夫物之生从于化，物之极由乎变，变化之相薄，成败之所由也（精理名言）。故气有往复，用有迟速，四者之有，而化而变，风之来也。风即气也，气无形而风可见。帝曰：迟速往复，风所由生，而化而变，故因盛衰之变耳。成败倚伏游乎中，何也（从盛衰推出成败，即从成败发出至理）？岐伯曰：成败倚伏生乎动，动而不已，则变作矣。帝曰：有期乎？问天地之动变有尽期乎。岐伯曰：不生不化，静之期也。帝曰：不生化乎？静犹尽也，帝又问天地万物果有不生化之尽期乎。岐伯曰：出入废则神机化灭，升降息则气立孤危（义精词湛，纬地经天）。故非出入，则无以生长壮老已（透辟）；非升降，则无以生长化收藏（从盛衰之时发出许大名理，非圣人不能）。是以升降出入，无器不有（透辟）。故器者，生化之宇，器散则分之，生化息矣。故无不出入，无不升降。化有小大，期有近远，四者之有，而贵常守，反常则灾害至矣。故曰：无形无患，此之谓也。帝曰：善。有不生化乎[①]？问既曰无形无患，则人果有不生化者乎。岐伯曰：悉乎哉问也！与道合同，惟真人也（归到真人，苍茫无际）。帝曰：善。

以天道为骨，以因天之序、盛衰之时为注脚，通篇跟定发挥，劈分四大节，整齐严肃，骨格开张，有正笏垂绅之度。后幅唱醒"用"字，又幻出"变"字，精理名言，络绎奔赴，笔亦神飞色舞，不仅擅一篇之胜也。"出入废则神机化灭"数语，真石破天惊之句，世仅赏其亢害承制之义，犹肤见耳！

---

① 有不生化乎：顾本作"有不生不化乎"。

第二十卷

气交变大论篇第六十九

黄帝问曰：五运更治，上应天期（提明立论本旨），阴阳往复（笼罩全篇），寒暑迎随，真邪相薄，内外分离，六经波荡，五气倾移，太过不及，专胜兼并（炼字精核），愿言其始，而有常名，可得闻乎？岐伯稽首再拜对曰：昭乎哉问也！是明道也。此上帝所贵，先师传之，臣虽不敏，往闻其旨。帝曰：余闻得其人不教，是谓失道；传非其人，慢泄天宝。余诚菲德，未足以受至道，然而众子百姓也。哀其不终，愿夫子保于无穷，流于无极，余司其事，则而行之，奈何？岐伯曰：请遂言之也。《上经》曰：夫道者，上知天文，下知地理，中知人事，可以长久（点醒通篇大义）。此之谓也。帝曰：何谓也？岐伯曰：本气位也（再申醒一笔）。位天者，天文也；位地者，地理也；通于人气之变化者，人事也。故太过者先天，不及者后天，所谓治化而人应之也（重点“人”字）。

帝曰：五运之化，太过何如（分叙太过）？岐伯曰：岁木太过，风气流行，脾土受邪。民病飧泄，食减体重，烦冤，肠鸣腹支满，上应岁星。甚则忽忽善怒，眩冒巅疾，化气不政，生气独治，云物飞动，草木不宁，甚而摇落，反胁痛而吐甚，冲阳绝者死，不治，上应太白星。

岁火太过，炎暑流行，金肺受邪。民病疟，少气咳喘，血溢血泄注下，嗌燥，耳聋，中热，肩背热，上应荧惑星。甚则胸中痛，胁支满，胁痛，膺背肩胛间痛，两臂内痛，身热骨痛，当作“肤痛”。而为浸淫。收气不行，长气独明，雨水霜寒，上应辰星。上临少阴少阳，火燔焫，水泉涸，物焦槁，病反谵妄狂越，咳喘息鸣，下甚，血溢，泄不已，太渊绝者死，不治，上应荧惑星。

岁土太过，雨湿流行，肾水受邪。民病腹痛，清厥意不乐，体重烦冤，上应镇星。甚则肌肉萎，足痿不收，行善瘛，脚下痛，饮发中满，食减，四支不举。变生得位，藏气伏，化气独治之，泉涌河衍①，涸泽生鱼，风雨大至，土崩溃，鳞见于陆，病腹满，溏泄肠鸣，反下甚，而太溪绝者死，不治，上应岁星。

岁金太过，燥气流行，肝木受邪。民病两胁下少腹痛，目赤痛眦疡，耳无所闻。肃杀而甚，则体重烦冤，胸痛引背，两胁满，且痛引少腹，上应太白星。甚则喘咳逆气，肩背痛，尻阴股膝髀腨胻足皆病，当作“痛”。上应荧惑星。收气峻，生气下，草木敛，苍干凋陨，病

① 衍：溢也。

反暴痛，胠胁不可反侧，咳逆，甚而血溢，太冲绝者死，不治，上应太白星。

岁水太过，寒气流行，邪害心火。民病身热，烦心躁悸，阴厥，上下中寒，谵妄，心痛，寒气早至，上应辰星。甚则腹大胫肿，喘咳，寝汗出，憎风，大雨至，埃雾朦郁，上应镇星。上临太阳，雨冰雪霜不时降，湿气变物。病反腹满，肠鸣溏泄，食不化，渴而妄冒，神门绝者死，不治，上应荧惑、辰星。

帝曰：善。其不及何如（分叙不及）？岐伯曰：悉乎哉问也！岁木不及，燥乃大行，生气失应，草木晚荣，肃杀而甚，则刚木辟著，柔萎苍干，上应太白星。民病中清，胠胁痛，少腹痛，肠鸣溏泄，凉雨时至，上应太白星，其谷苍。上临阳明，生气失政，草木再荣，化气乃急，上应太白、镇星，其主苍早。复则炎暑流火，湿性燥，柔脆草木焦槁，下体再生，华实齐化，病寒热疮疡疿胗痈痤，上应荧惑、太白，其谷白坚。白露早降，收杀气行，寒雨害物，虫食甘黄，脾土受邪，赤气后化，心气晚治，上胜肺金，白气乃屈，其谷不成，咳而鼽，上应荧惑、太白星。

岁火不及，寒乃大行，长政不用，物荣而下，凝惨而甚，则阳气不化，乃折荣美，上应辰星。民病胸中痛，胁支满，两胁痛，膺背肩胛间及两臂内痛，郁冒朦昧，心痛暴瘖，胸腹大，胁下与腰背相引而痛，甚则屈不能伸，髋髀如别，上应荧惑、辰星，其谷丹。复则埃郁，大雨且至，黑气乃辱。病鹜溏[1]腹满，食饮不下，寒中肠鸣，泄注腹痛，暴挛痿痹，足不任身，上应镇星、辰星，玄谷不成。

岁土不及，风乃大行，化气不令，草木茂荣，飘扬而甚，秀而不实，上应岁星。民病飧泄霍乱，体重腹痛，筋骨繇复，肌肉瞤酸，善怒，藏气举事，蛰虫早附，咸病寒中，上应岁星、镇星，其谷黅。复则收政严峻，名木苍凋，胸胁暴痛，下引少腹，善太息，虫食甘黄，气客于脾，黅谷乃减，民食少失味，苍谷乃损，上应太白、岁星。上临厥阴，流水不冰，蛰虫来见，藏气不用，白乃不复，上应岁星，民乃康。

岁金不及，炎火乃行，生气乃用，长气专胜，庶物以茂，燥烁以行，上应荧惑星。民病肩背瞀重，鼽嚏，血便注下，收气乃后，上应太白星，其谷坚芒。复则寒雨暴至，乃零[2]冰雹霜雪杀物，阴厥且格，阳反上行，头脑户痛，延及囟顶，发热，上应辰星，丹谷不成。民病口疮，甚则心痛。

岁水不及，湿乃大行，长气反用，其化乃速，暑雨数至，上应镇星。民病腹满，身重濡泄，寒疡流水，腰股痛发，腘腨股膝不便，烦冤，足痿，清厥，脚下痛，甚则跗肿，藏气不政，肾气不衡，上应辰星，其谷秬[3]。

---

① 鹜溏：溏泄。鹜，鸭子，此指便如鸭便样清稀。

② 零：降落。

③ 秬：音 jù 巨。黑色谷物。

上临太阴，则大寒数举，蛰虫早藏，地积坚冰，阳光不治，民病寒疾于下，甚则腹满浮肿，上应镇星，其主黅谷。复则大风暴发，草偃木零，生长不鲜，面色时变，筋骨并辟，肉瞤瘛，目视䀮䀮，物疏璺①，肌肉胗发，气并鬲中，痛于心腹，黄气乃损，其谷不登，上应岁星。

帝曰：善。愿闻其时也（总发胜复之时）。岐伯曰：悉乎哉问也！木不及，春有鸣条律畅之化，则秋有雾露清凉之政；春有惨凄残贼之胜，则夏有炎暑燔烁之复。其眚东，其藏肝，其病内舍胠胁，外在关节。火不及，夏有炳明光显之化，则冬有严肃霜寒之政；夏有惨凄凝冽之胜，则不时有埃昏大雨之复。其眚南，其藏心，其病内舍膺胁，外在经络。土不及，四维有埃云润泽之化，则春有鸣条鼓拆之政；四维发振拉飘腾之变，则秋有肃杀霖霪之复。其眚四维，其藏脾，其病内舍心腹，外在肌肉四支。金不及，夏有光显郁蒸之令，则冬有严凝整肃之应；夏有炎烁燔燎之变，则秋有冰雹霜雪之复。其眚西，其藏肺，其病内舍膺胁肩背，外在皮毛。水不及，四维有湍润埃云之化，则不时有和风生发之应；四维发埃昏骤注之变，则不时有飘荡振拉之复。其眚北，其藏肾，其病内舍腰脊骨髓，外在溪谷踹膝。夫五运之政，犹权衡也（束上文，词意切理厌心），高者抑之，下者举之，化者应之，变者复之，此生长化成收藏

① 璺：音 wèn 问。裂纹。

之理，气之常也。失常则天地四塞矣。故曰：天地之动静，神明为之纪，阴阳之往复，寒暑彰其兆。此之谓也。

帝曰：夫子之言五气之变，四时之应，可谓悉矣（总发灾变之象）。夫气之动乱，触遇而作，发无常会，卒然灾合，何以期之？岐伯曰：夫气之动变，固不常在，而德化政令灾变，不同其候也。帝曰：何谓也？岐伯曰：东方生风，风生木，其德敷和，其化生荣，其政舒启，其令风，其变振发，其灾散落。南方生热，热生火，其德彰显，其化蕃茂，其政明曜，其令热，其变销烁，其灾燔焫。中央生湿，湿生土，其德溽蒸，其化丰备，其政安静，其令湿，其变骤注，其灾霖溃。西方生燥，燥生金，其德清洁，其化紧敛，其政劲切，其令燥，其变肃杀，其灾苍陨。北方生寒，寒生水，其德凄沧，其化清谧，其政凝肃，其令寒，其变凓冽，其灾冰雪霜雹。是以察其动也（束上文），有德有化，有政有令，有变有灾，而物由之，而人应之也。

帝曰：夫子之言岁候，其不及[①]太过而上应五星（总发五星勅应）。今夫德化政令，灾眚变易，非常而有也，卒然而动，其亦为之变乎？岐伯曰：承天而行之，故无妄动，无不应也。卒然而动者，气之交变也，其不应焉。故曰：应常不应卒。此之谓也。帝曰：其应奈何？岐伯曰：各从其气化也。帝曰：其行之徐疾逆顺何

---

① 其不及：原作“不及其”，据《类经》改。

如？岐伯曰：以道留久，逆守而小，是谓省下；以道而去，去而速来，曲而过之，是谓省遗过也；久留而环，或离或附，是谓议灾与其德也。应近则小，应远则大，芒而大，倍常之一，其化甚；大常之二，其眚即发[①]也；小常之一，其化减；小常之二，是谓临视，省下之过与其德也。德者福之，过者伐之。是以象之见也，高而远则小，下而近则大。故大则喜怒迩，小则祸福远。岁运太过，则运星北越，运气相得，则各行以道。故岁运太过，畏星失色，而兼其母，不及则色兼其所不胜。肖者瞿瞿，莫知其妙，闵闵之当，孰者为良？妄行无征，示畏侯王。

帝曰：其灾应何如（总发五星灾应）？岐伯曰：亦各从其化也（遥承，钩连有致）。故时至有盛衰，凌犯有逆顺，留守有多少，形见有善恶，宿属有胜负，征应有吉凶矣（综括众义，气象万千）。帝曰：其善恶何谓也？岐伯曰：有喜有怒，有忧有丧，有泽有燥，此象之常也，必谨察之。帝曰：六者高下异乎？岐伯曰：象见高下，其应一也，故人亦应之。帝曰：善。其德化政令之动静损益皆何如（推到胜复之机）？岐伯曰：夫德化政令灾变，不能相加也；胜复盛衰，不能相多也；往来小大，不能相过也；用之升降，不能相无也；各从其动而复之耳（义精词湛，真乃真数，开人意也，与上篇末论升降出入名理正同）。帝曰：其病生何如（推到人身之病，回应起节“而人

---

① 发：原脱，据王冰注补。

应之”句)？岐伯曰：德化者气之祥，政令者气之章，变易者复之纪，灾眚者伤之始，气相胜者和，不相胜者病，二句意须善会。胜，即承制，犹相平也。重感于邪则甚也。

帝曰：善。所谓精光之论（唱叹一番，收束全篇)，大圣之业，宣明大道，通于无穷，究于无极也。余闻之，善言天者，必应于人；善言古者，必验于今；善言气者，必彰于物；善言应者，同天地之化；善言化言变者，通神明之理。非夫子孰能言至道欤！乃择良兆而藏之灵室，每旦读之，命曰“气交变”（点题作结)，非斋戒不敢发，慎传也。

首节总发大义；次三节分叙五运之太过不及，是直说；四、五、六、七节总叙时变星象灾应之事，是申释上文，是横说；末乃唱叹作收。一纵一横，一经一纬，布局则有条不紊，铸词则无美不臻，其味醲郁，其神静穆，其体坚厚，其力沉毅，光争日月，声满乾坤！

五常政大论篇第七十

黄帝问曰：太虚寥廓，五运回薄，衰盛不同，损益相从（四句总冒)，愿闻平气何如而名（领平气)？何如而纪也？岐伯对曰：昭乎哉问也！木曰敷和，火曰升明，土曰备化，金曰审平，水曰静顺。帝曰：其不及奈何(领不及)？岐伯曰：木曰委和，火曰伏明，土曰卑监，金曰从革，水曰涸流。帝曰：太过何谓（领太过)？岐伯曰：木曰发生，火曰赫曦[①]，土曰敦阜，金曰坚成，水曰流衍。帝曰：三气之纪，愿闻其候。岐伯曰：悉乎哉问也！敷和之纪，木德周行，阳舒阴布，五化宣平（叙平气）。其气端，其性随，其用曲直，木为少阳之气，阳气之初伸也，阴为曲，阳为直，木由阴而出阳，是由曲而欲直，将直而犹未离乎曲也。故其用在曲直之间，曲甚则肝郁，直甚则肝亢。其化生荣，其类草木，其政发散，其候温和，其令风，其藏肝，肝其畏清，其主目，其谷麻，其果李，其实核，其应春，其虫毛，其畜犬，其色苍，其养筋，其病里急支满，其味酸，其音角，其物中坚，其数八。

升明之纪，正阳而治，德施周普，五化均衡。其气高，其性速，其用燔灼，其化蕃茂，其类火，其政明曜，其候炎暑，其令热，其藏心，心其畏寒，其主舌，其谷麦，其果杏，其实络，其应夏，其虫羽，其畜马，其色赤，其养血，其病瞤瘛，其味苦，其音徵，其物脉，其数七。

备化之纪，气协天休，德流四政，五化齐修。其气平，其性顺，其用高下，其化丰满，其类土，其政安静，其候溽蒸，其令湿，其藏脾，脾其畏风，其主口，其谷稷，其果枣，其实肉，其应长夏，其虫倮，其畜牛，其色黄，其养肉，其病否，其味甘，其音宫，其物肤，其数五。

---

① 赫曦：炎盛的样子。

审平之纪，收而不争，杀而无犯，五化宣明。其气洁，其性刚，其用散落，其化坚敛，其类金，其政劲肃，其候清切，其令燥，其藏肺，肺其畏热，其主鼻，其谷稻，其果桃，其实壳，其应秋，其虫介，其畜鸡，其色白，其养皮毛，其病咳，其味辛，其音商，其物外坚，其数九。

静顺之纪，藏而勿害，治而善下，五化咸整。其气明，其性下，其用沃衍，其化凝坚，其类水，其政流衍[①]，其候凝肃，其令寒，其藏肾，肾其畏湿，其主二阴，其谷豆，其果栗，其实濡，其应冬，其虫鳞，其畜彘，其色黑，其养骨髓，其病厥，其味咸，其音羽，其物濡，其数六。故生而勿杀，长而勿罚，化而勿制，收而勿害，藏而勿抑（束本段），是谓平气（点醒）。

委和之纪（叙不及），是谓胜生，生气不政，化气乃扬，长气自平，收令乃早，凉雨时降，风云并兴，草木晚荣，苍干凋落，物秀而实，肤肉内充。其气敛，其用聚，其动软戾拘缓，其发惊骇，其藏肝，其果枣李，其实核壳，其谷稷稻，其味酸辛，其色白苍，其畜犬鸡，其虫毛介，其主雾露凄沧，其声角商，其病摇动注恐，从金化也。少角与判商同，上角与正角同，上商与正商同。其病支废痈肿疮疡，其甘虫，“甘虫”疑即“疳虫”，风郁则虫生于内。邪伤肝也，上宫与正宫同，萧飋[②]肃杀，

---

① 流衍：顾本作“流演”。

② 飋：音 sè 瑟。秋风。

则炎赫沸腾，眚于三，所谓复也。其主飞蠹蛆雉，乃为雷霆。

伏明之纪，是谓胜长，长气不宣，藏气反布，收气自政，化令乃衡，寒清数举，暑令乃薄，承化物生，生而不长，成实而稚，遇化已老，阳气屈伏，蛰虫早藏。其气郁，其用暴，其动彰伏变易，其发痛，其藏心，其果栗桃，其实络濡，其谷豆稻，其味苦咸，其色玄丹，其畜马彘，其虫羽鳞，其主冰雪霜寒，其声徵羽，其病昏惑悲忘，从水化也。少徵与少羽同，上商与正商同。少其病句，盖统上句而言，从革条同。邪伤心也，凝惨凓冽，则暴雨霖霪，眚于九，其主骤注，雷霆震惊，沉霒[1]淫雨。

卑监之纪，是谓减化，化气不令，生政独彰，长气整，雨乃愆，收气平，风寒并兴，草木荣美，秀而不实，成而粃也。其气散，其用静定，其动疡涌分溃痈肿，其发濡滞，其藏脾，其果李栗，其实濡核，其谷豆麻，其味酸甘，其色苍黄，其畜牛犬，其虫倮毛，其主飘怒振发，其声宫角。其病留满否塞，从木化也。少宫与少角同，上宫与正宫同，上角与正角同。其病飧泄，邪伤脾也。振拉飘扬，则苍干散落，其眚四维，其主败折虎狼，清气乃用，生政乃辱。

从革之纪，是谓折收，收气乃后，生气乃扬，长化合德，火政乃宣，庶类以蕃。其气扬，其用躁切，其动

---

① 霒：音 yīn 阴。阴云蔽日。

铿禁瞀厥，其发咳喘，其藏肺，其果李杏，其实壳络，其谷麻麦，其味苦辛，其色白丹，其畜鸡羊，其虫介羽，其主明曜炎烁，其声商徵。其病嚏咳鼽衄，从火化也。少商与少徵同，上商与正商同，上角与正角同，邪伤肺也。炎光赫烈，则冰雪霜雹，眚于七，其主鳞伏彘鼠，岁气早至，当是“藏气早至”，谓水为金复也。乃生大寒。

涸流之纪，是谓反阳，藏令不举，化气乃昌，长气宣布，蛰虫不藏，土润，水泉减，草木条茂，荣秀满盛。其气滞，其用渗泄，其动坚止，其发燥槁，其藏肾，其果枣杏，其实濡肉，其谷黍稷，其味甘咸，其色黅玄，其畜彘牛，其虫鳞倮，其主埃郁昏翳，其声羽宫，其病痿厥坚下，从土化也，少羽与少宫同，上宫与正宫同，其病癃闭，邪伤肾也，埃昏骤雨，则振拉摧拔，眚于一，其主毛显狐狢，变化不藏。故乘危而行(束本段)，不速而至，暴虐无德，火反及之，微者复微，甚者复甚，气之常也（不及则有胜，有胜则必复)。

发生之纪（叙太过)，是谓启陈，土疏泄，苍气达，阳和布化，阴气乃随，生气淳化，万物以荣。其化生，其气美，其政散，其令条舒，其动掉眩巅疾，其德鸣靡启坼，其变振拉摧拔，其谷麻稻，其畜鸡犬，其果李桃，其色青黄白，其味酸甘辛，其象春，其经足厥阴少阳，其藏肝脾，其虫毛介，其物中坚外坚，其病怒。太角与少商[①]同。上徵则其气逆，其病吐利，不务其德，则收气复，秋气劲切，甚则肃杀，清气大至，草木凋零，邪乃伤肝（木太过而克土，则金为之复也）。

赫曦之纪，是谓蕃茂，阴气内化，阳气外荣，炎暑施化，物得以昌。其化长，其气高，其政动，其令鸣显，其动炎灼妄扰，其德暄暑郁蒸，其变炎烈沸腾，其谷麦豆，其畜羊彘，其果杏栗，其色赤白玄，其味苦辛咸，其象夏，其经手少阴太阳，手厥阴少阳，其藏心肺，其虫羽鳞，其物脉濡。其病笑疟疮疡血流，狂妄目赤。上羽与正徵同，其收齐，其病痓，上徵而收气后也。暴烈其政，藏气乃复，时见凝惨，甚则雨冰霜雹切寒，邪伤心也。

敦阜之纪，是谓广化，厚德清静，顺长以盈，至阴内实，物化充成，烟埃朦郁，见于厚土，大雨时行，湿气乃用，燥政乃辟。其化圆，其气丰，其政静，其令周备，其动濡积并稸[②]，其德柔润重淖，其变震惊飘骤崩溃，其谷稷麻，其畜牛犬，其果枣李，其色黅玄苍，其味甘咸酸，其象长夏，其经足太阴阳明，其藏脾肾，其虫倮毛，其物肌核。其病腹满，四支不举，大风迅至，邪伤脾也。

坚成之纪，是谓收引，天气洁，地气明，阳气随，阴治化，燥行其政，物以司成，收气繁布，化洽不终。

---

① 少商：顾本作“上商”。

② 稸：同“蓄”。

其化成，其气削，其政肃，其令锐切，其动暴折疡疰，其德雾露萧飔，其变肃杀凋零，其谷稻黍，其畜鸡马，其果桃杏，其色白青丹，其味辛酸苦，其象秋，其经手太阴阳明，其藏肺肝，其虫介羽，其物壳络。其病喘喝，胸凭仰息。上徵与正商同，其生齐，其病咳，政暴变则名木不荣，柔脆焦首，长气斯救，大火流，炎烁且至，蔓将槁，邪伤肺也。

流衍之纪，是谓封藏，寒司物化，天地严凝，藏政以布，长令不扬。其化凛，其气坚，其政谧，其令流注，其动漂泄沃涌，其德凝惨寒雰①，其变冰雪霜雹，其谷豆稷，其畜彘牛，其果栗枣，其色黑丹龄，其味咸苦甘，其象冬，其经足少阴太阳，其藏肾心，其虫鳞倮，其物濡满。其病胀，上羽而长气不化也。政过则化气大举，而埃昏气交，大雨时降，邪伤肾也。故曰：(束本段) 不恒其德，则所胜来复；政恒其理，则所胜同化，此之谓也。以上论五运之平气与太过不及，是通篇主脑。

帝曰：天不足西北，左寒而右凉；地不满东南，右热而左温。其故何也 (叙地理，盖言五运之气化，有因地而异者也)？岐伯曰：阴阳之气，高下之理，太少之异也 (提唱)。东南方，阳也，阳者其精降于下，阳精不降则上脱。故右热而左温；西北方，阴也，阴者其精奉于上，阴精不上则下熄。故左寒而右凉。是以地有高下，气有温凉。高者气寒，下者气热。故适寒凉者胀，之温热者

---

① 雰：雾气。

疮，下之则胀已，汗之则疮已，此腠理开闭之常，太少之异耳。言寒凉则腠理闭，故下之；温热则腠理开，故汗之。此其常也。第气有太少，其治不无轻重之异耳。太少者，高下微甚故也。帝曰：其于寿夭何如？岐伯曰：阴精所奉其人寿，阳精所降其人夭。凡天地之气，恒升多而降少，必待阳精下降以为养，则其得力养力也微矣。故上奉者，常有余，下降者，常不足也。帝曰：善。其病也，治之奈何？岐伯曰：西北之气散而寒之，东南之气收而温之，所谓同病异治也。故曰：气寒气凉，治以寒凉，行水渍之；气温气热，治以温热，强其内守，必同其气，可使平也，假者反之。假者反之，乃唤醒必同其气之义，谓东南温热，治以温热，以其假温热也。西北寒凉，治以寒凉，以其假寒凉也。故必同其气而反治之。帝曰：善。以上论四方地气之异也。

一州之气，生化寿夭不同，其故何也？岐伯曰：高下之理，地势使然也。崇高则阴气治之，污下则阳气治之，阳胜者先天，阴胜者后天，阳性暴而行速，阴性静而行迟，故其化有先后也。先盛者，必先衰，后发者，还后萎。故寿夭有不同矣。此地理之常，生化之道也。帝曰：其有寿夭乎？岐伯曰：高者其气寿，下者其气夭。地之小大异也，小者小异，大者大异。以上论一州地气之异也。故治病者，必明天道地理，阴阳更胜，气之先后，人之寿夭，生化之期，乃可以知人之形气矣（束二段）。以上二段论土地之高下寒热寿夭，是五运之气化有因地而异者也。

帝曰：善。其岁有不病（以下叙五运之平气），谓平气也。而藏气不应不用者何也（又有受制于六气者）？藏气内变也，如木之平气，肝气当治，乃反不治，且生病者何也。岐伯曰：天气制之，气有所从也。谓六气之司天者制之，五运不能自成其用，反为客邪之胜气所乘也。从，乘也，非从化也。帝曰：愿卒闻之。岐伯曰：少阳司天，火气下临，肺气上从，白起金用，草木眚，火见燔焫，革金且耗，大暑以行，咳嚏鼽衄，鼻窒曰疡，林亿云：别本作“目疡”。按：当是“目疡”。寒热胕肿。风行于地，尘沙飞扬，心痛，胃脘痛，厥逆，鬲不通，其主暴速。阳明司天，燥气下临，肝气上从，苍起木用而立，土乃眚，凄沧数至，木伐草萎，胁痛目赤，掉振鼓栗，筋痿不能久立。暴热至，土乃暑，阳气郁发，小便变，寒热如疟，甚则心痛，火行于槁，流水不冰，蛰虫乃见。太阳司天，寒气下临，心气上从，而火且明，丹起金乃眚，寒清时举，胜则水冰，火气高明，心热烦，嗌干，善渴鼽嚏，喜悲数欠，热气妄行，寒乃复，霜不时降，善忘，甚则心痛。土乃润，水丰衍，寒客至，沉阴化，湿气变物，水饮内稸，中满不食，皮痛[①]肉苛，筋脉不利，甚则胕肿，身后痛。厥阴司天，风气下临，脾气上从，而土且隆黄起，水乃眚，土用革，体重，肌肉萎，食减，口爽，风行太虚，云物摇动，目转，耳鸣，火纵其暴，地乃暑，大热消烁，赤沃下，蛰虫数见，流水不冰，其发机速。少阴司天，热气下临，肺气上从，白起金用，草木眚，喘呕寒热，嚏鼽衄鼻窒，大暑流行，甚则疮疡

① 皮痛：痛，音 wán 顽。皮肤麻木。

燔灼，金烁石流，地乃燥清，凄沧数至，胁痛善太息，肃杀行，草木变。太阴司天，湿气下临，肾气上从，黑起水变，林亿云：详前后文，此少“火乃眚”三字，埃冒云雨，胸中不利，阴痿，气大衰而不起不用。当其时，反腰脽痛，动转不便也，厥逆。地乃藏阴，大寒且至，蛰虫早附，心下否痛，地裂冰坚，少腹痛，时害于食，乘金则止水增，味乃咸，行水减也。详“临”“从”“起用”之义，是谓如木之平运。若少阳司天，火气下临，木来生火，其气反泄，金乘起用，而木眚，失其平矣。余运义仿此。以上并论五运之平气，其气化又有时受制于司天之六气也。下二节，乃推畅此节之义，谓不独天气制之，即地气亦有能制之者。

帝曰：岁有胎孕不育，治之不全，何气使然（又从五眚中单独提出胎孕不育发之）？岐伯曰：六气五类，有相胜制也，同者盛之，异者衰之，此天地之道，生化之常也。五类承五运而生羽毛鳞介倮也，言六气之司天司泉者制之也。气同运者，盛而不制，不同运者，衰而制之。“同”所谓天符岁会也。故厥阴司天，毛虫静，羽虫育，介虫不成；在泉，毛虫育，倮虫耗，羽虫不育。少阴司天，羽虫静，介虫育，毛虫不成；在泉，羽虫育，介虫耗不育。太阴司天，倮虫静，鳞虫育，羽虫不成；在泉，倮虫育，鳞虫缺“耗”字。不成。少阳司天，羽虫静，毛虫育，倮虫不成；在泉，羽虫育，介虫耗，毛虫不育。阳明司天，介虫静，羽虫育，介虫不成；在泉，介虫育，毛虫耗，羽虫不成。太阳司天，鳞虫静，倮虫育；林亿云：当有“鳞虫不成”句。在泉，鳞虫林亿云：当是“鳞虫”

下漏"育，羽虫"三字。耗，倮虫不育。诸乘所不成之运则甚也（挽到五运，以醒本旨）。此句是补叙，以足上义。前谓同者盛之，言气与运同，则当运之物盛而不制，此言气与运同，则不当运之物受制更甚也。故气主有所制，以岁天干言。岁立有所生，以岁地支言。地气制己胜（迭醒"制"字），以六气司地言。天气制胜己，以六气司天言，制己胜，制胜己，详绎上文，育耗之五类自见。天制色，地制形，五类之形色也，上文五类言形，未言色者，可推而知也。二句是申释上二句之事。五类衰盛，各随其气之所宜也（先回应一笔）。故有胎孕不育，治之不全，此气之常也（再重顿一笔，锁住上文），所谓中根也（再醒一笔）。血肉之体，神机根于中，上所谓五虫是也。根于外者亦五（激起下文），草木之体，气立根于外，其气亦如五虫之有生有成，有制有胜也，下所谓五谷是也。故生化之别（束上领下），当加"各"字，文意方醒，谓根中根外，皆各有五也。有五气、五味、五色、五类、五宜也（笔两用）。帝曰：何谓也？岐伯曰：根于中者，命曰神机（双峰对峙，从上渡下），神去则机息；根于外者，命曰气立，气止则化绝。故各有制，各有胜，各有生，各有成。故曰：不知年之所加，气之同异，不足以言生化（用反撬之笔，似束上而实趋下，官止神行）。此之谓也。以上推论五运之眚见于五虫者，末以根中根外对发，与下节山断云连，错综有致。

帝曰：气始而生化（承上节），气散而有形，气布而蕃育，气终而象变，其致一也。然而五味所资（折入五谷），生化有薄厚，成熟有少多，终始不同，其故何也？

岐伯曰：地气制之也，非天不生，地不长也。司地之气制之也，非天地生长之自有缺陷也。前节言天气制之，次节两言天泉，此节又言地气制之，蝉联而下脱，却有法，一丝不苟。帝曰：愿闻其道。岐伯曰：寒热燥湿，不同其化也。故少阳在泉，寒毒不生，其味辛，其治苦酸，其谷苍丹。阳明在泉，湿毒不生，其味酸，其气湿，其治辛苦甘，其谷丹素。太阳在泉，热毒不生，其味苦，其治淡咸，其谷黅秬。厥阴在泉，清毒不生，其味甘，其治酸苦，其谷苍赤，其气专，其味正。少阴在泉，寒毒不生，其味辛，其治辛苦甘，其谷白丹。太阴在泉，燥毒不生，其味咸，其气热，其治甘咸，其谷黅秬。化淳则咸守，气专则辛化而俱治。以上推论五运之眚，有见于五谷之五味五色，厚薄不同者，五谷即根于外之类也，逐段带出“治”字，又与下节钩连有致。五虫、五谷两节，是申明五运平气，而亦有眚者，皆六气之司天、司地者制之也。文虽言六气，而意实主于五运，不但是申释临从起用之事，并与首节线索不乱。

故曰：补上下者从之，治上下者逆之，以所在寒热盛衰而调之（接叙治法）。上下跟天泉来，指人身之上下言，语意极精，与上文似断似续。上言五虫、五谷，是物之受制于天泉之气也，人身之气可例而知矣，中间省却多少繁文。故曰：上取下取，内取外取，以求其过。能毒者以厚药，不胜毒者以薄药，此之谓也。气反者，病在上，取之下；病在下，取之上；病在中，傍取之。上下四傍取之也，故凡病气内结者，宣散与渗泄并用也。治热以寒，温而行之；治寒以热，凉而行之；治温以清，冷而行之；治清以温，热而行之。故消之削之，吐之下之，补之泻之，久新同法。帝曰：病在中而不实不坚，且聚且散，奈何？岐伯曰：悉乎哉问也！无积者求其藏，虚则补之，药以祛之，食以随之，行水渍之，和其中外，可使毕已。以上论治病之法。帝曰：有毒无毒，服有约乎？岐伯曰：病有久新，方有大小，有毒无毒，固宜常制矣。大毒治病，十去其六；常毒治病，十去其七；小毒治病，十去其八；无毒治病，十去其九；谷肉果菜，食养尽之，无使过之，伤其正也。不尽，行复如法，必先岁气，无伐天和，无盛盛，无虚虚，而遗人夭殃，无致邪，无失正，绝人长命。以上从治病法中推出用药之法。帝曰：其久病者，有气从不康，病去而瘠，谓气已从而不康健，病已去而更瘦瘠。奈何？岐伯曰：昭乎哉圣人之问也！化不可代，时不可违。夫经络以通，血气以从，复其不足，与众齐同，养之和之，静以待时，谨守其气，无使倾移，其形乃彰，生气以长，命曰圣王。故《大要》曰：无代化，无违时，必养必和，待其来复。此之谓也。以上从治病法中推出病后调养之法。帝曰：善。

此篇当分五层：首论五运之平与太过不及，是通篇主脑；次论地理，是论五运之平气，有时因地而异也；次论六气司天，是论五运之平气，有时受制于天气，而邪气起用，致不能得其平也；次推及五虫、五谷，是承上而推极言之，谓五运平气，更有受制于司地者；末乃论治法以结之。通篇以五运为骨，四方六气皆傍衬也，用意极整，而措辞布局详略错综，遂使人心迷目眩矣。

至其体大思精，光雄力厚，正与《气交变》相埒。篇中“岁有不病而藏气不应不用”一段文义，从前注者均未详晰，今思此即《五运行大论》所谓“气相得而病者，以下临上，不当位也”之义耳。岁有不病者，岁运得其平气也；藏气不应不用者，应运之藏气病而不应不用也。如木司运得平气，因少阳少阴司天，木为火泄，不能自化，而金乘之，木乃眚矣。在人则肝阴素裕者，为时令热气所灼，而反病燥也。火司运得平气，因太阴司天，火为土泄，不能自化，而水乘之，火乃眚矣。在人则元阳素壮者，为时令湿气所渍，而反病寒也。土司运得平气，因阳明司天，土为金泄，不能自化，而木乘之，土乃眚矣。在人则脾胃素健者，为时令凉气所抑，而反病风也。金司运得平气，因太阳司天，金为水泄，不能自化，而火乘之，金乃眚矣。在人则肺气素充者，为时令寒气所遏，而反病热也。水司运得平气，因厥阴司天，水为木泄，不能自化，而土乘之，水乃眚矣。在人则肾阴素固者，为时令风气所散，而反病湿热也。故曰：天气制之，气有所从者。从，乘也。天制其运，而邪气得以乘之也。是皆以眚者为本运，起用者为客邪。旧注乃以起用者为本运，夫起用者以其已废而复之之词也，已废则不得谓之岁有不病矣，起用则不得谓之不应不用矣。至于天气制胜己，地气制己胜，天制形，地制色，是专指五虫言。形者，毛羽倮介鳞也；色者，青赤黄白黑也。如火司天，则水色之黑虫不成，故曰制胜己。又曰制色也，火司地，则金形之介虫不育，故曰制己胜。又曰制形也，在人则当以《灵枢·阴阳二十五人》篇金木水火土五形之人应之。夫五谷百果之丰歉，禽畜诸虫之蕃耗，历年各异，有不因旱潦而然者，即天地之气默为制之也。时行瘟疫之病，有专害婴儿者，有专害妇人者，有专害贵逸者，有专害劳贱者，亦天地之气默为制之也。儒者能推见其理，其于病机药治之道，不皎然矣乎？独恨古书失传，其遗文轶义仅见于此，而莫由考其全体，征其实用也，致前人斥运气之说迂而诞，泛而不切于用也。岂不惜哉！岂不惜哉！

第二十一卷

六元正纪大论篇第七十一

黄帝问曰：六化六变，胜复淫治，甘苦辛咸酸淡先后，余知之矣（即指《至真要大论》）。夫五运之化（提明立论本旨），或从五气，当作“天气”。或逆天气，或从天气而逆地气，或从地气而逆天气，或相得，或不相得，余未能明其事。欲通天之纪，从地之理，和其运，调其化，使上下合德，无相夺伦，天地升降，不失其宜，五运宣行，勿乖其政，调之正味，从逆奈何？帝意是欲举五运与六气合参，以明治法也。故前叙六气，即以六气为经，五运为纬，后叙五运，亦带定六气也。岐伯稽首再拜对曰：昭乎哉问也！此天地之纲纪，变化之渊源，非圣帝孰能穷其至理欤！臣虽不敏，请陈其道，令终不灭，久而不易。帝曰：愿夫子推而次之，从其类序，分其部主，别其宗司，昭其气数，明其正化，可得闻乎？岐伯曰：先立其年，以明其气（理清头绪），金木水火土，运行之数，寒暑燥湿风火，临御之化，则天道可见，民气可调，阴阳卷舒，近而无惑，数之可数者，请遂言之（以上总冒）。帝曰：太阳之政奈何（分叙六气）？岐伯曰：辰戌之纪也。

太阳　太角　太阴　壬辰　壬戌　其运风，其化鸣紊启拆，其变振拉摧拔，其病眩掉目瞑。

太角初正　少徵　太宫　少商　太羽终

太阳　太徵　太阴　戊辰　戊戌　同正徵　其运热，其化暄暑郁燠，其变炎烈沸腾，其病热郁。

太徵　少宫　太商　少羽终　少角初

太阳　太宫　太阴　甲辰岁会同天符　甲戌岁会同天符　其运阴埃，其化柔润重泽，其变震惊飘骤，其病湿下重。

太宫　少商　太羽终　太角初　少徵

太阳　太商　太阴　庚辰　庚戌　其运凉，其化雾露萧飔，其变肃杀凋零，其病燥背瞀胸满。

太商　少羽终　少角初　太徵　少宫

太阳　太羽　太阴　丙辰天符　丙戌天符　其运寒，其化凝惨溧冽，其变冰雪霜雹，其病大寒留于溪谷。

太羽终　太角初　少徵　太宫　少商

凡此太阳司天之政，气化运行先天，天气肃，地气静，寒临太虚，阳气不令，水土合德，上应辰星、镇星。其谷玄黅，其政肃，其令徐。寒政大举，泽无阳焰，则火发待时。少阳中治，时雨乃涯，止极雨散，还于太阴，云朝北极，湿化乃布，泽流万物，寒敷于上，雷动于下，寒湿之气，持于气交。民病寒湿，发肌肉萎，足痿不收，濡泻血溢。初之气，地气迁，气乃大温，草乃早荣，民乃厉，温病乃作，身热头痛，呕吐，肌腠疮疡。二之气，大凉反至，民乃惨，草乃遇寒，火气遂抑，民病气郁中满，寒乃始。三之气，天政布，寒气行，雨乃降，民病寒，反热中，痈疽注下，心热瞀闷，不治者死。四之气，风湿交争，风化为雨，乃长乃化乃成。民病大热，少气，肌肉萎足痿，注下赤白。五之气，阳复化，草乃长乃化乃成，民乃舒。终之气，地气正，湿令行，阴凝太虚，埃昏郊野，民乃惨凄，寒风以至，反者，孕乃死。故岁宜苦以燥之温之，林亿云：九字当在“避虚邪以安其正”下。愚按：文义自顺，不必移置。必折其郁气，先资其化源，抑其运气，扶其不胜，无使暴过而生其疾，食岁谷以全其真，避虚邪以安其正。适气同异，多少制之，同寒湿者燥热化，异寒湿者燥湿化，故同者多之，异者少之。用寒远寒，用凉远凉，用温远温，用热远热，食宜同法。有假者反常，反是者病，所谓时也。帝曰：善。阳明之政奈何？岐伯曰：卯酉之纪也。

阳明　少角　少阴　清热胜复同，同正商。丁卯岁会　丁酉　其运风清热。

少角初正　太徵　少宫　太商　少羽终

阳明　少徵　少阴　寒雨胜复同，同正商。

癸卯同岁会　癸酉同岁会　其运热寒雨。

少徵　太宫　少商　太羽终　太角初

阳明　少宫　少阴　风凉胜复同。己卯　己酉　其运雨风凉。

少宫　太商　少羽终　少角初　太徵

阳明　少商　少阴　热寒胜复同，同正商。乙卯天符　乙酉岁会，太一天符。其运凉热寒。

少商　太羽终　太角初　少徵　太宫

阳明　少羽　少阴　雨风胜复同，辛卯少宫同①。辛酉　其运寒雨风。

少羽终　少角初　太徵　少宫　太商

凡此阳明司天之政，气化运行后天，天气急，地气明，阳专其令，炎暑大行，物燥以坚，淳风乃治，风燥横运，流于气交，多阳少阴，云趋雨府，湿化乃敷，燥极而泽。其谷白丹，间谷命太者，其耗白甲品羽，金火合德，上应太白荧惑。其政切，其令暴，蛰虫乃见，流水不冰。民病咳嗌塞，寒热发，暴振栗，癃闷，清先而劲，毛虫乃死，热后而暴，介虫乃殃。其发躁，胜复之作，扰而大乱，清热之气，持于气交。初之气，地气迁，阴始凝，气始肃，水乃冰，寒雨化。其病中热胀，面目浮肿，善眠，鼽衄嚏欠呕，小便黄赤，甚则淋。二之气，阳乃布，民乃舒，物乃生荣。疠大至，民善暴死。三之气，天政布，凉乃行，燥热交合，燥极而泽，民病寒热。四之气，寒雨降，病暴仆，振栗谵妄，少气嗌干引饮，及为心痛，痈肿疮疡，疟寒之疾，骨痿，血便。五之气，春令反行，草乃生荣，民气和。终之气，阳气布，候反温，蛰虫来见，流水不冰，民乃康平，其

---

① 辛卯少宫同：顾本作“同少宫。辛卯”，句式同前，可从。

病温。故食岁谷以安其气，食间谷以去其邪，岁宜以咸以苦以辛，汗之清之散之，安其运气，无使受邪，折其郁气，资其化源。以寒热轻重少多其制，同热者多天化，同清者多地化。用凉远凉，用热远热，用寒远寒，用温远温，食宜同法。有假者反之，此其道也。反是者，乱天地之经，扰阴阳之纪也。帝曰：善。少阳之政奈何？岐伯曰：寅申之纪也。

少阳　太角　厥阴　壬寅同天符　壬申同天符　其运风鼓，其化鸣紊启拆，其变振拉摧拔，其病掉眩，支胁惊骇。

太角初正　少徵　太宫　少商　太羽终

少阳　太徵　厥阴　戊寅天符　戊申天符　其运暑，其化暄嚣郁燠，其变炎烈沸腾，其病上热郁，血溢[①]血泄，心痛。

太徵　少宫　太商　少羽终　少角初

少阳　太宫　厥阴　甲寅　甲申　其运阴雨，其化柔润重泽，其变震惊飘骤，其病体重胕肿痞饮。

太宫　少商　太羽终　太角初　少徵

少阳　太商　厥阴　庚寅　庚申　同正商　其运凉，其化雾露清切，其变肃杀凋零，其病肩背胸中。

太商　少羽终　少角初　太徵　少宫

少阳　太羽　厥阴　丙寅　丙申　其运寒肃，其化凝惨凓冽，其变冰雪霜雹，其病寒浮肿。

---

① 血溢：原脱，据顾本补。

太羽终　太角初　少徵　太宫　少商

凡此少阳司天之政，气化运行先天，天气正，地气扰，风乃暴举，木偃沙飞，炎火乃流，阴行阳化，雨乃时应，火木同德，上应荧惑岁星。其谷丹苍，其政严，其令扰。故风热参布，云物沸腾，太阴横流，寒乃时至，凉雨并起。民病寒中，外发疮疡，内为泄满。故圣人遇之，和而不争，往复之作，民病寒热，疟泄，聋瞑，呕吐，上怫[①]肿色变。初之气，地气迁，风胜乃摇，寒乃去，候乃大温，草木早荣，寒来不杀，温病乃起，其病气怫于上，血溢目赤，咳逆头痛，血崩胁满，肤腠中疮。二之气，火反郁，白埃四起，云趋雨府，风不胜湿，雨乃零，民乃康。其病热郁于上，咳逆呕吐，疮发于中，胸嗌不利，头痛身热，昏愦脓疮。三之气，天政布，炎暑至，少阳临上，雨乃涯。民病热中，聋瞑血溢，脓疮咳呕，鼽衄渴嚏欠，喉痹目赤，善暴死。四之气，凉乃至，炎暑间化，白露降，民气和平，其病满身重。五之气，阳乃去，寒乃来，雨乃降，气门乃闭，刚木早凋，民避寒邪，君子周密。终之气，地气正，风乃至，万物反生，霿[②]雾以行。其病关闭不禁，心痛，阳气不藏而咳。抑其运气，赞所不胜，必折其郁气，先取化源，暴过不生，苛疾不起。故岁宜以咸以辛以酸[③]，

① 怫：音 fú 服。郁结。

② 霿：音 méng 萌。雾气晦暗不明。

③ 宜以咸以辛以酸：此句顾本作“宜咸辛宜酸”。

渗之泄之，渍之发之，观气寒温，以调其过。同风热者多寒化，异风热者少寒化。用热远热，用温远温，用寒远寒，用凉远凉，食宜同法，此其道也。有假者反之，反是者，病之阶也。帝曰：善。太阴之政奈何？岐伯曰：丑未之纪也。

太阴　少角　太阳　清热胜复同，同正宫。丁丑　丁未　其运风清热。

少角初正　太徵　少宫　太商　少羽终

太阴　少徵　太阳　寒雨胜复同。癸丑　癸未　其运热寒雨。

少徵　太宫　少商　太羽终　太角初①

太阴　少宫　太阳　风清胜复同，同正宫。己丑太一天符　己未太一天符，其运雨风清。

少宫　太商　少羽终　少角初　太徵

太阴　少商　太阳　热寒胜复同。乙丑　乙未　其运凉热寒。

少商　太羽终　太角初　少徵　太宫

太阴　少羽　太阳　雨风胜复同，同正宫。辛丑同岁会　辛未同岁会　其运寒雨风。

少羽终　少角初　太徵　少宫　太商

凡此太阴司天之政，气化运行后天，阴专其政，阳气退辟，大风时起，天气下降，地气上腾，原野昏霿，

---

① 初：顾本无此字。

白埃四起，云奔南极，寒雨数至，物成于差夏[①]。民病寒湿腹满，身膜愤[②]，胕肿，痞逆，寒厥拘急。湿寒合德，黄黑埃昏，流行气交，上应镇星、辰星。其政肃，其令寂，其谷黅玄。故阴凝于上，寒积于下，寒水胜火，则为冰雹，阳光不治，杀气乃行。故有余宜高，不及宜下，有余宜晚，不及宜早。土之利，气之化也，民气亦从之，间谷命其太也。初之气，地气迁，寒乃去，春气正，风乃来，生政乃布，万物以荣[③]，民气条舒，风湿相薄，雨乃后。民病血溢，经络[④]拘强，关节不利，身重筋痿。二之气，大火正，物承化，民乃和，其病温疠大行，远近咸若，湿蒸相薄，雨乃时降。三之气，天政布，湿气降，地气腾，雨乃时降，寒乃随之。感于寒湿，则民病身重胕肿，胸腹满。四之气，畏火临，溽[⑤]蒸化，地气腾，天气否隔，寒风晓暮，蒸热相薄，草木凝烟，湿化不流，则白露阴布，以成秋令，民病腠理热，血暴溢疟，心腹满热，胪胀[⑥]，甚则胕肿。五之气，惨令已行，寒露下，霜乃早降，草木黄落，寒气及体，君子周密，民病皮腠。终之气，寒大举，湿大化，霜乃

---

① 差夏：立秋以后。

② 膜愤：胀满。愤，盈满。

③ 生政乃布，万物以荣：顾本作“生布万物以荣”。

④ 经络：顾本作“筋络”。

⑤ 溽：湿。

⑥ 胪胀：腹部皮胀。胪，腹部肌肉。

积，阴乃凝，水坚冰，阳光不治。感于寒，则病人关节禁固，腰脽痛，寒湿持于气交而为疾也。必折其郁气，而取化源，益其岁气，无使邪胜，食岁谷以全其真，食间谷以保其精。故岁宜以苦燥之温之，甚者发之泄之。不发不泄，则湿气外溢，肉溃皮拆，而水血交流。必赞其阳火，令御甚寒，从气异同，少多其制[①]也。同寒者以热化，同湿者以燥化，异者少之，同者多之。用凉远凉，用寒远寒，用温远温，用热远热，食宜同法。假者反之，此其道也，反是者病也。帝曰：善。少阴之政奈何？岐伯曰：子午之纪也。

少阴　太角　阳明　壬子　壬午　其运风鼓，其化鸣紊启拆，其变振拉摧拔，其病支满。

太角初正　少徵　太宫　少商　太羽终

少阴　太徵　阳明　戊子天符　戊午太一天符　其运炎暑，其化暄曜郁燠，其变炎烈沸腾，其病上热血溢。

太徵　少宫　太商　少羽终　少角初

少阴　太宫　阳明　甲子　甲午　其运阴雨，其化柔润时雨，其变震惊飘骤，其病中满身重。

太宫　少商　太羽终　太角初　少徵

少阴　太商　阳明　庚子同天符　庚午同天符　同正商。其运凉劲，其化雾露萧飋，其变萧杀凋零，其病下清。

---

① 制：顾本作“判”。

太商　少羽终　少角初　太徵　少宫

少阴　太羽　阳明　丙子岁会　丙午　其运寒，其化凝惨凓冽，其变冰雪霜雹，其病寒下。

太羽终　太角初　少徵　太宫　少商

凡此少阴司天之政，气化运行先天，地气肃，天气明，寒交暑，热加燥，云驰雨府，湿化乃行，时雨乃降，金火合德，上应荧惑、太白。其政明，其令切，其谷丹白，水火寒热持于气交而为病始也。热病生于上，清病生于下，寒热凌犯而争于中。民病咳喘，血溢血泄，鼽嚏，目赤眦疡，寒厥入胃，心痛腰痛，腹大嗌干肿上。初之气，地气迁，燥将去，寒乃始，蛰复藏，水乃冰，霜复降，风乃至，阳气郁，民反周密，关节禁固，腰脽痛，炎暑将起，中外疮疡。二之气，阳气布，风乃行，春气以正，万物应荣，寒气时至，民乃和，其病淋，目瞑目赤，气郁于上而热。三之气，天政布，大火行，庶类蕃鲜，寒气时至，民病气厥心痛，寒热更作，咳喘目赤。四之气，溽暑至，大雨时行，寒热互至。民病寒热，嗌干黄瘅，鼽衄饮发。五之气，畏火临，暑反至，阳乃化，万物乃生，乃长乃荣[①]，民乃康，其病温。终之气，燥令行，余火内格，肿于上，咳喘，甚则血溢。寒气数举，则霿雾翳，病生皮腠，内舍于胁，下连少腹，而作寒中，地将易也。必抑其运气，资其岁胜，折其郁发，先取化源，无使暴过而生其病也。

---

① 乃长乃荣：顾本作“乃长荣”。

食岁谷以全真气，食间谷以辟虚邪，岁宜咸以软之，而调其上，甚则以苦发之，以酸收之，而安其下，甚则以苦泄之，适气同异而多少之。同天气者以寒清化，同地气者以温热化。用热远热，用凉远凉，用温远温，用寒远寒，食宜同法。有假则反，此其道也，反是者病作矣。帝曰：善。厥阴之政奈何？岐伯曰：巳亥之纪也。

厥阴　少角　少阳　清热胜复同，同正角。丁巳天符　丁亥天符　其运风清热。

少角初正　太徵　少宫　太商　少羽终

厥阴　少徵　少阳　寒雨胜复同。癸巳同岁会　癸亥同岁会　其运热寒雨。

少徵　太宫　少商　太羽终　太角初

厥阴　少宫　少阳　风清胜复同，同正角。己巳己亥　其运雨风清。

少宫　太商　少羽终　少角初　太徵

厥阴　少商　少阳　热寒胜复同，同正角。乙巳乙亥　其运凉热寒。

少商　太羽终　太角初　少徵　太宫

厥阴　少羽　少阳　雨风胜复同。辛巳　辛亥　其运寒雨风。

少羽终　太角初　太徵　少宫　太商

凡此厥阴司天之政，气化运行后天，诸同正岁，气化运行同天，诸同正岁，即同正宫，同正角诸岁也，运行同天，气化早暮与二十四节气相同，不先不后也。天气扰，地气正，风生高远，炎热从之，云趋雨府，湿化乃行，风火同德，上应岁星、荧惑。其政挠，其令速，其谷苍丹，间谷言太者，其耗文角品羽，风燥火热，胜复更作，蛰虫来见，流水不冰。热病行于下，风病行于上，风燥胜复形于中。初之气，寒始肃，杀气方至，民病寒于右之下。二之气，寒不去，华雪水冰，杀气施化，霜乃降，名草上焦，寒雨数至，阳复化，民病热于中。三之气，天政布，风乃时举，民病泣出，耳鸣掉眩。四之气，溽暑湿热相薄，争于左之上，民病黄瘅而为胕肿。五之气，燥湿更胜，沉阴乃布，寒气及体，风雨乃行。终之气，畏火司令，阳乃大化，蛰虫出见，流水不冰，地气大发，草乃生，人乃舒，其病温厉，必折其郁气，资其化源，赞其运气，无使邪胜，岁宜以辛调上，以咸调下，畏火之气，无妄犯之。用温远温，用热远热，用凉远凉，用寒远寒，食宜同法。有假反常，此之道也，反是者病。

帝曰：善。夫子言可谓悉矣（轻束一句），然何以明其应乎（以下逐层辨析前义作结，辨应与时）？岐伯曰：昭乎哉问也！夫六气者，行有次，止有位，故常以正月朔日平旦视之，睹其位而知其所在矣。运有余，其至先，运不及，其至后，此天之道，气之常也。运非有余，非不足，是谓正岁，其至当其时也。帝曰：胜复之气，其常在也，灾眚时至，候之[1]奈何？岐伯曰：非气化者，是谓灾也。

---

① 候之：顾本作“候也”。

帝曰：天地之数，终始奈何（挟數与位）？岐伯曰：悉乎哉问也！是明道也。数之始，起于上，而终于下。岁半之前，天气主之；岁半之后，地气主之；上下交互，气交主之，岁纪毕矣。故曰位明，气月可知乎，所谓气也。位明，则节气中，气之分月者可知矣。

帝曰：余司其事（辨气化），则而行之，不合其数，何也？岐伯曰：气用有多少，化洽有盛衰，衰盛多少，同其化也。帝曰：愿闻同化何如？岐伯曰：风温春化同，热曛昏火夏化同，胜与复同，燥清烟露秋化同，云雨昏暝埃长夏化同，寒气霜雪冰冬化同，此天地五运六气之化，更用盛衰之常也。帝曰：五运行同天化者，命曰天符，余知之矣。愿闻同地化者何谓也？岐伯曰：太过而同天化者三，不及而同天化者亦三；太过而同地化者三，不及而同地化者亦三。此凡二十四岁也。帝曰：愿闻其所谓也？岐伯曰：甲辰、甲戌、太宫，下加太阴；壬寅、壬申、太角，下加厥阴；庚子、庚午、太商，下加阳明。如是者三。癸巳、癸亥、少徵，下加少阳；辛丑、辛未、少羽，下加太阳；癸卯、癸酉、少徵，下加少阴。如是者三。戊子、戊午、太徵，上临少阴；戊寅、戊申、太徵，上临少阳；丙辰、丙戌、太羽，上临太阳。如是者三。丁巳、丁亥、少角，上临厥阴；乙卯、乙酉、少商，上临阳明；己丑、己未、少宫，上临太阴。如是者三。除此二十四岁，则不加不临也。帝曰：加者何谓？岐伯曰：太过而加同天符，不及而加同岁会也。帝曰：临者何谓？岐伯曰：太过不及，皆曰天符，而变行有多少，病形有微甚，生死有早晏耳。

帝曰：夫子言用寒远寒，用热远热，余未知其然也，愿闻何谓远（辨治法）？岐伯曰：热无犯热，寒无犯寒，从者和，逆者病，不可不敬畏而远之，所谓时与[①]六位也。帝曰：温凉何如？岐伯曰：司气以热，用热无犯；司气以寒，用寒无犯；司气以凉，用凉无犯；司气以温，用温无犯；间气同其主无犯，异其主则小犯之，是谓四畏，必谨察之。

帝曰：善。其犯者何如？岐伯曰：天气反时，则可依时[②]，及胜其主，则可犯之[③]，以平为期，而不可过，是谓邪气反胜者。故曰：无失天信，无逆气宜，无翼其胜，无赞其复，是谓至治。帝曰：善。五运气行主岁之纪，其有常数乎（分叙五运）？岐伯曰：臣请次之。

甲子　甲午岁

上少阴火　中太宫土运　下阳明金　热化二，雨化五，燥化四，所谓正化日也。其化上咸寒，中苦热，下酸热，所谓药食宜也。

乙丑　乙未岁

上太阴土　中少商金运　下太阳水　热化寒化胜复同，所谓邪气化日也。灾七宫。湿化五，清化四，寒化

---

① 时与：顾本作“时兴”。

② 时：顾本作“则”。

③ 之：顾本无此字。

六，所谓正化日也。其化上苦热，中酸和，下甘热，所谓药食宜也。

丙寅　丙申岁

上少阳相火　中太羽水运　下厥阴木　火化二，寒化六，风化三，所谓正化日也。其化上咸寒，中咸温，下辛温，所谓药食宜也。

丁卯岁会　丁酉岁

上阳明金　中少角木运　下少阴火　清化热化胜复同，所谓邪气化日也。灾三宫。燥化九，风化三，热化七，所谓正化日也。其化上苦小温，中辛和，下咸寒，所谓药食宜也。

戊辰　戊戌岁

上太阳水　中太徵火运　下太阴土　寒化六，热化七，湿化五，所谓正化日也。其化上苦温，中甘和，下甘温，所谓药食宜也。

己巳　己亥岁

上厥阴木　中少宫土运　下少阳相火　风化清化胜复同，所谓邪气化日也。灾五宫。风化三，湿化五，火化七，所谓正化日也。其化上辛凉，中甘和，下咸寒，所谓药食宜也。

庚午同天符　庚子岁同天符

上少阴火　中太商金运　下阳明金　热化七，清化九，燥化九，所谓正化日也。其化上咸寒，中辛温，下酸温，所谓药食宜也。

辛未同岁会　辛丑岁同岁会

上太阴土　中少羽水运　下太阳水　雨化风化胜复同，所谓邪气化日也。灾一宫。雨化五，寒化一，所谓正化日也。其化上苦热，中苦和，下苦热，所谓药食宜也。

壬申同天符　壬寅岁同天符

上少阳相火　中太角木运　下厥阴木　火化二，风化八，所谓正化日也。其化上咸寒，中酸和，下辛凉，所谓药食宜也。

癸酉同岁会　癸卯岁同岁会

上阳明金　中少徵火运　下少阴火　寒化雨化胜复同，所谓邪气化日也。灾九宫。燥化九，热化二，所谓正化日也。其化上苦小温，中咸温，下咸寒，所谓药食宜也。

甲戌岁会同天符　甲辰岁岁会同天符

上太阳水　中太宫土运　下太阴土　寒化六，湿化五，正化日也。其化上苦热，中苦温，下苦温，药食宜也。

乙亥　乙巳岁

上厥阴木　中少商金运　下少阳相火

热化寒化胜复同，邪气化日也。灾七宫。风化八，清化四，火化二，正化度也。其化上辛凉，中酸和，下咸寒，药食宜也。

丙子岁会　丙午岁

上少阴火　中太羽水运　下阳明金　热化二，寒化六，清化四，正化度也。其化上咸寒，中咸热，下酸温，药食宜也。

丁丑　丁未岁

上太阴土　中少角木运　下太阳水　清化热化胜复同，邪气化度也。灾三宫。雨化五，风化三，寒化一，正化度也。其化上苦温，中辛温，下甘热，药食宜也。

戊寅天符①　戊申天符

上少阳相火　中太徵火运　下厥阴木　火化七，风化三，正化度也。其化上咸寒，中甘和，下辛凉，药食宜也。

己卯　己酉岁

上阳明金　中少宫土运　下少阴火　风化清化胜复同，邪气化度也。灾五宫。清化九，雨化五，热化七，正化度也。其化上苦小温，中甘和，下咸寒，药食宜也。

庚辰　庚戌岁

上太阳水　中太商金运　下太阴土　寒化一，清化九，雨化五，正化度也。其化上苦热，中辛温，下甘热，药食宜也。

辛巳　辛亥岁

上厥阴木　中少羽水运　下少阳相火　雨化风化胜复同，邪气化度也。灾一宫。风化三，寒化一，火化七，正化度也。其化上辛凉，中苦和，下咸寒，药食宜也。

---

① 天符：顾本无此二字。

壬午　壬子岁

上少阴火　中太角木运　下阳明金　热化二，风化八，清化四，正化度也。其化上咸寒，中酸凉，下酸温，药食宜也。

癸未　癸丑岁

上太阴土　中少徵火运　下太阳水　寒化雨化胜复同，邪气化度也。灾九宫。雨化五，火化二，寒化一，正化度也。其化上苦温，中咸温，下甘热，药食宜也。

甲申　甲寅岁

上少阳相火　中太宫土运　下厥阴木　火化二，雨化五，风化八，正化度也。其化上咸寒，中咸和，下辛凉，药食宜也。

乙酉太一天符　乙卯岁天符

上阳明金　中少商金运　下少阴火　热化寒化胜复同，邪气化度也。灾七宫。燥化四，清化四[1]，热化二，正化度也。其化上苦小温，中苦和，下咸寒，药食宜也。

丙戌天符　丙辰岁天符

上太阳水　中太羽水运　下太阴土　寒化六，雨化五，正化度也。其化上苦热，中咸温，下甘热，药食宜也。

丁亥天符　丁巳岁天符

上厥阴木　中少角木运　下少阳相火　清化热化胜

---

① 清化四：原脱，据顾本补。

复同，邪气化度也。灾三宫。风化三，火化七，正化度也。其化上辛凉，中辛和，下咸寒，药食宜也。

戊子天符　戊午太一天符

上少阴火　中太徵火运　下阳明金　热化七，清化九，正化度也。其化上咸寒，中甘寒，下酸温，药食宜也。

己丑太一天符　己未太一天符

上太阴土　中少宫土运　下太阳水　风化清化胜复同，邪气化度也。灾五宫。雨化五，寒化一，正化度也。其化上苦热，中甘和，下甘热，药食宜也。

庚寅　庚申岁

上少阳相火　中太商金运　下厥阴木　火化七，清化九，风化三，正化度也。其化上咸寒，中辛温，下辛凉，药食宜也。

辛卯　辛酉岁

上阳明金　中少羽水运　下少阴火　雨化风化胜复同，邪气化度也。灾一宫，清化九，寒化一，热化七，正化度也。其化上苦小温，中苦和，下咸寒，药食宜也。

壬辰　壬戌岁

上太阳水　中太角木运　下太阴土　寒化六，风化八，雨化五，正化度也。其化上苦温，中酸和，下甘温，药食宜也。

癸巳同岁会　癸亥同岁会

上厥阴木　中少徵火运　下少阳相火　寒化雨化胜

复同，邪气化度也。灾九宫。风化八，火化二，正化度也。其化上辛凉，中咸和，下咸寒，药食宜也。

凡此定期之纪，胜复正化，皆有常数，不可不察（总束上文）。故知其要者，一言而终，不知其要，流散无穷，此之谓也。

帝曰：善。五运之气亦复岁乎？“岁”字疑误。（以下亦逐层辨析前文未尽之义，此辨五气郁发之）。岐伯曰：郁极乃发，待时而作也。“时”即九宫生成之数也。九宫者，四立、二分、二至为八宫，土王四维，寄居坤宫也。帝曰：请问其所谓也（时也）。岐伯曰：五常之气，太过不及，其发异也。帝曰：愿卒闻之。岐伯曰：太过者暴，不及者徐，暴者为病甚，徐者为病持。帝曰：太过不及，其数何如？岐伯曰：太过者其数成，不及者其数生，土常以生也。

帝曰：其发也何如？岐伯曰：土郁之发（此辨五发之象也），岩谷震惊，雷殷[①]气交，埃昏黄黑，化为白气，飘骤高深，击石飞空，洪水乃从，川流漫衍，田牧土驹。化气乃敷，善为时雨，始生始长，始化始成。故民病心腹胀，肠鸣，而为数后，甚则心痛胁膜，呕吐霍乱，饮发注下，胕肿身重。云奔雨府，霞拥朝阳，山泽埃昏，其乃发也。以其四气，四气正当离宫之末，坤宫之前半也。云横天山，浮游生灭，怫之先兆也。金郁之发，天洁地明，风清气切，大凉乃举，草树浮烟，燥气以行，霿雾数起，杀气来至，草木苍干，金乃有声。故民

---

① 雷殷：隆隆雷声。殷，震动声。

病咳逆，心胁满，引少腹，善暴痛，不可反侧，嗌干面尘色恶。山泽焦枯，土凝霜卤，怫乃发也，其气五。夜零白露，林莽声凄，怫之兆也。水郁之发，阳气乃辟，阴气暴举，大寒乃至，川泽严凝，寒雰结为霜雪，甚则黄黑昏翳，流行气交，乃为霜杀，水乃见祥。故民病寒客心痛，腰脽痛，大关节不利，屈伸不便，善厥逆，痞坚腹满。阳光不治，空积沉阴，白埃昏暝，而乃发也。其气二火前后，太虚深玄，气犹麻散，微见而隐，色黑微黄，怫之先兆也。木郁之发，太虚埃昏，云物以扰，大风乃至，屋发折木，木有变。故民病胃脘当心而痛，上支两胁，鬲咽不通，食饮不下，甚则耳鸣眩转，目不识人，善暴僵仆。太虚苍埃，天山一色，或气浊色，黄黑郁若，横云不起，雨而乃发也，其气无常。长川草偃，柔叶呈阴，松吟高山，虎啸岩岫，怫之先兆也。火郁之发，太虚肿翳，大明不彰，炎火行，大暑至，山泽燔燎，材木流津，广厦腾烟，土浮霜卤，止水乃减，蔓草焦黄，风行惑言，湿化乃后。故民病少气，疮疡痈肿，胁腹胸背、面首四支䐜愤，胪胀，疡痱呕逆，瘛疭骨痛，节乃有动，注下温疟，腹中暴痛，血溢流注，精液乃少，目赤心热，甚则瞀闷懊侬，善暴死。刻终大温，汗濡玄府，其乃发也，其气四。动复则静，阳极反阴，湿令乃化乃成。华发水凝，山川冰雪，焰阳午泽，怫之先兆也。有怫之应而后报也（束本节），皆观其极而乃发也（应醒）。木发无时，水随火也。谨候其时，病可与期，失时反岁，五气不行，生化收藏，政无恒也。

帝曰：水发而雹雪，土发而飘骤，木发而毁折，金发而清明，火发而曛昧（此辨五发之象有异也），水兼土象，土兼风象，风兼金象，金兼火象，火兼水象。何气使然？岐伯曰：气有多少，发有微甚，微者当其气，甚者兼其下，征其下气而见可知也。王冰云：下谓六位之下承者也。

帝曰：善。五气之发，不当位者何也（此辨五发之时有差也，事繁文碎）？岐伯曰：命其差。帝曰：差有数乎？岐伯曰：当有“先”字。后皆三十度而有奇也（叙所差度数）。三十日又四十三刻，又四分刻之三也。帝曰：气至而先后者何（叙先后之差之故）？岐伯曰：运太过则其至先，运不及则其至后，此候之常也。帝曰：当时而至者何也？岐伯曰：非太过，非不及，则至当时，非是者眚也。帝曰：善。气有非时而化者何也（叙非时之差，其复化亦有先后也）？岐伯曰：太过者，当其时（陪笔）此“当时”与上文义稍不同，上文为至之不先不后，此为发之乘其本气也。如春木太过，土气受郁，则土郁之发也，必当土气得令之时，而自正其化，是得时而化也。不及者，归其已胜也（正笔）。如春木不及，金气来胜，夏火制金，而木乃复化，是归己胜也。所谓非时而化也。帝曰：四时之气，至有早晏高下左右，其候何如（补叙四时常气之差）？岐伯曰：行有逆顺，至有迟速，故太过者化先天，不及者化后天（此常气之先后，非郁之发也）。帝曰：愿闻其行何谓也（叙方位是求差之本也）？岐伯曰：春气西行，夏气北行，秋气东行，冬气南行（分四方是以天象言也）。故春气始于下，秋气始于上，夏气始于中，冬气始于标。春气始于左，秋气始于右，冬气始于后，夏气始于前。此四时正化之常。故至高之地，冬气常在，至下之地，春气常在（突出地理，是带叙亦差中之一事也），必谨察之（以上五运之事毕矣）。帝曰：善。

黄帝问曰：五运六气之应见，六化之正，六变之纪何如（以下又统论运气正变之应也）？岐伯对曰：夫六气正纪，有化有变，有胜有复，有用有病，不同其候（提清头绪，单言六气者，运气之数，五六虽异，而五行气化之应见则一也），帝欲何乎？帝曰：愿尽闻之。岐伯曰：请遂言之。夫气之所至也（唱起），厥阴所至为和平（此叙六气之应象也），少阴所至为暄，太阴所至为埃溽，少阳所至为炎暑，阳明所至为清劲，太阳所至为寒雰。时化之常也（笔笔缴醒）。

厥阴所至为风府，为璺启；璺，即“舋”字，王冰云：微裂也。少阴所至为火府，为舒荣；太阴所至为雨府，为员盈；少阳所至为热府，为行出；阳明所至为司杀府，为庚苍；太阳所至为寒府，为归藏。司化之常也。

厥阴所至为生，为风摇；少阴所至为荣，为形见；太阴所至为化，为云雨；少阳所至为长，为蕃鲜；阳明所至为收，为雾露；太阳所至为藏，为周密。气化之常也。

厥阴所至为风生，终为肃；少阴所至为热生，中为寒；太阴所至为湿生，终为注雨；少阳所至为火生，终为蒸溽；阳明所至为燥生，终为凉；太阳所至为寒生，中为温。德化之常也。

厥阴所至为毛化，少阴所至为羽化，太阴所致为倮化，少阳所至为羽化，阳明所至为介化，太阳所至为鳞化。德化之常也。

厥阴所至为生化，少阴所至为荣化，太阴所至为濡化，少阳所至为茂化，阳明所至为坚化，太阳所至为藏化。布政之常也。

厥阴所至为飘怒，大凉；少阴所至为大暄，寒；太阴所至为雷霆骤注，烈风；少阳所至为飘风燔燎，霜凝；阳明所至为散落，温；太阳所至为寒雪冰雹，白埃。气变之常也。

厥阴所至为挠动，为迎随；少阴所至为高明焰，为曛；太阴所至为沉阴，为白埃，为晦暝；少阳所至为光显，为彤云，为曛；阳明所至为烟埃，为霜，为劲切，为凄鸣；太阳所至为刚固，为坚芒，为立。令行之常也。

厥阴所至为里急，少阴所至为疡胗身热，太阴所至为积饮否隔，少阳所至为嚏呕、为疮疡，阳明所至为浮虚，太阳所至为屈伸不利。病之常也。

厥阴所至为支痛，少阴所至为惊惑、恶寒、战栗、谵妄，太阴所至为稸满，少阳所至为惊躁、瞀昧、暴痛[1]，阳明所至为鼽、尻阴股膝髀腨胻足痛，太阳所至为腰痛。病之常也。

厥阴所至为软戾，少阴所至为悲妄、衄衊[2]，太阴所至为中满、霍乱、吐下，少阳所至为喉痹、耳鸣、呕涌，阳明所至为皴揭，太阳所至为寝汗、痉。病之常也。

---

① 痛：顾本作“病”。

② 衊：音 miè 蔑。污血。

厥阴所至为胁痛、呕泄，少阴所至为语笑，太阴所至为重、胕肿，少阳所至为暴注、瞤瘛暴死，阳明所至为鼽嚏，太阳所至为流泄禁止。病之常也。

凡此十二变者（束本节，以一“变”字锁上十二“常”字，群山万壑，赴荆门），报德以德，报化以化，报政以政，报令以令，气高则高，气下则下，气后则后，气前则前，气中则中，气外则外。位之常也。十二“常”字，归宿于此一“常”字，旧作“当”，于义不协，万变皆归于常也，真大彻悟。故风胜则动（又总叙应象大体），热胜则肿，燥胜则干，寒胜则浮，湿胜则濡泄，甚则水闭胕肿，随气所在，以言其变耳（顿住）。

帝曰：愿闻其用也（此叙六气之相制而成其用也，即所谓制则生化也）。岐伯曰：夫六气之用，各归不胜而为化。故太阴雨化，施于太阳；太阳寒化，施于少阴；少阴热化，施于阳明；阳明燥化，施于厥阴；厥阴风化，施于太阴。各命其所在以征之也。帝曰：自得其位何如？岐伯曰：自得其位，常化也。帝曰：愿闻所在也。岐伯曰：命其位而方月可知也。

帝曰：六位之气，六位以四时之周流言。盈虚何如（此叙六气相胜之机也，上言相制之常，此言相胜之变）？岐伯曰：太少异也。太者之至徐而常，少者暴而亡。“太”“少”二字，似当互易。帝曰：天地之气，天地以上下之升降言，四时各有升降之气也。盈虚何如？岐伯曰：天气不足，地气随之，地气不足，天气从之，运居其中而常先也。恶所不胜，归所同和，随运归从，而生其病也（随手唤醒五运，运先而气从之者，气之盛衰，因运之异同而为微甚也。观此则可知单言气而运赅其中矣)。故上胜则天气降而下，下胜则地气迁而上，随气[①]多少而差其分，微者小差，甚者大差，甚则位易气交，易则大变生而病作矣。《大要》曰：甚纪五分，微纪七分，其差可见。此之谓也。帝曰：善。自“黄帝问曰：五运六气之应见”至此，中凡三节，而实两义。上一节是申叙运气正变之象，下二节是申叙应象正变之理，一正一变，分两段叙之。

论言热无犯热，寒无犯寒(此叙治法之宜忌也)，余欲不远寒，不远热奈何？岐伯曰：悉乎哉问也！发表不远热，攻里不远寒。帝曰：不发不攻，而犯寒犯热何如(层层搜逼，事无剩义)？岐伯曰：寒热内贼，其病益甚。帝曰：愿闻无病者何如？岐伯曰：无者生之，有者甚之。帝曰：生者何如？岐伯曰：不远热则热至，不远寒则寒至。寒至则坚否、腹满、痛急下利之病生矣(此误药之病也)，热至则身热、吐下、霍乱、痈疽、疮疡、瞀郁、注下、瞤瘛、肿胀、呕、鼽衄、头痛、骨节变、肉痛、血溢血泄、淋闷之病生矣。帝曰：治之奈何？岐伯曰：时必顺之，犯者治以胜也(以药治药，取气味相制也)。黄帝问曰：妇人重身，毒之何如？岐伯曰：有故无殒，亦无殒也。帝曰：愿闻其故何谓也？岐伯曰：大积大聚，其可犯也，衰其大半而止，过者死。此盖引大积大聚为喻，以示用药无过之意。言虽无殒，亦不可过，积聚且然，况重身乎？旧解谓重身而病积聚者，殊非。林亿云：“妇人重身”一条，与上下文不接，疑他处错简。愚按：直须删去，

---

① 随气：顾本无此二字。

文理方顺，前人曲解，不足信也。前人重改旧文，每强为之说，殊不知论文法固乖，论事理更害大也，何若移去别存之为得耶？帝曰：善。郁之甚者，治之奈何？岐伯曰：木郁达之，火郁发之，土郁夺之，金郁泄之，水郁折之（随手带出五运，可知经意本非板分运气也）。然调其气，过者折之，以其畏也，所谓泻之。帝曰：假者何如？岐伯曰：有假其气，则无禁也。所谓主气不足，客气胜也。此主客之义，与《至真要大论》中主客不同。此谓主为当时之气，客为非时之气也。彼谓主气奉令于客气，是以客气为正矣。又别一义，详后评。帝曰：至哉圣人之法[①]！天地大化，运行之节，临御之纪，阴阳之政，寒暑之令，非夫子孰能通之。请藏之灵兰之室，署曰“六元正纪”，非斋戒不敢示，慎传也。

此篇合论五运六气之事也。先论六十年六气之事，各纬之以五运；即接论天符、岁会之事以结之；次论六十年五运之事，仍贯之以六气；即接论五郁、五发之事以结之；后总论气化正变之应象，又接论正化相制之理，变化相胜之数，而以治法结之。篇幅极长，头绪极繁，而井井有条，一丝不乱，首尾衔接，妙义环生，令人读之惟恐其尽。凡读此等文，当先察其大义之所在，以得其命脉，再观其承接转折、提掇顿挫之处，以会其筋节，则头绪虽繁，段落虽多，而万山稠叠之中，自有脉络分明之致矣。大气盘旋，精力弥满，沉挚之思，醲

① 法：顾本作“道”。

郁[①]之味，真太古元音也。尝论五运以言，人身五藏之本气，所谓五人也；六气以言四时之天气感于人身者也。玩前后诸篇之词旨，知此说为不诬矣。又六气之分主客者，主即言身气也，客即言时气也，与以五运六气立言者同义。盖作者立言，各随所取而命之，故此篇以运气立言，则六气不复言主客矣。下篇以六气主客立言，则不复言五运矣。天泉言气之升降高下也，胜复郁发言气之循环盛衰也；五运之病言内伤也，六气之病言外感也；主气之病言内伤也，客气之病言外感也；六化言内伤也，反胜言外感也。天泉在内伤，则藏气之亢于上，郁于下也；在外感，则邪气之中于上，中于下也。有胜即有郁，在内伤为藏气之相乘，在外感为邪气之直中。有复即有发，此久病之转换也。在内伤为虚实之夹杂，在外感为邪气之深传。病证之变幻，真假之难辨，莫甚于此矣。参透真谛，便知天地万象不外五行，辨证施治具有造化生心之妙。

刺法论七十二（亡）

本病论七十三（亡）

---

① 醲郁：兴味浓厚。醲，同“浓”。

第二十二卷

至真要大论篇第七十四

黄帝问曰：五气交合，盈虚更作（即指《五常政大论》），余知之矣。六气分治，司天地者，其至何如（提明立论本旨）？岐伯再拜对曰：明乎哉问也！天地之大纪，人神之通应也。帝曰：愿闻上合昭昭，下合冥冥奈何（再提醒司天地）？岐伯曰：此道之所主，工之所疑也（略顿）。帝曰：愿闻其道也（直下）。岐伯曰：厥阴司天，其化以风（叙天化）；少阴司天，其化以热；太阴司天，其化以湿；少阳司天，其化以火；阳明司天，其化以燥；太阳司天，其化以寒。以所临藏位，命其病者也（拖出"病"字，一顿）。此句即运气全旨也。圣人只藉此，以明五行盛衰生制之机，以为察病之本也。熊圣臣曰：某藏受某病，即某藏之本气本运有乖也；某府受某邪，即某府之本气本运有伤也。义即本此。帝曰：地化奈何（叙地化）？岐伯曰：司天同候，间气皆然。帝曰：间气何谓（叙间气，二者俱用略笔）？岐伯曰：司左右者，是谓间气也。帝曰：何以异之（申释一笔，轻轻束住上文）？岐伯曰：主岁者纪岁，间气者纪步也。帝曰：善。岁主奈何（直下）？岐伯曰：厥阴司天为风化，在泉为酸化，司气为苍化，间气为动化（叙事变化错综有致）。少阴司天为热化，在泉为苦化，不司气化，居气为灼化。太阴司天为湿化，在泉为甘化，司气为黅化，间气为柔化。少阳司天为火化，在泉为苦化，司气为丹化，间气为明化。阳明司天为燥化，在泉为辛化，司气为素化，间气为清化。太阳司天为寒化，在泉为咸化，司气为玄化，间气为藏化。故治病者，必明六化分治，五味五色所生，五藏所宜，乃可以言盈虚病生之绪也（从“病”字提出“治”字，高唱入云，总冒通篇，通篇作意，只此两字均于首节提清）。

帝曰：厥阴在泉而酸化先，余知之矣（此承上文，叙主岁之物，所谓物生其应也）。风化之行也何如？既言司天为风化，在泉为酸化，何以言地化与天同候也？岐伯曰：风行于地，所谓本也。天之六化，本由地而上也，故其候同，五味之化，乃言其形之附于地者，而其气实一也，故曰合气。余气同法。厥阴如此，余可知矣。本乎天者（申“本”字），天之气也；本乎地者，地之气也；天地合气，六节分而万物化生矣（义精，包扫一切）。故曰：谨候气宜，无失病机（醒“病”字）。此之谓也。帝曰：其主病何如（即跟病说下）？岐伯曰：司岁备物，则无遗主矣。帝曰：先岁物何也？岐伯曰：天地之专精也。司岁物其气盛满，以已充也。先岁物，其气专精，以犹藏也。母孕子气，故不似非岁之气散也。帝曰：司气者何如？岐伯曰：司气者主岁同，然有余不足也。运有太过不及故也。“有”上当更有“有”字。帝曰：非司岁物何谓也？岐伯曰：散也。故质同而异等也，气味有薄厚，性用有躁静，治保有多少，力化有浅深（关束上文，体大思精，带醒“治”字，引起下文，不作两橛），此之谓也。帝曰：岁主藏害何谓？岐伯曰：以所不胜命之，则其要也（遥承所临藏位来，从“病”字引到“治”字）。帝曰：治之奈何？岐伯曰：上淫于下，所胜平之；外淫于内，所胜治之。帝曰：善。平气何如？岐伯曰：谨察阴阳所在而调之，以平为期。正者正治，反者反治。

帝曰：夫子言察阴阳所在而调之，论言人迎与寸口相应，若引绳，小大齐等，命曰平。阴之所在寸口何如（从“治”字引到脉上，此所谓气脉其应也）？岐伯曰：视岁南北，可知之矣。帝曰：愿卒闻之。岐伯曰：北政之岁，少阴在泉，则寸口不应；厥阴在泉，则右不应；太阴在泉，则左不应。南政之岁，少阴司天，则寸口不应；厥阴司天，则右不应，太阴司天，则左不应。诸不应者，反其诊则见矣。帝曰：尺候何如？岐伯曰：北政之岁，三阴在下，则寸不应；三阴在上，则尺不应。南政之岁，三阴在天，则寸不应；三阴在泉，则尺不应。左右同。故曰：知其要者，一言而终，不知其要，流散无穷（锁住上文）。此之谓也。以上凡总冒一节，申释二节，皆全篇之上游也。

帝曰：善。天地之气，内淫而病何如（轻提一笔）？岐伯曰：岁厥阴在泉（实叙在泉之病），风淫所胜，则地气不明，平野昧，草乃早秀。民病洒洒振寒，善伸数欠，心痛支满，两胁里急，饮食不下，鬲咽不通，咽与

“噎”同。食则呕，腹胀善噫，得后与气，则快然如衰，身体皆重。岁少阴在泉，热淫所胜，则焰浮川泽，阴处反明。民病腹中常鸣，气上冲胸，喘不能久立，寒热皮肤痛，目瞑齿痛𩓐[①]肿，恶寒发热如疟，少腹中痛，腹大，蛰虫不藏。岁太阴在泉，【草乃早荣】，湿淫所胜，则埃昏岩谷，黄反见黑，至阴之交。民病饮积，心痛，耳聋，浑浑焞焞[②]，嗌肿，嗌与“咽”同。喉痹，阴病血见，少腹痛肿，不得小便，病冲头痛，目似脱，项似拔，腰似折，髀不可以回，腘如结，腨如别。岁少阳在泉，火淫所胜，则焰明郊野，寒热更至。民病注泄赤白，少腹痛，溺赤，甚则血便，少阴同候。岁阳明在泉，燥淫所胜，则霿雾清瞑，民病喜呕，呕有苦，善太息，心胁痛不能反侧，甚则嗌干面尘，身无膏泽，足外反热。岁太阳在泉，寒淫所胜，则凝肃惨栗，民病少腹控睾，引腰脊，上冲心痛，血见，嗌痛颔肿。帝曰：善。治之奈何？岐伯曰：诸气在泉（接叙治法，以完上义），风淫于内，治以辛凉，佐以苦，以甘缓之，以辛散之。热淫于内，治以咸寒，佐以甘苦，以酸收之，以苦发之。湿淫于内，治以苦热，佐以酸淡，以苦燥之，以淡泄之。火淫于内，治以咸冷，佐以苦辛，以酸收之，以苦发之。燥淫于内，治以苦温，佐以甘辛，以苦

---

① 𩓐：音 è 遏。目下。

② 焞焞：焞，音 tuō 吞。星光暗弱貌，引申为不清楚、模糊。

下之。寒淫于内，治以甘热，佐以苦辛，以咸泻之，以辛润之，以苦坚之。

帝曰：善。天气之变何如？岐伯曰：厥阴司天，风淫所胜（实叙在天之病），则太虚埃昏，云物以扰，寒生春气，流水不冰。民病胃脘当心而痛，上支两胁，鬲咽不通，饮食不下，舌本强，食则呕，冷泄腹胀溏泄，瘕水闭，蛰虫不去，病本于脾。冲阳绝，死不治。

少阴司天，热淫所胜，怫热至，火行其政。民病胸中烦热，嗌干，右胠满，皮肤痛，寒热咳喘，大雨且至，唾血血泄，鼽衄嚏呕，溺色变，甚则疮疡胕肿，肩背臂臑及缺盆中痛，心痛肺䐜，腹大满，膨膨而喘咳，病本于肺。尺泽绝，死不治。

太阴司天，湿淫所胜，则沉阴且布，雨变枯槁，胕肿，骨痛阴痹，阴痹者，按之不得，腰脊头项痛，时眩，大便难，阴气不用，饥不欲食，咳唾则有血，心如悬，病本于肾。太溪绝，死不治。

少阳司天，火淫所胜，则温气流行，金政不平。民病头痛，发热恶寒而疟，热上，谓热格于上也。皮肤痛，色变黄赤，传而为水，身面胕肿，腹满仰息，泄注赤白，疮疡，咳唾血，烦心，胸中热，甚则鼽衄，病本于肺。天府绝，死不治。

阳明司天，燥淫所胜，则木乃晚荣，草乃晚生，筋骨内变。民病左胠胁痛，寒清于中，感而疟，大凉革候，咳，腹中鸣，注泄鹜溏，名木敛，生菀于下，草焦上首，心胁暴痛，不可反侧，嗌干面尘，腰痛，丈夫㿗疝，妇人少腹痛，目昧眦疡，疮痤痈，蛰虫来见，病本于肝。太冲绝，死不治。

太阳司天，寒淫所胜，则寒气反至，水且冰，血变于中，发为痈疡。民病厥心痛，呕血，血泄，鼽衄，善悲，时眩仆。运火炎烈，雨暴乃雹，胸腹满，手热肘挛掖肿，心澹澹大动，胸胁胃脘不安，面赤目黄，善噫嗌干，甚则色炲①，渴而欲饮，病本于心。神门绝，死不治。所谓动气知其藏也（束六脉一句，神回气合）。

帝曰：善。治之奈何？岐伯曰：司天之气（接叙治法，以完上意），风淫所胜，平以辛凉，佐以苦甘，以甘缓之，以酸泻之。热淫所胜，平以咸寒，佐以苦甘，以酸收之。湿淫所胜，平以苦热，佐以酸辛，以苦燥之，以淡泄之。湿上甚而热（独多一笔），治以苦温，佐以甘辛，以汗为故而止。火淫所胜，平以酸冷，佐以苦甘，以酸收之，以苦发之，以酸复之，热淫同。燥淫所胜，平以苦湿，佐以酸辛，以苦下之。寒淫所胜，平以辛热，佐以甘苦，以咸泻之。

帝曰：善。邪气反胜，治之奈何（叙反胜之治法）？岐伯曰：风司于地，清反胜之，治以酸温，佐以苦甘，以辛平之。热司于地，寒反胜之，治以甘热，佐以苦辛，以咸平之。湿司于地，热反胜之，治以苦冷，佐以咸甘，以苦平之。火司于地，寒反胜之，治以甘热，佐以苦辛，以咸平之。燥司于地，热反胜之，治以辛寒，

---

① 炲：音 tái 台。黑色。

佐以苦甘，以酸平之。以和为制[①]。寒司于地，热反胜之，治以咸冷，佐以甘辛，以苦平之。帝曰：其司天邪胜何如？岐伯曰：风化于天，清反胜之，治以酸温，佐以甘苦。热化于天，寒反胜之，治以甘温，佐以苦酸辛。湿化于天，热反胜之，治以苦寒，佐以苦酸。火化于天，寒反胜之，治以甘热，佐以苦辛。燥化于天，热反胜之，治以辛寒，佐以苦甘。寒化于天，热反胜之，治以咸冷，佐以苦辛。

帝曰：六气相胜奈何（因反胜引到相胜）？相胜者，得位而侮人，非反胜也。岐伯曰：厥阴之胜（叙六胜之病），耳鸣头眩，愦愦欲吐，胃鬲如寒，寒，似当作“塞”。大风数举，倮虫不滋，胠胁气并，化而为热，小便黄赤，胃脘当心而痛，上支两胁，肠鸣飧泄，少腹痛，注下赤白，甚则呕吐，鬲咽不通。少阴之胜，心下热，善饥，脐下反动，气游三焦，炎暑至，木乃津，草乃萎，呕逆躁烦，腹满痛，溏泄，传为赤沃。太阴之胜，火气内郁，疮疡于中，流散于外，病在胠胁，甚则心痛，热格，谓热格于上也。头痛喉痹项强，独胜则湿气内郁，寒迫下焦，痛留顶，互引眉间，胃满，雨数至，燥化乃见，少腹满，腰脽重强，内不便，善注泄，足下温，头重，足胫胕肿，饮发于中，胕肿于上。少阳之胜，热客于胃，烦心，心痛，目赤，欲呕，呕酸，善饥，耳痛，

---

① 制：顾本作“利”。

溺赤，善惊，谵妄，暴热，消烁，草萎，水涸，介虫乃屈，少腹痛，下沃赤白。阳明之胜，清发于中，左胠胁痛，溏泄，内为嗌塞，嗌与“嗌”同，与“咽”异，经文三字互用也。外发㿗疝，大凉肃杀，华英改容，毛虫乃殃，胸中不便，嗌塞而咳。太阳之胜，凝溧且至，非时水冰，羽乃后化，痔疟发，寒厥入胃，则内生心痛，阴中乃疡，隐曲不利，互引阴股，筋肉拘苛，血脉凝泣，络满色变，或为血泄，皮肤否肿，腹满食减，热反上行，头顶囟顶脑户中痛，目如脱，寒入下焦，传为濡泻。帝曰：治之奈何（接叙治法，以完本义）？岐伯曰：厥阴之胜，治以甘清，佐以苦辛，以酸泻之。少阴之胜，治以辛寒，佐以苦咸，以甘泻之。太阴之胜，治以咸热，佐以辛甘，以苦泻之；少阳之胜，治以辛寒，佐以甘咸，以甘泻之。阳明之胜，治以酸温，佐以辛甘，以苦泄之。太阳之胜，治以甘热，林亿云：当作“苦热”。王冰云：六胜之至，皆先归其不胜，故先泻其不胜，次泻其来胜也。佐以辛酸，以咸泻之。

帝曰：六气之复何如（叙六复之病）？岐伯曰：悉乎哉问也！厥阴之复，少腹坚痛，里急暴痛，偃木飞沙，倮虫不荣，厥心痛，汗发呕吐，饮食不入，入而复出，筋骨掉眩，清厥，甚则入脾，食痹而吐。冲阳绝，死不治。

少阴之复，燠热内作，烦躁鼽嚏，少腹绞痛，火见燔焫，嗌燥，分注时止，气动于左，上行于右，咳，皮肤痛，暴瘖，心痛，郁冒不知人，乃洒淅恶寒，振栗谵妄，寒已而热，渴而欲饮，少气骨痿，隔肠不便，外为浮肿，哕噫，赤气后化，流水不冰，热气大行，介虫不复，病疿胗疮疡，痈疽痤痔，甚则入肺，咳而鼻渊。天府绝，死不治。

太阴之复，湿变乃举，体重中满，食饮不化，阴气上厥，胸中不便，饮发于中，咳喘有声，大雨时行，鳞见于陆，头顶痛重，而掉瘛尤甚，呕而密默，唾吐清液，甚则入肾，窍泻无度。太溪绝，死不治。

少阳之复，大热将至，枯燥燔爇[①]，介虫乃耗，惊瘛咳衄，心热烦躁，便数，憎风，厥气上行，面如浮埃，目乃瞤瘛，火气内发，上为口糜，呕逆，血溢血泄，发而为疟，恶寒鼓栗，寒极反热，嗌络焦槁，渴引水浆，色变黄赤，少气脉萎，化而为水，传为胕肿，甚则入肺，咳而血泄。尺泽绝，死不治。

阳明之复，清气大举，森木苍干，毛虫乃厉。病生胠胁，气归于左，善太息，甚则心痛否满，腹胀而泄，呕苦，咳哕，烦心，病在鬲中，头痛，甚则入肝，惊骇筋挛。太冲绝，死不治。

太阳之复，厥气上行，水凝雨冰，羽虫乃死，心胃生寒，胸膈不利，心痛否满，头痛善悲，时眩仆，食减，腰脽反痛，屈伸不便，地裂冰坚，阳光不治，少腹控睾，引腰脊，上冲心，唾出清水，及为哕噫，甚则入心，善忘善悲。神门绝，死不治。

---

① 燔爇：爇，音 nuò 若。焚烧。

帝曰：善。治之奈何（接叙治法以完本义）？岐伯曰：厥阴之复，治以酸寒，佐以甘辛，以酸泻之，以甘缓之。少阴之复，治以咸寒，佐以苦辛，以甘泻之，以酸收之，辛苦发之，以咸软之。太阴之复，治以苦热，佐以酸辛，以苦泻之，燥之泄之。少阳之复，治以咸冷，佐以苦辛，以咸软之，以酸收之，辛苦发之。发不远热，无犯温凉，少阴同法。阳明之复，治以辛温，佐以苦甘，以苦泄之，以苦下之，以酸补之。太阳之复，治以咸热，佐以甘辛，以苦坚之。治诸胜复（总束上文），寒者热之，热者寒之，温者清之，清者温之，散者收之，抑者散之，燥者润之，急者缓之，坚者软之，脆者坚之，衰者补之，强者泻之，各安其气，必清必静，则病气衰去，归其所宗，此治之大体也。以上备叙天泉胜复证治，大义已明，下文皆申叙前义也。

帝曰：善。气之上下何谓也（申释天地之位）？岐伯曰：身半以上，其气三矣，天之分也，天气主之；身半以下，其气三矣，地之分也，地气主之。以名命气，以气命处，而言其病（语意极显，天地乃借名耳）。半，所谓天枢也。故上胜而下俱病者，以地名之；下胜而上俱病者，以天名之。所谓胜至，报气屈伏而未发也（递到胜复，与天地作钩连之致）。复至则不以天地异名，皆如复气为法也。初胜必有复气深藏于内，故以天地异名，以示气有偏据，治宜安其屈伏也，复至则病从内发，往往上下俱病，而无分于升降矣。故可直治其复也。

帝曰：胜复之动（申释胜复之时），时有常乎？气有必乎？岐伯曰：时有常位，而气无必也。帝曰：愿闻其道也。岐伯曰：初气终三气，天气主之，胜之常也；四气尽终气，地气主之，复之常也。有胜则复，无胜则否。帝曰：善。复已而胜何如？岐伯曰：胜至则复，无常数也，衰乃止耳。复已而胜，不复则害，此伤生也。此“胜至”谓复气之太过也，又必有复气之迭至，上文所谓复至不以天地异名者，又未可泥也。治复更有安其屈伏之义矣。帝曰：复而反病何也？岐伯曰：居非其位，不相得也。大复其胜则主胜之，故反病也。所谓火燥热也。谓复而反病者，皆不当其时而发之太过之故也，如夏凉，而秋又太热之类。帝曰：治之何如？岐伯曰：夫气之胜也，微者随之，甚者制之；气之复也，和者平之，暴者夺之。皆随胜气，安其屈伏，无问其数，以平为期，此其道也。上二段申叙天地之位、胜复之时，当作一节读。

帝曰：善。客主之胜复奈何（又以客主之义，发明六气内外之病，亦与上胜复作钩连之致）？岐伯曰：客主之气，胜而无复也。帝曰：其逆从何如？岐伯曰：主胜逆，客胜从，天之道也。主胜，内伤也；客胜，外感也。故内重者逆，外重者从。帝曰：其生病何如？岐伯曰：厥阴司天，客胜则耳鸣掉眩，甚则咳；主胜则胸胁痛，舌难以言。少阴司天，客胜则鼽嚏，颈项强，肩背瞀热，头痛，少气，发热，耳聋目瞑，甚则胕肿，血溢，疮疡，咳喘；主胜则心热烦躁，甚则胁痛支满。太阴司天，客胜则首面胕肿，呼吸气喘；主胜则胸腹满，食已而瞀。少阳司天，客胜则丹胗外发，及为丹熛[1]疮疡，呕逆喉痹，头痛嗌肿，耳聋血溢，内为瘛瘲；主胜则胸满，咳仰息，甚而有血，手热。阳明司天，清复内余，则咳衄嗌塞，心鬲中热，咳不止面[2]白血出者死。太阳司天，客胜则胸中不利，出清涕，感寒则咳；主胜则喉嗌中鸣。

厥阴在泉，客胜则大关节不利，内为痉强拘瘛，外为不便；主胜则筋骨繇并[3]，腰腹时痛。少阴在泉，客胜则腰痛，尻股膝髀腨胻足病，瞀热以酸，胕肿，不能久立，溲便变；主胜则厥气上行，心痛发热鬲中，众痹皆作，发于胠胁，魄汗不藏，四逆而起。太阴在泉，客胜则足痿下重，便溲不时，湿客下焦，发而濡泻，及为肿，隐曲之疾；主胜则寒气逆满，食饮不下，甚则为疝。少阳在泉，客胜则腰腹痛，而反恶寒，甚则下白溺白；主胜则热反上行，而客于心，心痛发热，格中而呕。少阴同候。阳明在泉，客胜则清气动下，少腹坚满而数便泻；主胜则腰重腹痛，少腹生寒，下为鹜溏，则寒厥于肠，上冲胸中，甚则喘，不能久立。太阳在泉，寒复内余，则腰尻痛，屈伸不利，股胫足膝中痛。

帝曰：善。治之奈何（接叙治法）？岐伯曰：高者抑之，下者举之，有余折之，不足补之，佐以所利，和以所宜，必安其主客，适其寒温，同者逆之，异者从之。

---

① 丹熛：熛，音 biāo 标。红色皮疹。

② 面：面，原作“而”，据于鬯《香草续校书》改。

③ 繇并：摇动强直。

帝曰：治寒以热，治热以寒，气相得者逆之，不相得者从之，余以知之矣。其于正味何如？岐伯曰：木位之主，其泻以酸（辨五味补泻），其补以辛（主以五藏言）。火位之主，其泻以甘，其补以咸。土位之主，其泻以苦，其补以甘。金位之主，其泻以辛，其补以酸。水位之主，其泻以咸，其补以苦。厥阴之客（客以六气言），以辛补之，以酸泻之，以甘缓之。少阴之客，以咸补之，以甘泻之，以咸收之。太阴之客，以甘补之，以苦泻之，以甘缓之。少阳之客，以咸补之，以甘泻之，以咸软之。阳明之客，以酸补之，以辛泻之，以苦泄之。太阳之客，以苦补之，以咸泻之，以苦坚之，以辛润之。开发腠理，致津液，通气也。以上详叙主客胜负之病，而以治法结之。主客即从上文天地胜复之中，分别内外之证，非别有一事也。自此以下，皆反复审明治法之义。

帝曰：善。愿闻阴阳之三也何谓（以阴阳承上文起）？岐伯曰：气有多少，异用也。帝曰：阳明何谓也？岐伯曰：两阳合明也。帝曰：厥阴何谓也？岐伯曰：两阴交尽也。帝曰：气有多少，病有盛衰，治有缓急，方有大小，愿闻其约奈何（从阴阳卸到病与治）？岐伯曰：气有高下，病有远近，证有中外，治有轻重，适其至所为故也（总叙一笔）。《大要》曰：君一臣二，奇之制也；君二臣四，偶之制也；君二臣三，奇之制也；君三①臣六，偶之制也。故曰：近者奇之（叙用方之法），远者偶之，

① 三：顾本作“二”。

汗者不以奇，下者不以偶。补上治下制以缓，补下治下制以急，急则气味厚，缓则气味薄，适其至所，此之谓也。病所远而中道气味之者，食而过之，无越其制度也。是故平气之道，近而奇偶，制小其服也；远而奇偶，制大其服也。大则数少，小则数多，多则九之，少则二之。奇之不去则偶之，是谓重方；偶之不去，则反佐以取之，所谓寒热温凉，反从其病也。帝曰：善。病生于本，余知之矣。生于标者，治之奈何？岐伯曰：病反其本，得标之病，治反其本，得标之方。以上论制方之法，收笔落到标本，与后节遥作上下钩连之致。

帝曰：善。六气之胜，何以候之？岐伯曰：乘其至也（叙六胜之病机）。清气大来，燥之胜也，风木受邪，肝病生焉。热气大来，火之胜也，金燥受邪，肺病生焉。寒气大来，水之胜也，火热受邪，心病生焉。湿气大来，土之胜也，寒水受邪，肾病生焉。风气大来，木之胜也，土湿受邪，脾病生焉。所谓感邪而生病也。乘年之虚，则邪甚也；失时之和，亦邪甚也；遇月之空，亦邪甚也；重感于邪，则病危矣。有胜之气，其必来复也（补“复”字一笔，虑周藻密）。帝曰：其脉至何如（叙六胜之脉象）？岐伯曰：厥阴之至，其脉弦；少阴之至，其脉钩；太阴之至，其脉沉；少阳之至，大而浮；阳明之至，短而涩；太阳之至，大而长。“其脉至何如”句，是问六胜之脉也，而此答以平脉者，得其平气而盛衰之致可推矣。故下文云。至而和则平，至而甚则病，至而反者病，至而不至者病，未至而至者病，阴阳易者危。以上叙六胜之病与脉，文气未完，当与下标本合为一节。

帝曰：六气标本，所从不同奈何（遥承上节，病反其本，两“反”字来）？岐伯曰：气有从本者，有从标本者，有不从标本者也（叙标本之病）。帝曰：愿卒闻之。岐伯曰：少阳太阴从本，少阴太阳从本从标，阳明厥阴不从标本，从乎中也。故从本者，化生于本；从标本者，有标本之化；从中者，以中气为化也。帝曰：脉从而病反者（叙标本之脉），其诊何如？岐伯曰：脉至而从，按之不鼓，诸阳皆然。帝曰：诸阴之反，其脉何如？岐伯曰：脉至而从，按之鼓甚而盛也。是故百病之起，有生于本者，有生于标者，有生于中气者，有取本而得者，有取标而得者，有取中气而得者，有取标本而得者，有逆取而得者，有从取而得者（叙标本之治）。逆，正顺也。若顺，逆也。故曰：知标与本，用之不殆（唱叹标本之用，以收束本节），明知逆顺，正行无问。此之谓也。不知是者，不足以言诊，足以乱经。故《大要》曰：粗工嘻嘻，以为可知，言热未已，寒病复始，同气异形，迷诊乱经。此之谓也。夫标本之道，要而博，小而大，可以言一而知百病之害，言标与本，易而勿损，察本与标，气可令调，明知胜复，为万民式，天之道毕矣。以上叙标本之病与脉及治法。标本即从六胜中分辨出来，即报气屈伏之义，本为胜，而复为标也。但胜复又各有标本，是病气传变之事也。

帝曰：胜复之变，早晏何如（上节重叙六胜，此节重叙六复)？岐伯曰：夫所胜者，胜至已病，病已愠愠[1]，而复已萌也。夫所复者，胜尽而起（语气偏重复边），得位而甚，胜有微甚，复有少多，胜和而和，胜虚而虚（以上论胜复之机），天之常也。帝曰：胜复之作，动不当位，或后时而至，其故何也（虽胜复并举，而所叙之事却偏重在复，细读《六元正纪论》便知此节大旨，已详于彼论五发之中也)？岐伯曰：夫气之生与其化，衰盛异也。寒暑温凉，盛衰之用，其在四维。故阳之动，始于温，盛于暑；阴之动，始于清，盛于寒。春夏秋冬，各差其分。故《大要》曰：彼春之暖，为夏之暑，彼秋之忿，为冬之怒，谨按四维，斥候皆归，其终可见，其始可知。此之谓也。帝曰：差有数乎？（以上论早晏之时）岐伯曰：又凡三十度也。"又"字无着，当是"差"之讹也。帝曰：其脉应皆何如？岐伯曰：差同正法，待时而去也。正法即前节所叙六胜之脉也。盖某气之至，即见某脉，胜复与正化无二诊也。《脉要》曰：春不沉，夏不弦，冬不涩，秋不数，是谓四塞。沉甚曰病，弦甚曰病，涩甚曰病，数甚曰病，参见曰病，复见曰病，未去而去曰病，去而不去曰病，反者死。故曰：气之相守司也，如权衡之不得相失也。夫阴阳之气，清静则生化治，动则苛疾起（以上论早晏之脉），此之谓也。帝曰：幽明何如？岐伯曰：两阴交尽故曰幽，两阳合明故曰明，幽明之配，寒暑之异也。帝曰：分至何如？岐伯曰：气至之谓至，气分之谓

---

① 愠愠：蓄积。

分，至则气同，分则气异，所谓天地之正纪也（以上又补叙早晏两笔）。帝曰：夫子言春秋气始于前，冬夏气始于后，余已知之矣。然六气往复，主岁不常也，其补泻奈何（以下归到治法作收）？岐伯曰：上下所主，随其攸利，正其味，则其要也，左右同法。《大要》曰：少阳之主，先甘后咸；阳明之主，先辛后酸；太阳之主，先咸后苦；厥阴之主，先酸后辛；少阴之主，先甘后咸；太阴之主，先苦后甘。佐以所利，资以所生，是谓得气。叙胜复之时与脉及治，而偏重在复一边，与上节为对待，词意亦详略互出也。其带定“胜”字，与上节找补“复”字同法。

帝曰：善。夫百病之生也，皆生于风寒暑湿燥火，以之化之变也（掀然大波起，从此至篇末，一气贯注）。经言盛者泻之，虚者补之，余锡[①]以方士，而方士用之，尚未能十全，余欲令要道必行，桴鼓相应，犹拔刺雪污，工巧神圣，可得闻乎？岐伯曰：审察病机，无失气宜，此之谓也。帝曰：愿闻病机何如？岐伯曰：诸风掉眩，皆属于肝（施治必先知证，故先叙审证之法）。诸寒收引，皆属于肾。诸气膹郁，皆属于肺。诸湿肿满，皆属于脾。诸热瞀瘛，皆属于火。诸痛痒疮，皆属于心。诸厥固泄，皆属于下。诸痿喘呕，皆属于上。诸禁鼓栗，如丧神守，皆属于火。诸痉项强，皆属于湿。诸逆冲上，皆属于火。诸胀腹大，皆属于热。诸躁狂越，皆属

① 锡：通“赐”。

于火。诸暴强直，皆属于风。诸病有声，鼓之如鼓，皆属于热。诸病胕肿，疼酸惊骇，皆属于火。诸转反戾，水液浑浊，皆属于热。诸病水液，澄澈清冷，皆属于寒。诸呕吐酸，暴注下迫，皆属于热。故《大要》曰：谨守病机，各司其属，有者求之，无者求之，盛者责之，虚者责之，必先五胜，疏其血气，令其调达，而致和平（归到治法作收）。此之谓也。以上特笔提起以病机领起治法，为后半篇之冒。

帝曰：善。五味阴阳之用何如（叙五味阴阳，是调内病也）？岐伯曰：辛甘发散为阳，酸苦涌泄为阴，咸味涌泄为阴，淡味渗泄为阳。六者或收或散，或缓或急，或燥或润，或软或坚，以所利而行之，调其气使之①平也。帝曰：非调气而得者，治之奈何？有毒无毒，何先何后，愿闻其道（叙有毒无毒，及制之大小，治外病也）。岐伯曰：有毒无毒，所治为主，适大小为制也。帝曰：请言其制。岐伯曰：君一臣二，制之小也；君一臣二佐五，制之中也；君一臣三佐九，制之大也。寒者热之，热者寒之，微者逆之，甚者从之，坚者削之，客者除之，劳者温之，结者散之，留者攻之，燥者濡之，急者缓之，散者收之，损者温之，逸者行之，惊者平之，上之下之，摩之浴之，薄之劫之，开之发之，适事为故。以上论内外调治之大法。

帝曰：何谓逆从（接叙外病治法之逆从）？岐伯曰：

① 之：顾本作“其”。

逆者正治，从者反治，从少从多，观其事也。帝曰：反治何谓？岐伯曰：热因寒用，寒因热用，塞因塞用，通因通用，必伏其所主，而先其所因，其始则同，其终则异，可使破积，可使溃坚，可使气和，可使必已。帝曰：善。气调而得者何如（叙内病治法之逆从）？岐伯曰：逆之从之，逆而从之，从而逆之，疏气令调，则其道也。帝曰：善。病之中外何如（合叙内外俱病治法之先后）？岐伯曰：从内之外者，调其内；从外之内者，治其外；从内之外而盛于外者，先调其内，而后治其外；从外之内而盛于内者，先治其外，而后调其内；中外不相及，则治主病。帝曰：善。以上申"微者逆之，甚者从之"义。

火热复，恶寒发热，有如疟状，或一日发，或间数日发，其故何也（另提，以寒热之病引起寒热之治）？岐伯曰：胜复之气，会遇之时，有多少也。阴气多而阳气少，则其发日远；阳气多阴气少，则其发日近。此胜复相薄，盛衰之节。疟亦同法。按：自火热至此，于上下文义不甚关切，亦恐错简。帝曰：论言治寒以热，治热以寒（接叙寒热之治），而方士不能废绳墨而更其道也。有病热者，寒之而热，有病寒者，热之而寒，二者皆在，新病复起，奈何治之？岐伯曰：诸寒之而热者取之阴，热之而寒者取之阳，所谓求其属也（此叙其治之法）。帝曰：善。服寒而反热，服热而反寒，其故何也？岐伯曰：治其王气，是以反也（此辨其治之理）。帝曰：不治王而然者何也？岐伯曰：悉乎哉问也！不治五味属也（篇中处处归到五味，此更以五味合到五藏，是通篇治法之归宿也）。夫五味入胃，各归所喜攻，酸先入肝，苦先入心，甘先入脾，辛先入肺，咸先入肾，久而增气，物化之常也，气增而久，夭之由也。以上申“寒者热之，热者寒之”之义。帝曰：善。方制君臣何谓也（从上文五味中分出君臣来）？岐伯曰：主病之谓君，佐君之谓臣，应臣之谓使，非上下三品之谓也。帝曰：三品何谓？岐伯曰：所以明善恶之殊贯也（带叙三品之义）。帝曰：善。病之中外何如（又从三品上申辨一笔）？此疑君臣非三品者，将毋不问病之中外，而皆无择于善恶乎？下乃答以因病施法之旨，即上前有毒无毒，所治为主之义耳。岐伯曰：调气之方，必别阴阳，定其中外，各守其乡，内者内治，外者外治，微者调之，其次平之，盛者夺之，汗之下之，寒热温凉，衰之以属，随其攸利，谨道如法，万举万全，气血正平，长有天命。以上余波作结，读之悠然不尽。帝曰：善。

词清而辨理精而显，不入晦涩，不涉幽渺，广大浩博之中，有好整以暇之度，大论诸文，此篇最切于用。愿书万本，诵万遍，口角流沫，右手胝。篇法有提掇，有关束，有穿插，有紧承，有遥接，有逆射，有顺拖，无法不备，无美不臻，处处见指点，懔掣神理，觉圣人慈祥恺恻①之心，千载下犹片片从面前流过也，岂非天地至文！合观通篇大意，固不外于审证施治，而头绪太繁，尤有可得而言者。起三节，叙天地人物之气化，固

① 恺恻：恺，音 kǎi 凯。和乐恻隐。

通篇之总冒也。次叙天泉胜复之病，而各以治法束之，看似详晰，实仍止浑，叙大体，下乃申天地之位，申胜复之机，是释天泉胜复四项之义也。申论胜复之主客，是就前天泉胜复四项病证，分别有内伤外感之不同也。申论五味之补泻，是就前四项治法，分别有补泻之不同也。四段申释前义，犹觉有未尽之旨，于是以阴阳之三唱起，气有多少，方有大小，即接发六胜之病机脉象与治法之有标本也。接发六复之差度，脉变与治法，五味之先后也。大义已无遗矣，犹恐词繁难寻要领也，于是重行提起，总括百病病机于十九条。百病者，赅内外而言也。故接叙调内者，五味阴阳之用；治外者，有毒无毒；方剂大小之制；逆之从之之理，寒之热之之义，而仍以方之君臣，病之中外结之。通篇大旨，论证则以分别内外为重，论治则以五味补泻为重也。详篇中主客之义，与前人所诠殊不相侔，窃以为必内伤外感之辨也。如太阳司天而主胜者，即为内寒盛于上焦立影也；太阳司天而客胜者，即为外寒中于上焦立影也；太阳在泉而主胜者，即为内寒盛于下焦立影也；太阳在泉而客胜者，即为外寒中于下焦立影也。余气同此。

第二十三卷

著至教论篇第七十五

黄帝坐明堂，召雷公而问之曰：子知医之道乎？雷公对曰：诵而颇能解，解而未能别，别而未能明，明而未能彰，读书能分出如许心界，方为有得。解者，知其词说也；别者，知其意之有所指也；明者，知其理之根源也；彰者，知其理之无不通也。足以治群僚，不足至侯王，愿得受树天之度（有故作估屈之态），四时阴阳合之，别星辰与日月光，以彰经术，后世益明，上通神农，著至教，疑于二皇。林亿云：疑，全元起本作“拟”。帝口：善。无失之，此皆阴阳表里上下雌雄相输应也，而道上知天文，下知地理，中知人事，可以长久，以教众庶，亦不疑殆。医道论篇，可传后世，可以为宝。雷公曰：请受道，讽诵用解（以上泛论）。帝曰：子不闻《阴阳传》乎？曰：不知。曰：大二阳天为业（以下专论三阳），林亿云：天，《太素》作“大”。上下无常，合而病至，偏害阴阳。雷公曰：三阳莫当，请闻其解。帝曰：三阳独至者，是三阳并至，并至如风雨，上为巅疾，下为漏病。林亿云：漏病，便不禁也。外无期，内无正，不中经纪，诊无上下，以书别之[①]。雷公曰：臣治疏愈，说意而已。帝曰：三阳者，至阳也，积并则为惊，病起疾风，至如霹雳[②]，九窍皆塞，阳气滂溢，干嗌喉塞。即所谓阴不胜其阳，脉流薄疾并乃狂也。并于阴，则上下无常，薄为肠澼。此谓三阳直心，坐不得起，卧者便身全，《甲乙经》作“卧便身重”。三阳之病也[③]。且以知天下，何以别阴阳，应四时，合之五行。雷公曰：阳言不别，阴言不理，请起受解，以为至道。帝曰：子若受传，不知合至道，以惑师教，语子至道之要。病伤五藏，筋骨以消，子言不明不别，是世主学尽矣。肾且绝，惋惋日暮，从容不出，人事不殷。此盖肾绝之病情也，然文义不全，当有断简。

文义不全，当有断简。论三阳并至，义颇精，可识巅厥诸暴病之机矣。

示从容论篇第七十六

黄帝燕坐，召雷公而问之曰：汝受术诵书者，若能览观杂学，及于比类，通合道理，为余言子所长，五藏六府，胆、胃、大小肠、脾、胞、膀胱、脑髓，涕、唾、哭、泣、悲、哀，水所从行，此皆人之所生，治之

---

① 之：顾本无此字。

② 霹雳：原作“辟礰”，连绵词。

③ 也：顾本无此字。

过失，子务明之，可以十全，即不能知，为世所怨。雷公曰：臣请诵《脉经·上下篇》甚众多矣，别异比类，犹未能以十全，又安足以明之？

帝曰：子别试通五藏之过，六府之所不和，针石之败，毒药所宜，汤液滋味，具言其状，悉言以对，请问不知。雷公曰：肝虚、肾虚、脾虚，皆令人体重烦冤，当投毒药、刺灸、砭石、汤液，或已或不已，愿闻其解。帝曰：公何年之长而问之少，余真问以自谬也。吾问子窈冥①，子言《上下篇》以对，何也？夫脾虚浮似肺，肾小浮似脾，肝急沉散似肾，此皆工之所时乱也，然从容得之。若夫三藏土木水参居，此童子之所知，问之何也？篇首至此分两段读，笔意忽离忽即，忽操忽纵，两“何也”逼得紧。

雷公曰：于此有人，头痛筋挛骨重，怯然少气，哕噫腹满，时惊不嗜卧，此何藏之发也？脉浮而弦，切之石坚，不知其解，复问所以三藏者，以知其比类也。帝曰：夫从容之谓也（神来之笔）。夫年长则求之于府，年少则求之于经，年壮则求之于藏。今子所言皆失，八风菀熟，五藏消烁，传邪相受。夫浮而弦者，是肾不足也；沉而石者，是肾气内著也（一喷一醒）；怯然少气者，是水道不行，形气消索也；咳嗽烦冤者，是肾气之逆也。一人之气，病在一藏也。若言三藏俱行，不在法也。此四句义有难晓。一人之气，病兼二三藏者，事之所常有，

① 窈冥：深奥难懂之事。

经之所已言也。即如脉之浮弦，而按之石坚者，固曾见之矣，岂此文别有专指耶？

雷公曰：于此有人，四支解堕，喘咳血泄，而愚诊之，以为伤肺，切脉浮大而紧，愚不敢治，粗工下砭石，病愈多出血，血止身轻，此何物也？帝曰：子所能治，知亦众多，与此病失矣。譬以鸿飞，亦冲于天。夫圣人之治病，循法守度，援物比类，化之冥冥，循上及下，何必守经。今夫脉浮大虚者，是脾气之外绝，去胃外归阳明也（语意可玩）。脾气不根，外浮于经，故脉浮大，是阴气外越也。夫二火不胜三水，是以脉乱而无常也。紧脉，左右弹而无常，是寒盛而阳气不得伸也。四支解惰，此脾精之不行也。喘咳者，是水气并阳明也。血泄者，脉急血无所行也。经脉得寒而缩急，血不得畅行而旁溢也。若夫以为伤肺者（折转），由失以狂也。不引比类，是知不明也。夫伤肺者（申伤肺之证，是比类之法也），脾气不守，胃气不清，经气不为使，真藏坏决，经脉傍绝，五藏漏泄，不衄则呕，此二者不相类也。“二”字是合伤肺，与上脾病言之。譬如天之无形，地之无理，白与黑相去远矣。是失，吾过矣。以子知之，故不告子，明引比类、从容，是以名曰诊轻，轻，当作“经”。是谓至道也。

笔机清利，掉运极灵，而乏深厚宽博之致。论诸脉主病，确凿不移。“一人之气，病在一藏”二语，读者当以意会之。可见古人审病之精，必推见病气发原之一藏，以为施治之的。

疏五过论篇第七十七

黄帝曰：呜呼远哉！闵闵乎若视深渊，若迎浮云，视深渊尚可测，迎浮云莫知其际。圣人之术，为万民式，论裁志意，必有法则，循经守数，按循医事，为万民副。故事有五过四德（总提），汝知之乎？雷公避席再拜曰：臣年幼小，蒙愚以惑，不闻五过与四德，比类形名，虚引其经，心无所对（一顿）。诵其词而未得其意也。

帝曰：凡未诊病者（分叙，以下皆七情内伤之病），必问尝贵后贱，虽不中邪，病从内生，名曰脱营。尝富后贫，名曰失精，五气留连，病有所并。医工诊之，不在藏府，不变躯形，诊之而疑，不知病名。身体日减，气虚无精，病深无气，洒洒然时惊。病深者，以其外耗于卫，内夺于荣也[①]。良工所失，不知病情，此[②]治之一过也。

欲[③]诊病者，必问饮食居处，暴乐暴苦，始乐后苦，皆伤精气，精气竭绝，形体毁沮。暴怒伤阴，暴喜伤阳，厥气上行，满脉去形。愚医治之，不知补泻，不知病情，精华日脱，邪气乃并，此治之二过也。

善为脉者，必以比类奇恒，从容知之，为工而不知道，此诊之不足贵，此治之三过也。诊有三常，必问贵

---

① 也：顾本无此字。

② 此：此后顾本有“亦”字。

③ 欲：此前顾本有“凡”字。

贱，封君败伤，及欲侯王。故贵脱势，虽不中邪，精神内伤，身必败亡。始富后贫，虽不伤邪，皮焦筋屈，痿躄为挛。医不能严，不能动神，外为柔弱，乱至失常，病不能移，则医事不行，此治之四过也。

凡诊者，必知终始，有[1]知余绪，切脉问名，当合男女。离绝菀结，忧恐喜怒，五藏空虚，血气离守，工不能知，何术之语？尝当大伤，斩筋绝脉，身体复行，令泽不息，故伤败结，留薄归阳，脓积寒炅。粗工治之，亟刺阴阳，身体解散，四支转筋，死日有期。医不能明，不问所发，唯言死日，亦为粗工，此治之五过也。

凡此五者，皆受术不通（总束），人事不明也。故曰：圣人之治病也（振起，以圣人镇住通篇全局），必知天地阴阳，四时经纪，五藏六府，雌雄表里，刺灸砭石、毒药所主，从容人事，以明经道，贵贱贫富，各异品理，问年少长，勇怯之理，审于分部，知病本始，八正九候，诊必副矣。

治病之道（反复唱叹作收），气内为宝，循求其理，求之不得，过在表里。守数据治，无失俞理，能行此术，终身不殆。不知俞理，五藏菀熟，痈发六府，诊病不审，是谓失常。谨守此治，与经相明。《上经》《下经》，揆度阴阳，奇恒五中，决以明堂，审于终始，可以横行。

流利疏畅，似非太古之文。

---

① 有：通“又”。

征四失论篇第七十八

黄帝在明堂，雷公侍坐。黄帝曰：夫子所通书受事众多矣，试言得失之意，所以得之，所以失之（造句颇灵）。雷公对曰：循经受业，皆言十全，其时有过失者，请闻其事解也。帝曰：子年少，智未及邪？将言以杂合耶？夫经脉十二，络脉三百六十五，此皆人之所明知，工之所循用也。所以不十全者，精神不专，志意不理，外内相失，故时疑殆。诊不知阴阳逆从之理，此治之一失矣。受师不卒，妄作杂术，谬言为道，更名自功，妄用砭石，后遗身咎，此治之二失也。不适贫富贵贱之居，坐之薄厚，形之寒温，不适饮食之宜，不别人之勇怯，不知比类，足以自乱，不足以自明，此治之三失也。诊病不问其始，忧患饮食之失节，起居之过度，或伤于毒，不先言此，卒持寸口，何病能中？妄言作名，为粗所穷，此治之四失也。是以世人之语者，驰千里之外，不明尺寸之论，诊无人事。治数之道，从容之葆，坐持寸口，诊不中五脉，百病所起，始以自怨，遗师其咎。是故治不能循理，弃术于市，妄治时愈，愚心自得（句法颇练）。呜呼！窈窈冥冥，孰知其道？道之人者，拟于天地，配于四海，汝不知道之谕，受以明为晦。

所论医失，乃下士浇风，岂明堂大论哉！不独文章，气体之薄矣。

第二十四卷

阴阳类论篇第七十九

孟春始至，黄帝燕坐，临观八极，正八风之气，而问雷公曰：阴阳之类，经脉之道，五中所主，何藏最贵？雷公对曰：春甲乙，青中主，肝治七十二日，是脉之主时，臣以其藏最贵。帝曰：却念上下经，阴阳从容，子所言贵，最其下也（一顿）。雷公致斋七日，旦复侍坐。帝曰：三阳为经，二阳为维，一阳为游部，此知五藏终始。三阴[①]为表，二阴为里，一阴至绝作朔晦，却具合以正其理（总提三阳三阴）。雷公曰：受业未能明。帝曰：所谓三阳者（分叙三阳三阴），太阳为经，三阳脉至手太阴，弦浮而不沉，决以度，察以心，合之阴阳之论。所谓二阳者，阳明也，至手太阴，弦而沉急不鼓，炅至以病皆死。一阳者，少阳也，至手太阴，上连人迎，弦急悬不绝，此少阳之病也，专阴则死。三阴者，六经之所主也，交于太阴，伏鼓不浮，上空志心。二阴至肺，其气归膀胱，外连脾胃。一阴独至，经绝，经气

---

① 阴：原作“阳”，据《类经》改。

外浮，不能内合，故脉浮滑，按之即空。气浮不鼓，钩而滑。此六脉者（总束上文，以上重论阴阳之脉也），乍阴乍阳，交属相并，缪通五藏，合于阴阳，先至为主，后至为客。脉至有先后，所谓头本也。主客未详，或者此先至，指其人之常脉也，后至指其脉之乍变也。

雷公曰：臣悉尽意，受传经脉，颂得从容之道，以合《从容》，不知阴阳，不知雌雄。帝曰：三阳为父（又总提），二阳为卫，一阳为纪；三阴为母，二阴为雌，一阴为独使。二阳一阴（又分叙），阳明主病，不胜一阴，脉[①]软而动，九窍皆沉。三阳一阴，太阳脉胜，一阴不能止，内乱五藏，外为惊骇。二阴二阳，病在肺，少阴脉沉，胜肺伤脾，外伤四支。二阴二阳皆交至，病在肾，骂詈妄行，巅疾为狂。二阴一阳，病出于肾，阴气客游于心，脘下空窍堤，闭塞不通，四支别离。阴气即肾气也，上逆心包，下控少腹膀胱，以致闭塞不通，四支别离，是心疝也。窍堤者，窍以为通，堤以为束，即膀胱也。一阴一阳代绝，代绝，软弱之极也。此阴气至心，上下无常，出入不知，喉咽干燥，病在土脾。二阳三阴，至阴皆在，阴不过阳，阳气不能止阴，阴阳并绝，阴阳二气隔而不和，是气血不能相从也。浮为血瘕，沉为脓胕。阴阳皆壮，下至阴阳，若二气皆壮而不和，是即阴阳并至也，必见证于前后二阴，谓二便之或不通，或不禁也。上合昭昭，下合冥冥，诊决死生之期，遂合岁首（此重论阴阳之病

---

① 脉：原脱，据《甲乙经》补。

也，落到死生引下短期）。

雷公曰：请问短期。黄帝不应。雷公复问。黄帝曰：在经论中。雷公曰：请闻短期。黄帝曰：冬三月之病（紧顶“期”字说下），病合于阳者，至春正月，脉有死征，皆归出春。冬三月之病，在理已尽，四字当有错落。草与柳叶皆杀，【春】林亿云：《太素》无“春”字。阴阳皆绝，期在孟春。春三月之病，曰阳杀，阴阳皆绝，期在草干。夏三月之病，至阴不过十日，阴阳交，期在溓水。秋三月之病，三阳俱起，不治自已。阴阳交合者，立不能坐，坐不能起。三阳独至，期在石水。二阴林亿云：全元起本作“三阴”。独至，期在盛水。

风神朗秀，气体大方。

方盛衰论篇第八十

雷公请问：气之多少，何者为逆？何者为从？黄帝答曰：阳从左，阴从右，老从上，少从下。是以春夏归阳为生，归秋冬为死，反之，则归秋冬为生。是以气多少，逆皆为厥（总冒）。无论气之多少，但逆皆为厥也。问曰：有余者厥耶？答曰：一上不下，寒厥到膝（此逆而下寒重者），少者秋冬死，老者秋冬生。气上不下（此逆而上起重者，言其证似有余，而实起于不足也，诊者每易眩惑），头痛巅疾，求阳不得，求阴不审，五部隔无征，若居旷野，若伏空室，绵绵乎属不满日（一顿）。是以少气之厥（直指少气之厥），令人妄梦，其极至迷。三阳绝，三阴微，是为少气。言其脉浮极而沉微，是气并于阳而阴不足也。是以肺气虚，则使人梦见白物，见人斩血藉藉[①]，得其时，则梦见兵战。肾气虚，则使人梦见舟船溺人，得其时，则梦伏水中，若有畏恐。肝气虚，则梦见菌香按：《脉经》作"园苑"。林亿云：全注云，菌香是桂。生草，得其时则梦伏树下不敢起。心气虚，则梦救火阳物，得其时则梦燔灼。脾气虚，则梦饮食不足，得其时则梦筑垣盖屋。此皆五藏气虚，阳气有余，阴气不足，合之五诊，调之阴阳，以在经脉（顿住，以下唱叹前意作结）。诊有十度度人：脉度、藏度、肉度、筋度、俞度（提二句）。阴阳气尽，人病自具。脉动无常（泛论脉气之变），散阴颇阳，脉脱不具，诊无常行，诊必上下，度民君卿，受师不卒，使术不明，不察逆从，是为妄行（泛论诊脉之难），持雌失雄，弃阴附阳，不知并合，诊故不明，传之后世，反论自章（顿一笔）。至阴虚，天气绝（遥承三阳绝，三阴微，来交互以申其义，归到阴阳并交）；至阳盛，地气不足；阴阳并交，至人之所行。阴阳并交者，阳气先至，阴气后至。阴阳和同，则先后相从，浮沉相得也，先至后至，脉之头本也。是以圣人持诊之道（落到圣人），先后阴阳而持之，《奇恒之势》乃六十首，诊合微之事，追阴阳之变，章五中之情，其中之论，取虚实之要，定五度之事，知此乃足以诊。是以切阴不得阳，诊消亡（又反叙以游衍交势）；得阳不得阴，守学不湛；知

---

① 藉藉：杂乱无章貌。

左不知右，知右不知左，知上不知下，知先不知后，故治不久。知丑知善，知病知不病，知高知下，知坐知起，知行知止，用之有纪，诊道乃具，万世不殆。起所有余，知所不足，度事上下，脉事因格。是以形弱气虚死；形气有余，脉[1]不足死；脉气有余，形气不足生（折入正面，收束通篇）。是以诊有大方，坐起有常，出入有行，以转神明，必清必净，上观下观，司八正邪，别五中部，按脉动静，循尺滑涩，寒温之意，视其大小，合之病能[2]，逆从以得，复知病名，诊可十全，不失人情。故诊之，或视息视意，故不失条理，道甚明察，故能长久。不知此道，失经绝理，妄言妄期，此谓失道。

发挥"厥"字，以"虚"字为根源，以"阴阳并交"为归宿，层次清楚，笔致松秀。

解精微论篇第八十一

黄帝在明堂，雷公请曰：臣受业，传之行教，以经论、从容形法、阴阳刺灸、汤药所滋行治，有贤不肖，未必能十全。若先言悲哀喜怒，燥湿寒暑，阴阳妇女，请问其所以然者，卑贱富贵，人之形体，所从群下，通

---

① 脉：此后顾本有"气"字。

② 能：通"态"。

使临事，以适道术，谨闻命矣。请问有毚愚仆漏[1]之问，不在经者，欲闻其状。帝曰：大矣（顿住）。以上间间布置，若无意为文者。公请问：哭泣而泪不出者，若出而少涕，其故何也（点明本义）？帝曰：在经有也（略顿）。复问：不知水所从生（进拶一笔），涕所从出也。帝曰：若问此者，无益于治也（又略顿），工之所知，道之所生也。夫心者（振起，先理头绪），五藏之专精也；目者，其窍也；华色者，其荣也。是以人有德也，则气和于目；有亡，忧知于色（从旁面指证）。是以悲哀则泣下，泣下水所由生（合到正意）。水宗者，积水也；积水者，至阴也；至阴者，肾之精也。宗精之水所以不出者，是精持之也，辅之裹之，故水不行也。夫水之精为志，火之精为神，水火相感，神志俱悲，是以目之水生也。故谚言曰：心悲名曰志悲。志与心精，共凑于目也。是以俱悲则神气传于心，精上不传于志，而志独悲，故泣出也（应泣出）。神气传于心，则精一于上而下，绝于志，志遂独，而悲生矣。独，孤愤之意也。泣涕者脑也，脑者阴也，髓者骨之充也，故脑渗为涕。志者骨之主也，是以水流而涕从之者，其行类也。夫涕之与泣者，譬如人之兄弟，急则俱死，生则俱生，其志以早悲，是以涕泣俱出而横行也。夫人涕泣俱出而相从者，所属之类也（应涕出）。雷公曰：大矣（顿住）。请问人哭泣而泪不出者，

---

① 毚愚仆漏：指愚昧简陋的问题。毚，音 chán 谗。漏，通“陋”。

若出而少，涕不从之何也？帝曰：夫泣不出者，哭不悲也。不泣者，神不慈也。神不慈则志不悲，阴阳相持，是精不上，志不独也。泣安能独来？夫志悲者惋[1]，惋则冲阴，阴者脑也。冲阴则志去目，志去则神不守精，精神去目，涕泣出也。且子独不诵不念夫经言乎，厥则目无所见。夫人厥则阳气并于上（又旁证一笔），阴气并于下。是精上不传于志的影子。阳并于上，则火独光也；阴并于下，则足寒，足寒则胀也。夫一水不胜五火，故目眦盲。是以气[2]目之热气也。冲风，泣下而不止。夫风之中目也，阳气内守于精，是火气燔目，故见风则泣下也。有以比之，夫火疾风生乃能雨（又以旁证作结），此之类也。

紧圆秀润，无笔不转，无转不灵，最宜学步。铸词颇见名贵，其操纵伸缩，皆有可寻之迹。真是金针线脚，初学之阶梯也。

---

① 惋：此指凄惨。

② 气：顾本无此字。

遗篇

刺法论篇第七十二

黄帝问曰：升降不前，气交有变，即成暴郁，余已知之。如何预救生灵，可得却乎？岐伯稽首再拜对曰：昭乎哉问！臣闻夫子言，既明天元，须穷法刺，可以折郁扶运，补弱全真，泻盛蠲余，令除斯苦。帝曰：愿卒闻之。岐伯曰：升之不前，即有甚凶也。木欲升，而天柱窒抑之，木欲发郁，亦须待时，当刺足厥阴之井。火欲升，而天蓬窒抑之，火欲发郁，亦须待时，君火相火，同刺包络之荥。土欲升，而天冲窒抑之，土欲发郁，亦须待时，当刺足太阴之俞。金欲升，而天英窒抑之，金欲发郁，亦须待时，当刺手太阴之经。水欲升，而天英窒抑之，水欲发郁，亦须待时，当刺足少阴之合。

帝曰：升之不前，可以预备，愿闻其降，可以先防。岐伯曰：既明其升，必达其降也。升降之道，皆可先治也。木欲降而地晶①窒抑之，降而不入，抑之郁发，

① 地晶：晶，音 xiá 狭。星名，即金星。

散而可得位，降而郁发，暴如天间之待时也，降而不下，郁可速矣。降可折其所胜也，当刺手太阴之所出，刺手阳明之所入。火欲降而地玄窒抑之，降而不入，抑之郁发，散而可入[①]。当折其所胜，可散其郁，当刺足少阴之所出，刺足太阳之所入。土欲降而地苍窒抑之，降而不下，抑之郁发，散而可入。当折其胜，可散其郁，当刺足厥阴之所出，刺足少阳之所入。金欲降而地彤窒抑之，降而不下，抑之郁发，散而可入。当折其胜，可散其郁，当刺心包络所出，刺手少阳所入也。水欲降而地阜窒抑之，降而不下，抑之郁发，散而可入。当折其土，可散其郁，当刺足太阴之所出，刺足阳明之所入。

帝曰：五运之至，有前后与升降往来，有所承抑之，可得闻乎刺法？岐伯曰：当取其化源也。是故太过取之，不及资之。太过取之，次抑其郁，取其运之化源，令折郁气。不及扶资，以扶运气，以避虚邪也。【资取之法令出《密语》。】黄帝问曰：升降之刺，以知要[②]，愿闻司天未得迁正，使司化之失其常政，即万化之或其皆妄。然与民为病，可得先除，欲济群生，愿闻其说。岐伯稽首再拜曰：悉乎哉问！言其至理，圣念慈悯，欲济群生，臣乃尽陈斯道，可申洞微。太阳复布，即厥阴不迁正，不迁正气塞于上，当泻足厥阴之所流。

① 入：原作“矣”，据下文例改。

② 以知要：《类经》作“以知其要”。

厥阴复布，少阴不迁正，不迁正即气塞于上，当刺心包络脉之所流。少阴复布，太阴不迁正，不迁正即气留于上，当刺足太阴之所流。太阴复布，少阳不迁正，不迁正则气塞未通，当刺手少阳之所流。少阳复布，则阳明不迁正，不迁正则气未通上，当刺手太阴之所流。阳明复布，太阳不迁正，不迁正则复塞其气，当刺足少阴之所流。

帝曰：迁正不前，以通其要，愿闻不退，欲折其余，无令过失，可得明乎。岐伯曰：气过有余，复作布正，是名不退[①]位也，使地气不得后化，新司天未可迁正，故复布化令如故也。

巳亥之岁，天数有余，故厥阴不退位也，风行于上，木化布天，当刺足厥阴之所入。子午之岁，天数有余，故少阴不退位也，热行于上，火余化布天，当刺手厥阴之所入。丑未之岁，天数有余，故太阴不退位也，湿行于上，雨化布天，当刺足太阴之所入。寅申之岁，天数有余，故少阳不退位也，热行于上，火化布天，当刺手少阳之所入。卯酉之岁，天数有余，故阳明不退位也，金行于上，燥化布天，当刺手太阴之所入。辰戌之岁，天数有余，故太阳不退位也，寒行于上，凛水化布天，当刺足少阴之所入。故天地气逆，化成民病，以法刺之，预可平痾。

黄帝问曰：刚柔二干，失守其位，使天运之气皆虚

① 退：原作“过”，据上下文改。

乎？与民为病，可得平乎？岐伯曰：深乎哉问！明其奥旨，天地迭移，三年化疫，是谓根之可见，必有逃门。

假令甲子，刚柔失守，刚未正，柔孤而有亏，时序不令，即音律非从，如此三年，变大疫也。详其微甚，察其浅深，欲至而可刺，刺之，当先补肾俞，次三日，可刺足太阴之所注。又有下位己卯不至，而甲子孤立者，次三年作土疠，其法补泻，一如甲子同法也。其刺以毕，又不须夜行及远行，令七日洁清净斋戒。所有自来肾有久病者，可以寅时面向南，净神不乱思，闭气不息七遍，以引颈咽气顺之，如咽甚硬物，如此七遍后，饵舌下津令无数。

假令丙寅，刚柔失守，上刚干失守，下柔不可独主之，中水运非太过，不可执法而定之，布天有余，而失守上正，天地不合，即律吕音异，如此即天运失序，后三年变疫。详其微甚，差有大小，徐至即后三年，至甚即首三年，当先补心俞，次五日，可刺肾之所入。又有下位地甲子，辛巳柔不附刚，亦名失守，即地运皆虚，后三年变水疠，即刺法皆如此矣。其刺如毕，慎其大喜，欲情于中，如不忌，即其气复散也。令静七日，心欲实，令少思。

假令庚辰，刚柔失守，上位失守，下位无合，乙庚金运，故非相招，布天未退，中运胜来，上下相错，谓之失守，姑洗林钟，商音不应也。如此则天运化易，三年变大疫。详其天数，差有微甚，微即微，三年至，甚即甚，三年至，当先补肝俞，次三日，可刺肺之所行。

刺毕，可静神七日，慎勿大怒，怒必真气却散之。又或在下，地甲子乙未失守者，即乙柔干，即上庚独治之，亦名失守者，即天运[①]孤主之，三年变疠，名曰金疠，其至待时也，详其地数之等差，亦推其微甚，可知迟速尔。诸位乙庚失守，刺法同，肝欲平，即勿怒。

假令壬午，刚柔失守，上壬未迁正，下丁独然，即虽阳年，亏及不同，上下失守，相招其有期，差之微甚，各有其数也。律吕二角，失而不和，同音有日，微甚如见，三年大疫，当刺脾之俞，次三日，可刺肝之所出也。刺毕，静神七日，勿大醉歌乐，其气复散，又勿饱食，勿食生物，欲令脾实，气无滞饱，无久坐，食无太酸，无食一切生物，宜甘宜淡。又或地下甲子，丁酉失守其位，未得中司，即气不当位，下不与壬奉合者，亦名失守，非名合德，故柔不附刚，即地运不合，三年变疠。其刺法，一如木疫之法。

假令戊申，刚柔失守，戊癸虽火运阳年，不太过也，上失其刚，柔地独主，其气不正，故有邪干，迭移其位，差有浅深，欲至将合，音律先同，如此天运失时，三年之中，火疫至矣。当刺肺之俞。刺毕，静神七日，勿大悲伤也，悲伤即肺动，而真气复散也。人欲实肺者，要在息气也。又或地下甲子，癸亥失守者，即柔失守位也，即上失其刚也，即亦名戊癸不相合德者也，即运与地虚，后三年变疠，即名火疠。

---

① 天运：原脱，据《类经》补。

是故立地五年，以明失守，以穷[1]法刺，于是疫之与疠，即是上下刚柔之名也，穷归一体也。即刺疫法，只有五法，即总其诸位失守，故只归五行而统之也。

黄帝曰：余闻五疫之至，皆相染易，无问大小，病状相似，不施救疗，如何可得不相移易者？岐伯曰：不相染者，正气存内，邪不可干，避其毒气，天牝从来，复得其往，气出于脑，即不邪干。气出于脑，即室先想心如日。欲将人于疫室，先想青气自肝而出，左行于东，化作林木；次想白气自肺而出，右行于西，化作戈甲；次想赤气自心而出，南行于上，化作焰明；次想黑气自肾而出，北行于下，化作水；次想黄气自脾而出，存于中央，化作土。五气护身之毕，以想头上如北斗之煌煌，然后可入于疫室。又一法：于春分之日，日未出而吐之。又一法：于雨水日后三浴，以药泄汗。又一法：小金丹方。辰砂二两，水磨雄黄一两，叶子雌黄一两，紫金半两，同入合中，外固了，地一尺筑地实，不用炉，不须药制，用火二十斤煅之也。七日终，候冷七日取，次日出合子，埋药地中七日，取出，顺日研之三日，炼白沙蜜为丸，如梧桐子大。每日望东，吸日华气一口，冰水下一丸，和气咽之。服十粒，无疫干也。

黄帝问曰：人虚即神游失守位，使鬼神外干，是致夭亡，何以全真？愿闻刺法。岐伯稽首再拜曰：昭乎哉

---

① 穷：原作“浸”，据《类经》改。

问！谓神移失守，虽在其体，然不致死，或有邪干，故令夭寿。只如厥阴失守，天以虚，人气肝虚，感天重虚，即魂游于上，邪干厥大气，身温犹可刺之，刺其足少阳之所过，次刺肝之俞。人病心虚，又遇君相二火司天失守，感而三虚，遇火不及，黑尸鬼犯之，令人暴亡，可刺手少阳之所过，复刺心俞。人脾病，又遇太阴司天失守，感而三虚，又遇土不及，青尸鬼邪犯之于人，令人暴亡，可刺足阳明之所过，复刺脾之俞。人肺病，遇阳明司天失守，感而三虚，又遇金不及，有赤尸鬼干人，令人暴亡，可刺手阳明之所过，复刺肺俞。人肾病，又遇太阳司天失守，感而三虚，又遇水运不及之年，有黄尸鬼干犯人正气，吸人神魂，致暴亡，可刺足太阳之所过，刺足少阴之俞①。

黄帝问曰：十二藏之相使，神失位，使神彩之不圆，恐邪干犯，治之可刺，愿闻其要。岐伯稽首再拜曰：悉乎哉，问至理，道真宗！此非圣帝，焉究斯源？是谓气神合道，契符上天。心者，君主之官，神明出焉，可刺手少阴之源。肺者，相傅之官，治节出焉，可刺手太阴之源。肝者，将军之官，谋虑出焉，可刺足厥阴之源。胆者，中正之官，决断出焉，可刺足少阳之源。膻中者，臣使之官，喜乐出焉，可刺心包络所流。脾为谏议之官，知周出焉，可刺脾之源。胃为仓廪之官，五味出焉，可刺胃之源。大肠者，传道之官，变化

① 刺足少阴之俞：《类经》作“复刺肾俞”。

出焉，可刺大肠之源。小肠者，受盛之官，化物出焉，可刺小肠之源。肾者，作强之官，伎巧出焉，刺其肾之源。三焦者，决渎之官，水道出焉，刺三焦之源。膀胱者，州都之官，精液藏焉，气化则能出矣，刺膀胱之源。凡此十二官者，不得相失也。是故刺法有全神养真之旨，亦法有修真之道，非治疾也，故要修养和神也。道贵常存，补神固根，精气不散，神守不分，然即神守，而虽不去，亦全真人，神不守，非达至真，至真之要，在乎天玄，神守天息，复入本元，命曰归宗。

本病论篇第七十三

“本病”当与“本藏”“本腧”“本神”

同体，不得仍讲升降不前之事

黄帝问曰：天元九室，余已知之，愿闻气交，何名失守？岐伯曰：谓其上下升降，迁正退位，各有经论，上下各有不前，故名失守也。是故气交失易位，气交乃变，变易非常，即四时失序，万化不安，变民病也。帝曰：升降不前，愿闻其故。气交有变，何以明知？岐伯曰：昭乎问哉！明乎道矣。气交有变，是谓天地机，但欲降而不得降者，地室刑之。又有五运太过，而先天而至者，即交不前，但欲升而不得其升，中运抑之，但欲降而不得其降，中运抑之。于是有升之不前，降之不下者，有降之不下，升而至天者，有升降俱不前，作如此之分别，即气交之变，变之有异，常各各不同，灾有微甚者也。

帝曰：愿闻气交遇会胜抑之由，变成民病，轻重如何？岐伯曰：胜相会，抑伏使然。是故辰戌之岁，木气升之，主逢天柱，胜而不前。又遇庚戌，金运先天，中运胜之，忽然不前。木运升天，金乃抑之，升而不前，即清生风少，肃杀于春，露霜复降，草木乃萎。民病温疫早发，咽嗌乃干，四肢满，肢节皆痛。久而化郁，即大风摧拉，折陨鸣紊。民病卒中偏痹，手足不仁。

是故巳亥之岁，君火升天，主窒天蓬，胜之不前。又厥阴未迁正，则少阴未得升天，水运以至其中者，君火欲升，而中水运抑之，升之不前，即清寒复作，冷生旦暮。民病伏阳，而内生烦热，心神惊悸，寒热间作。日久成郁，即暴热乃至，赤风肿翳，化疫，温疠暖作，赤气瘴而化火疫，皆烦而躁渴，渴甚，治之以泄之可止。

是故子午之岁，太阴升天，主窒大冲，胜之不前。又或遇壬子，木运先天而至者，中木运抑之也。升天不前，即风埃四起，时举埃昏，雨湿不化。民病风厥涎潮，偏痹不随，胀满。久而伏郁，即黄埃化疫也。民病夭亡，脸肢腑[①]，黄疸，满闭，湿令弗布，雨化乃微。是故丑未之岁，少阳升天，主窒天蓬，胜之不前。又或遇太阴未迁正者，即少阴[②]未升天也，水运以至者。升

① 腑：《类经》作“府”。
② 少阴：《类经》作“少阳”。

天不前，即寒雰反布，凛洌如冬，水复涸，冰再结，暄暖乍作，冷复布之，寒暄不时。民病伏阳在内，烦热生中，心神惊骇，寒热间争，以久成郁，即暴热乃生，赤风气，瞳翳，化成郁疠，乃化作伏热内烦，痹而生厥，甚则血溢。

是故寅申之年，阳明升天，主窒天英，胜之不前。又遇戊申戊寅，火运先天而至，金欲升天，火运抑之，升之不前，即时雨不降，西风数举，咸卤燥生。民病上热，喘嗽血溢。久而化郁，即白埃翳雾，清生杀气。民病胁满悲伤。寒鼽嚏嗌干，手拆[①]皮肤燥。是故卯酉之年，太阳升天，主窒天芮[②]，胜之不前。又遇阳明未迁正者，即太阳未升天也，土运以至。水欲升天，土运抑之，升之不前，即湿而热蒸，寒生雨间。民病注下，食不及化。久而成郁，冷来客热，冰雹卒至。民病厥逆而哕，热生于内，气痹于外，足胫痠疼，反生心悸懊热，暴烦而复厥。

黄帝曰：升之不前，余已尽知其旨。愿闻降之不下，可得明乎？岐伯曰：悉乎哉问！是之谓天地微旨，可以尽陈斯道，所谓升已必降也。至天三年，次岁必降，降而入地，始为左间也。如此升降往来，命之六纪者矣。

是故丑未之岁，厥阴降地，主窒地晶，胜而不前。

---

① 拆：通“坼”，裂开。

② 芮：原作“内”，据《类经》改。

又或遇少阴未退位，即厥阴未降下，金运以至，中金运承之，降之未下，抑之变郁，木欲降下，金承之，降而不下，苍埃远见，白气承之，风举埃昏，清燥行杀，霜露复下，肃杀布令。久而不降，抑之化郁，即作风燥相伏，暄而反清，草木萌动，杀霜乃下[①]，蛰虫[②]未见，惧清伤藏。

是故寅申之岁，少阴降地，主窒地玄，胜之不入。又或遇丙申丙寅，水运太过，先天而至。君火欲降，水运承之，降而不下，即彤云才见，黑气反生，暄暖如舒，寒常布雪，凛冽复作，天云惨凄。久而不降，伏之化郁，寒胜复热，赤风化疫，民病面赤心烦，头痛目眩也，赤气彰而温病欲作也。

是故卯酉之岁，太阴降地，主窒地苍，胜之不入。又或少阳未退位者，即太阴未得降也，或木运以至。木运承之，降而不下，即黄云见而青霞彰，郁蒸作而大风，雾翳埃胜，折损乃作。久而不降也，伏之化郁，天埃黄气，地布湿蒸，民病四肢不举，昏眩，肢节痛，腹满填臆。

是故辰戌之岁，少阳降地，主窒地玄，胜之不入。又或遇水运太过，先天而至也，水运承之，火降不下，即彤云才见，黑气反生，暄暖欲生，冷气卒至，甚即冰雹也。久而不降，伏之化郁，冷气复热，赤风化疫，民

---

① 下：原脱，据《类经》补。

② 虫：原脱，据《类经》补。

病面赤心烦，头痛目眩也。赤气彰而热病欲作也。

是故巳亥之岁，阳明降地，主窒地彤，胜而不入。又或遇太阴未退位，即少阳未行降，即火运以至，火运承之不下，即天清而肃，赤气乃彰，暄热反作，民皆昏倦，夜卧不安，咽干引饮，懊热内烦，大清朝暮，暄还复作，久而不降，伏之化郁，天清薄寒，远生白气，民病掉眩，手足直而不仁，两胁作痛，满目忙忙。

是故子午之年，太阳降地，主窒地阜，胜之降而不入。又或遇土运太过，先天而至。土运承之，降而不入，即天彰黑气，暝暗凄惨，才施黄埃，而布湿寒化令，气蒸湿复，令久而不降，伏之化郁，民病大厥，四肢重怠，阴痿，少力，天布沉阴，蒸湿间作。

帝曰：升降不前，晰知其宗，愿闻迁正，可得明乎？岐伯曰：正司中位，是谓迁正位，司天不得其迁正者，即前司天以过交司之日①，即遇司天太过有余日也，即仍旧治天数，新司天未得迁正也。厥阴不迁正，即风暄不时，花卉萎瘁，民病淋溲，目系转，转筋，喜怒，小便赤。风欲令而寒由不去，温暄不正，春正失时。

少阴不迁正，即冷气不退，春冷后寒，暄暖不时。民病寒热，四肢烦痛，腰脊强直。木气虽有余，位不过于君火也。太阴不迁正，即云雨失令，万物枯焦，当生不发。民病手足肢节肿满，大腹水肿，填臆不食，飧泄，胁满，四肢不举。雨化欲令，热犹治之，温煦于

---

① 日：原脱，据《类经》补。

气，亢而不泽。

少阳不迁正，即炎灼弗令，苗莠不荣，酷暑于秋，肃杀[①]晚至，霜露不时。民病痎[②]疟骨热，心悸惊骇，甚时血溢。

阳明不迁正，即暑化于前，肃于后，草木反荣。民病寒热鼽嚏，皮毛折，爪甲枯焦，甚则喘嗽息高，悲伤不乐。热化乃布，燥化未令，即清劲未行，肺金复病。

太阳不迁正，即冬清反寒，易令于春，杀霜在前，寒冰于后，阳光复治，凛冽不作，雰云待时。民病温疠至，喉闭嗌干，烦燥而渴，喘息而有音也。寒化待燥，犹治天气，过失序，与民作灾。

帝曰：迁正早晚，以命其旨，愿闻退位，可得明哉？岐伯曰：所谓不退者，即天数未终，即天数有余，名曰复布政，故名曰再治天也，即天令如故而不退位也。

厥阴不退位，即大风早举，时雨不降，湿令不化，民病温疫，疵废风生，民病皆肢节痛，头目痛，伏热内烦，咽喉干引饮。少阴不退位，即温生春冬，蛰虫早至，草木发生，民病膈热咽干，血溢惊骇，小便赤涩，丹瘤疹疮疡留毒。

太阴不退位，而取寒暑不时，埃昏布作，湿令不去，民病四肢少力，食饮不下，泄注淋满，足胫寒，阴

---

① 杀：原脱，据《类经》补。

② 痎：泛指疟疾。

痿，闭塞，失溺，小便数。

少阳不退位，即热生于春，暑乃后化，冬温不冻，流水不冰，蛰虫出见，民病少气，寒热更作，便血，上热，小腹坚满，小便赤沃，甚则血溢。

阳明不退位，即春生清冷，草木晚荣，寒热间作，民病呕吐暴注，食饮不下，大便干燥，四肢不举，目瞑掉眩。

帝曰：天岁早晚，余以知之，愿闻地数，可得闻乎？岐伯曰：地下迁正升及退位不前之法，即地土产化万物失时之化也。帝曰：余闻天地二甲子，十干十二支，上下经纬天地，数有迭移，失守其位，可得昭乎？岐伯曰：失之迭位者，谓虽得岁正，未得正位之司，即四时不节，即生大疫。【注《玄珠密语》云：阳年三十年，除六年天刑，计有太过二十四年，除此六年，皆作太过之用，令不然之旨。今言迭支迭位，皆可作其不及也。】此数语上，明有“注”字以冠之，即前篇资取之法今出《密语》，亦注文也。《玄珠密语》乃王冰所撰，二篇固伪托，亦何至以此语入黄帝口中，是可知注者之陋极矣。

假令甲子阳年土运太窒，如癸亥天数有余者，年虽交得甲子，厥阴犹尚治天。地已迁正，阳明在泉，去岁少阳，以作右间，即厥阴之地阳明，故不相和奉者也。癸巳相会，土运太过，虚反受木胜，故非太过也，何以言土运太过？况黄钟不应太窒，木既胜而金还复，金既复而少阴如至，即木胜于火，而金复微，如此则甲己失守，后三年化成土疫，晚至丁卯，早至丙寅，土疫至也，大小善恶，推其天地，详乎太一。又只如甲子年，如甲至子而合，应交司而治天，即下己卯未迁正，而戊寅少阳未退位者，亦甲己下有合也，即土运非太过，而木乃乘虚而胜土也。金次又行，复胜之，即反邪化也。阴阳天地殊异尔，故其大小善恶，一如天地之法旨也。

假令丙寅阳年太过，如乙丑天数有余者，虽交得丙寅，太阴尚治天也。地已迁正，厥阴司地，去岁太阳，以作右间，即天太阴而地厥阴[①]，故地不奉天化也。乙辛相会，水运太虚，反受土胜，故非太过。即太簇之管，太羽不应，土胜而雨化，木[②]复即风，此者丙辛失守其会，后三年化成水疫，晚至己巳，早至戊辰，甚即速，微即徐，水疫至也。大小善恶，推其天地数，及太乙游宫。又只如丙寅年，丙至寅且合，应交司而治天，即辛巳未得迁正，而庚辰太阳未退位者，亦丙辛不合德也。即水运亦小虚而小胜，或有复，后三年化疠，名曰水疠，其状如水疫，治法如前。

假令庚辰阳年太过，如己卯天数有余者，虽交得庚辰年也，阳明犹尚治天。地以迁正，太阴司地，去岁少阴，以作右间，即天阳明而地太阴也，故地不奉天也。乙己相会，金运太虚，反受火胜，故非太过也。即姑洗之管，太商不应，火胜热化，水复寒刑，此乙庚失守，其后三年，化成金疫也。速至壬午，徐至癸未，金疫至

---

① 阴：原脱，据《类经》补。

② 木：原作“水”，据《类经》改。

也。大小善恶，推本年天数及太一也。又只如庚辰，如庚至辰，且应交司而治天，即下乙未未得迁正者，即地甲午少阴未退位者，且乙庚不合德也，即下乙未干失刚，亦金运小虚也。有小胜或无复，后三年化疠，名曰金疠，其状如金疫也，治法如前。

假令壬午阳年太过，如辛巳天数有余者，虽交后壬午年也，厥阴犹尚治天。地已迁正，阳明在泉，去岁丙申少阳，以作右间，即天厥阴而地阳明，故地不奉天者也。丁辛相合会，木运太虚，反受金胜，故非太过也。即蕤宾之管，太角不应。金行燥胜，火化热复，甚即速，微即徐，疫至大小善恶，推疫至之年天数及太一。又只如壬至午，且应交司而治之，即下丁酉未得迁正者，即地下丙申少阳未得退位者，见丁壬不合德也，即丁柔干失刚，亦木运小虚也，有小胜小复。后三年化疠，名曰木疠，其状如风疫，法治如前。

假令戊申阳年太过，如丁未天数太过者，虽交得戊申年也，太阴犹尚治天。地已迁正，厥阴在泉，去岁壬戌太阳，以退位作右间，即天丁未，地癸亥，故地不奉天化也。丁癸相会，火运太虚，反受水胜，故非太过也。即夷则之管，上太徵不应，此戊癸失守其会，后三年化疫也，速至庚戌，大小善恶，推疫至之年天数及太一。又只如戊申，如戊至申，且应交司而治天，即下癸亥未得迁正者，即地下壬戌太阳未退位者，见戊癸未合德也，即下癸柔干失刚，见火运小虚也，有小胜，或无复也。后三年化疠，名曰火疠也，治法如前。治之法，可寒之泄之。

黄帝曰：人气不足，天气如虚，人神失守，神光不聚，邪鬼干人，致有夭亡，可得闻乎？岐伯曰：人之五藏，一藏不足，又会天虚，感邪之至也。人忧愁思虑即伤心，又或遇少阴司天，天数不及，太阴作接间至，即谓天虚也，此即人气天气同虚也。又遇惊而夺精，汗出于心，因而三虚，神明失守。心为君主之官，神明出焉，神失守位，即神游上丹田，在帝太一帝君泥丸君下，神既失守，神光不聚，却遇火不及之岁，有黑尸鬼见之令人暴亡。人饮食劳倦即伤脾，又或遇太阴司天，天数不及，即少阳作接间至，即谓之虚也，此即人气虚而天气虚也。又遇饮食饱甚，汗出于胃，醉饱行房，汗出于脾，因而三虚，脾神失守。脾为谏议之官，智周出焉，神既失守，神光失位而不聚也，却遇土不及之年，或己年或甲年失守，或太阴天虚，青尸鬼见之，令人卒亡。

人久坐湿地，强力入水，即伤肾。肾为作强之官，伎巧出焉，因而三虚，肾神失守，神志失位，神光不聚，却遇水不及之年，或辛不会符，或丙年失守，或太阳司天虚，有黄尸鬼至，见之令人暴亡。

人或恚怒，气逆上而不下，即伤肝也。又遇厥阴司天，天数不及，即少阴作接间至，是谓天虚也，此谓天虚人虚也。又遇疾走恐惧，汗出于肝，肝为将军之官，谋虑出焉，神位失守，神光不聚。又遇木不及年，或丁年不符，或壬年失守，或厥阴司天虚也，有白尸鬼见之，令人暴亡也（热伤肺一条）。

已上五失守者，天虚而人虚也，神游失守其位，即有五尸鬼干人，令人暴亡也，谓之曰尸厥。人犯五神易位，即神光不圆也，非但尸鬼，即一切邪犯者，皆是神失守位故也。此谓得守者生，失守者死，得神者昌，失神者亡。

二篇义浅笔稚，世皆斥其伪矣，揣其时当出于王启玄之后、刘温舒之前，决非温舒所自作也。时有古义杂出其间，如入疫室者先存想五藏之神，见于巢氏《病源候论》，即其分辨五疫、五疠成于三年，俱卓有精义，必有所受之矣。第篇中仅排次其位，而无所发明其理，注中更引用咒语，尤为鄙俚。故二篇者，纪数之文也，不当以义理绳之。

《内经评文灵枢》

第一卷

九针十二原第一法天

黄帝问于岐伯曰：余子万民，养百姓（一起涵盖八荒，帝王气象，仁圣心思），而收租税。余哀其不给，而属有疾病（落到正意）。略顿。余欲勿使被毒药（曲一笔），无用砭石，欲以微针通其经脉（折到本题），调其血气，营其逆顺出入之会。令可传于后世，必明为之法。令终而不灭，久而不绝，易用难忘，为之经纪。异其章，别其表里，为之终始。令各有形，先立针经（点题）。愿闻其情。以上第一节，总冒全篇。

岐伯答曰：臣请推而次之，令有纲纪，始于一，终于九焉（点“九”字，一顿。总冒全篇，总提本节）。请言其道。小针之要，易陈而难入，粗守形，上守神。神乎，神客在门，未睹其疾，恶知其原？刺之微，在速迟。粗守关，上守机，机之动，不离其空，空中之机，清静而微，其来不可逢，其往不可追。知机之道者，不可挂以发。不知机道，叩之不发，知其往来，要与之期，粗之暗乎，妙哉，工独有之。往者为逆，来者为顺，明知逆顺，正行无问。逆而夺之，恶得无虚（点醒虚实，字挟飞鸣）？追而济之，恶得无实？迎之随之，以意和之，针道毕矣（通束本节）。以上第二节，浑写大意，全篇纲领也。观其随手分合，舒卷自如，笔底纯是灵气往来。

凡用针者（紧项），虚则实之，满则泄之，宛陈则除之，宛，音义并同“郁”，“菀”之省字也。邪胜则虚之（词清笔健）。《大要》曰：徐而疾则实，疾而徐则虚。言实与虚，若有若无。察后与先，若存若亡。为虚与实，若得若失（顿。四句仰承俯注，是本节腰束）。虚实之要，九针最妙，补泻之时，以针为之。泻曰必持内之，放而出之，排阳得针，邪气得泄。按而引针，是谓内温，血不得散，气不得出也。随手带出“气”字，尚在无意之间。补曰随之，随之意，若妄之，若行若按，如蚊虻止，如留如还，去如弦绝，令左属右，其气故止，外门以闭，中气乃实，必无留血，急取诛之。持针之道（挺接），坚者为实，正指直刺，无针左右，神在秋毫，属意病者，审视血脉，刺之无殆。方刺之时，必在悬阳，及与两卫，神属勿去，知病存亡。血脉者（诠释血脉，结束本节，笔干直立），在腧横居，视之独澄，切之独坚。以上第三节紧跟虚实，申明用针补泻之法。

九针之名（挺起），各不同形（领起本节）：一曰镵针，长一寸六分；二曰员针，长一寸六分；三曰鍉针，长三寸半；四曰锋针，长一寸六分；五曰铍针，长四寸，广二分半；六曰员利针，长一寸六分；七曰毫针，长三寸六分；八曰长针，长七寸；九曰大针，长四寸。镵针者，头大末锐，去泻阳气；“气”字越点越认真。员针者，针如卵形，揩摩分间，不得伤肌肉，以泻分气；锓针者，锋如黍粟之锐，主按脉勿陷，以致其气；锋针者，刃三隅，以发痼疾；铍针者，末如剑锋，以取大脓；员利针者，大如氂，且员且锐，中身微大，以取暴气；毫针者，尖如蚊虻喙，静以徐往，微以久留之而养，以取痛痹；长针者，锋利身薄，可以取远痹；大针者，尖如挺，其锋微员，以泻机关之水也。九针毕矣。以上第四节，叙九针之名，数体用也，是本题之正面。

夫气之在脉也（撑开。笔势飘忽，是遥承血脉来），邪气在上，浊气在中，清气在下。至此遂捉住“气”字不放矣。故针陷脉则邪气出（叙针害），针中脉则浊气出，针大深则邪气反沉。【病益】据《小针解》，二字是衍。故曰：皮肉筋脉，各有所处，病各有所宜，各不同形，各以任其所宜。无实无虚，损不足而益有余，是谓甚病。病益甚，取五脉者死，取三脉者恇，夺阴者死，夺阳者狂，针害毕矣。刺之而气不至（挺接），无问其数；刺之而气至，乃去之，勿复针（叙针效）。针各有所宜，各不同形，各任其所为。刺之要，气至而有效，效之信，若风之吹云，明乎若见苍天，刺之道毕矣。以上第五节，分两段，一叙针害，一叙针效，九针之义毕矣，是前半篇。

黄帝曰（另起）：愿闻五藏六府所出之处。岐伯曰：五藏五腧，五五二十五腧；六府六腧，六六三十六腧。经脉十二（许多数目字皆为十二，原作映衬也），络脉十五，凡二十七气以上下。所出为井，所溜为荥，所注为腧，所行为经，所入为合，二十七气所行，皆在五腧也。节之交，三百六十五会，知其要者，一言而终；不知其要，流散无穷。所言节者（横插一笔，姿态横生），神气之所游行出入也，非皮肉筋骨也。观[①]其色，察其目，知其散复（即指其节言，笔笔提在空中）；一其形，听其动静，知其邪正。右主推之，左持而御之，气至而去之（紧接跃起）。凡将用针，必先诊脉，视气之剧易，乃可以治也（妥贴排奡）。五藏之气已绝于内，而用针者反实其外，是谓重竭，重竭必死，其死也静，治之者，辄反其气，取腋与膺；五藏之气已绝于外，而用针者反实其内，是谓逆厥，逆厥则必死，其死也燥，治之者，反取四末。刺之害，中而不去则精泄；伤于深也。不中而去则致气。伤于浅也。"不"字原误作"害"。深浅之说，详《素问·刺齐论》。精泄则病益甚而恇。致气则生为痈疡（用反笔顿住，峭拔）。以上第六节，论针必审气，是针与原之交际，全篇之中权也。

五藏有六府，六府有十二原，十二原出于四关，四关主治五藏。五藏有疾，当取之十二原，十二原者，五藏之所以禀三百六十五节气味也（从"原"字关到"节"字，与上节作钩连之致）。五藏有疾也，应出十二原，十二原各有所出，明知其原，睹其应，而知五藏之害矣。阳中之少阴（分叙），肺也，造句顺逆有法，若云肺者，阳中之

① 观：赵本作"睹"。

少阴也，文气便不峻。其原出于太[1]渊，太渊二（句法俱峭）。阳中之太阳，心也，其原出于大陵，大陵二。阴中之少阳，肝也，其原出于太冲，太冲二。阴中之至阴，脾也，其原出于太白，太白二。阴中之太阴，肾也，其原出于太溪，太溪二。膏之原，出于鸠尾，鸠尾一。肓[2]之原，出于脖胦，脖胦一。凡此十二原者，主治五藏六府之有疾者也。胀取三阳，飧泄取三阴（收劲）。以上第七节，实发十二原，亦本题正面也。末忽带出治法，以起下文。经文篇法每多如此。

今夫五藏之有疾也，譬犹刺也，犹污也，犹结也，犹闭也。刺虽久，犹可拔也（从间处接说，不直接刺诸热者，断续得妙，文气宽衍，笔致如飞）；污虽久，犹可雪也；结虽久，犹可解也；闭虽久，犹可决也。或言久疾之不可取者，非其说也（虚撇）。夫善用针者，取其疾也，犹拔刺也，犹雪污也，犹解结也，犹决闭也。疾虽久，犹可毕也。言不可治者（实断），未得其术也。此段本可以数语了之，乃故意繁复其词，逐句“也”字，著纸欲飞。刺诸热者，如以手探汤（语妙）；刺寒清者，如人不欲行。阴有阳疾者，谓里分有上逆之热邪也。取之下陵三里，正往无殆，气下乃止，不下复始也。疾高而内者，取之阴之陵泉；疾高而外者，取之阳之陵泉也（笔歌墨舞，结束通

---

① 太：原作“大”。大，古通“太”。下文涉及穴位名称者皆同。

② 肓：原作“盲“，据内容改。

篇，在有意无意之间。文体宽博有余)。

通篇只重九针，十二原只是带叙。前半笔力坚整，自见挺拔；后半笔气清超，一往无前，是极酣畅之文。此篇叙九针之体与其用也。九针之用，在于审气之虚实顺逆而调之。前半每于起笔见峥嵘，后半每于收笔见劲切。

本输第二法地

黄帝问于岐伯曰：凡刺之道（总挈），必通十二经脉之所终始，络脉之所别处，五输之所留，六府之所与合，四时之所出入，五藏之所溜处，阔数之度，浅深之状，高下所至（平铺直叙之中，自有浩气流行之致）。愿闻其解。岐伯曰：请言其次也。

肺出于少商（分叙），少商者，手大指端内侧也，为井木；溜于鱼际，鱼际者，手鱼也，为荥；注于太渊，太渊，鱼后一寸陷者中也，为腧；行于经渠，经渠，寸口中也，动而不居，为经；入于尺泽，尺泽，肘中之动脉也，为合。手太阴经也。

心出于中冲，中冲者，手中指之端也，为井木；溜于劳宫，劳宫，掌中中指本节之内间也，为荥；注于大陵，大陵，掌后两骨之间方下者也，为腧；行于间使，间使之道，两筋之间，三寸之中也，有过则至，无过则止，为经；入于曲泽，曲泽，肘内廉下陷者中也，屈而得之，为合。手少阴也（以上手之两阴也）。

肝出于大敦，大敦者，足大指之端及三毛之中也，是其穴有两处也，皆可刺之。《经脉》云：起于大指丛毛之中，盖以三毛者为主矣。为井木；溜于行间，行间，足大指间也，为荥；注于太冲，太冲，行间上二寸陷者中也，为腧；行于中封，中封，内踝之前一寸半，陷者之中，使逆则宛，使和则通，摇足而得之，为经；使者，气之流通于经脉者也。《素问》曰：主不明则十二官危，使道闭塞而不通。“宛”已见前篇。入于曲泉，曲泉，辅骨之下，大筋之上也，屈膝而得之，为合。足厥阴也。

脾出于隐白，隐白者，足大指之端内侧也，为井木；溜于大都，大都，本节之后下，陷者中也，为荥；注于太白，太白，宛①骨之下也，为腧；行于商丘，商丘，内踝之下，陷者中也，为经；入于阴之陵泉，阴之陵泉，辅骨之下，陷者中也，伸而得之，为合。足太阴也。

肾出于涌泉，涌泉者，足心也，为井木；溜于然谷，然谷，然骨之下者也，为荥；注于太溪，太溪，内踝之后，跟骨之上，陷者中也，为腧；行于复留，复留，上内踝二寸，动而不休，为经；入于阴谷，阴谷，辅骨之后，大筋之下，小筋之上者，按之应手，屈膝而得之，为合。足少阴经也（以上足之三阴也）。

膀胱出于至阴，至阴者，足小指之端也，为井金；溜于通谷，通谷，本节之前外侧也，为荥；注于束骨，

---

① 宛：赵本作“腕”。

束骨，本节之后，陷者中也，为腧；过于京骨，京骨，足外侧大骨之下，为原；行于昆仑，昆仑，在外踝之后，跟骨之上，为经；入于委中，委中，腘中央，为合，委而取之。足太阳也。

胆出于窍阴，窍阴者，足小指次指之端也，为井金；溜于侠溪，侠溪，足小指次指之间也，为荥；注于临泣，临泣，上行一寸半，自侠溪直上行一寸半也。陷者中也，为腧；过于丘墟，丘墟，外踝之前下，陷者中也，为原；行于阳辅，阳辅，外踝之上，辅骨之前，及绝骨之端也，为经；入于阳之陵泉，阳之陵泉，在膝外陷者中也，为合，伸而得之。足少阳也。

胃出于厉兑，厉兑者，足大指[①]次指之端也，为井金；溜于内庭，内庭，次指外间也，为荥；注于陷谷，陷谷【者，上中指内间】。中指内间，即次指外间，在两指之中，本节之后。且上云次指外间，下云上行二寸，正当以内庭起数，不当牵及中指，反使人无所审其处也。上行二寸，陷者中也，为腧；过于冲阳，冲阳，足跗上五寸，陷者中也，为原，摇足而得之；行于解溪，解溪，上冲阳一寸半，陷者中也，为经；入于下陵，下陵，膝下三寸，胻骨外三里也，为合；复下三里三寸为巨虚上廉，复下上廉三寸为巨虚下廉也；大肠属上，小肠属下，足阳明胃脉也。大肠、小肠，皆属于胃，是足阳明也（以上足之三阳也）。

---

① 足大指：赵本作“足大指内”。

三焦者，上合手少阳，出于关冲，关冲者，手小指次指之端也，为井金；溜于液门，液门，小指次指之间也，为荥；注于中渚，中渚，本节之后陷中者也，为腧；过于阳池，阳池，在腕上陷者中也，为原；行于支沟，支沟，上腕三寸，两骨之间陷者中也，为经；入于天井，天井，在肘外大骨之上陷者中也，为合，屈肘乃得之；三焦下腧，在于足太阳之前，少阳之后，太阳，原作“大指”。考《邪气藏府病形》篇曰：三焦病者，候在足太阳之外①，大络在足太阳少阳之间。取委阳于大指何涉？出于腘中外廉，名曰委阳，是太阳络也。手少阳经也。三焦者，足少阳太阴之所将，太阳之别也，太阴之阴，原注一本作“阳”。今寻本篇前后文义，非“阴”误“阳”，乃“太”误“少”也。少阴，肾也，三焦之气，发于肾而通于胆，故出将。将者，气化之相通相使也，以藏府之气言也，其经气别行于足太阳，故曰别。别者，经气之所分所注也。上踝五寸，别入贯腨肠，出于委阳，并太阳之正，入络膀胱，约下焦，谓三焦下腧，非有专脉，乃足少阳少阴之合气，以行于太阳之别络，上踝贯腨，出委阳，遂并太阳之正经入络，膀胱约下焦也。实则闭癃，虚则遗溺，遗溺则补之，闭癃则泻之。

手太阳小肠者，上合于太阳，出于少泽，少泽，小指之端也，为井金；溜于前谷，前谷，在手外廉本节前陷者中也，为荥；注于后溪，后溪，在手外侧本节之后

---

① 候在足太阳之外：据赵本，后有“大络”二字。

也，为腧；过于腕骨，腕骨，在手外侧腕骨之前，为原；行于阳谷，阳谷，在锐骨之下陷者中也，为经；入于小海，小海，在肘内大骨之外，去端半寸陷者中也，伸臂而得之，为合。手太阳经也。

大肠上合手阳明，出于商阳，商阳，大指次指之端也，为井金；溜于本节之前二间，为荥；注于本节之后三间，为腧；过于合谷，合谷，在大指岐骨之间，为原；行于阳溪，阳溪，在两筋间，陷者中也，为经；入于曲池，在肘外辅骨陷者中也，屈臂而得之，为合。手阳明也（以上手之三阳也）。

是谓五藏六府之腧（束上），五五二十五腧，六六三十六腧也。六府皆出足之三阳，上合于手者也（将手足三阳纽一笔，文气便紧）。总释前文上合之义，即巨虚上廉、下廉及三焦下腧之事也。以上叙十二经之终始，而五藏所溜即在其中，是就各经直叙之。

缺盆之中，任脉也，名曰天突；一次任脉侧之动脉，足阳明也，名曰人迎；二次脉手阳明也，名曰扶突；三次脉手太阳也，名曰天窗；四次脉足少阳也，名曰天容；五次脉手少阳也，名曰天牖；六次脉足太阳也，名曰天柱；七次脉颈中央之脉，督脉也，名曰风府。腋内动脉，手太阴也，名曰天府。腋下三寸，手心主也，名曰天池。刺上关者，呿不能欠；刺下关者，欠不能呿。刺犊鼻者，屈不能伸；刺两关者，伸不能屈。以上叙络脉别处阔数之度，是合各经而横排之。

足阳明，挟喉之动脉也，其腧在膺中。手阳明，次在其腧外，不至曲颊一寸。谓膺中稍外上直于面，在不至曲颊一寸之前也。下文均如此说。手太阳当曲颊。足少阳在耳下曲颊之后。手少阳出耳后，上加完骨之上。足太阳挟项大筋之中发际。阴尺动脉在五里，五腧之禁也。以上叙五输所留。

肺合大肠，大肠者，传道之府；心合小肠，小肠者，受盛之府；肝合胆，胆者，中精之府；脾合胃，胃者，五谷之府；肾合膀胱，膀胱者，津液之府也。少阳属肾，肾上连肺，故将两藏。“少阳”二字，前人皆以三焦为解，经固明言三焦属膀胱矣。但揆此处，上下文义似当作“太阳”，并无深义，盖果指三焦，则“少阳”之上必有脱字，两藏之下必有一府也。明于文理者，试详思之。“将”义见前节。三焦者，中渎之府也，水道出焉，属膀胱，是孤之府也。谓属膀胱而同合于肾，无专合之藏，故曰孤也。是六府之所与合者。以上叙六府之合，以下叙四时出入深浅之状。

春取络脉诸荥大经分肉之间，甚者深取之，间者浅取之。夏取诸腧孙络肌肉皮肤之上。秋取诸合，余如春法。冬取诸井诸腧之分，欲深而留之。此四时之序，气之所处，病之所舍，藏之所宜也。转筋者，立而取之，可令遂已（与前篇结笔同调，微嫌与上文不接）。痿厥者，张而刺之，可令立快也。

《内经》此等文字，直是天造地设，其广大博厚，直是天无不覆，地无不载。非三代上不能作，非三代上之圣人不能作。读者须细玩其板处、繁复处、接换处，再总观其大处、雄处，略无变化，却无处不变化。如汪洋大海，鱼龙百怪，隐见出没于其中，而人莫能测也；又如青天无云，平沙万里，一望无际，不见邱壑，而人处其中，自觉气清神旺，浩然而百骸俱畅。此篇叙十二经气穴之所在，以明藏府之气相灌输也。

小针解第三法人

所谓易陈者，易言也。难入者，难著于人也。粗守形者，守刺法也。上守神者，守人之血气有余不足可补泻也。神客者，正邪共会也。神者，正气也。客者，邪气也。在门者，邪循正气之所出入也。未睹其疾者，先知邪正何经之疾也。恶知其原者，先知何经之病，所取之处也。刺之微在数迟者，徐疾之意也。粗守关者，守四肢而不知血气正邪之往来也。上守机者，知守气也。机之动不离其空中者，知气之虚实，用针之徐疾也。空中之机清净以微者，针以得气，密意守气勿失也。其来不可逢者，气盛不可补也。其往不可追者，气虚不可泻也。不可挂以发者，言气易失也。扣之不发者，言不知补泻之意也。血气已尽，而气不下也。知其往来者，知气之逆顺盛虚也。要与之期者，知气之可取之时也。粗之暗者，冥冥不知气之微密也。妙哉。工独有之者，尽知针意也。往者为逆者，言气之虚而小，小者逆也。来者为顺者，言形气之平，平者顺也。明知逆顺，正行无问者，言知所取之处也。迎而夺之者，泻也。追而济之者，补也。所谓虚则实之者，气口虚而当补之也。满则泄之者，气口盛而当泻之也。宛陈则除之者，去血脉也。邪胜则虚之者，言诸经有盛者，皆泻其邪也。徐而疾则实者，言徐内而疾出也。疾而徐则虚者，言疾内而徐出也。言实与虚若有若无者，言实者有气，虚者无气也。察后与先若亡若存者，言气之虚实，补泻之先后也，察其气之已下与常存也。为虚与实若得若失者，言补则佖然若有得也，泻则怳然若有失也。夫气之在脉也，邪气在上者，言邪气之中人也高，故邪气在上也。浊气在中者，言水谷皆入于胃，其精气上注于肺，浊溜于肠胃，言寒温不适，饮食不节，而病生于肠胃，故命曰浊气在中也。清气在下者，言清湿地气之中人也，必从足始，故曰清气在下也。针陷脉则邪气出者，起[①]之上。谓起其陷而使之上也。又疑“上”当作“止”，谓起之即止，无或过也。又《终始》篇有“取之上”之文，谓正取其陷脉之上也。三说难定，俟高明正之。针中脉则邪气[②]出者，取之阳明合也。针大深则邪气反沉者，言浅浮之病，不欲深刺也，深则邪气从之入，故曰反沉也。皮肉筋脉各有所处者，言经络各有所主也。取五脉者死，言病在中，气不足，但用针尽大泻其诸阴之脉也。取三阳之脉者，唯言尽泻三阳之气，令病人恇然不复也。夺阴者死，言取尺之五里五往者也。夺阳者狂（似有脱字），正言也。“正”字疑当作“狂”。睹其色，察其目，知其散

① 起：赵本作“取”。
② 邪气：赵本作“浊气”。

复，一其形，听其动静者，言上工知相五色于目，有知调尺寸小大缓急滑涩，以言所病也。知其邪正者，知论虚邪与正邪之风也。右主推之，左持而御之者，言持针而出入也。气至而去之者，言补泻气调而去之也。调气在于发[1]始一者，持心也。节之交三百六十五会者，络脉之渗灌诸节者也。所谓五藏之气已绝于内者（两所谓双峰对峙，与起笔相映），脉口气内绝不至，反取其外之病处与阳经之合，有留针以致阳气，阳气至则内重竭，重竭则死矣。其死也，无气以动，故静。所谓五藏之气已绝于外者，脉口气外绝不至，反取其四末之输，有留针以致其阴气，阴气至则阳气反入，入则逆，逆则死矣。其死也，阴气有余，故躁。所以察其目者，五藏使五色循明（前已释矣，复推其理以单笔结通篇，力破余地），循，即"修"字。循明则声章，声章者，则言声与平生异也。此句文义与《六节藏象论》不同。

诠释之中夹以议论，笔仗坚峭，朴厚尔雅，尚难抗行，世必谓秦汉诸子为之，试取《吕氏春秋》《淮南子》诸篇及郑、孔注疏，读之岂能望其肩背。此篇释"九针十二原"之义也，可见古人口诵心维，服膺不舍之意。

---

① 发：赵本作"终"。

邪气藏府病形第四法时

黄帝问于岐伯曰：邪气之中人也奈何（点邪气直起）？岐伯答曰：邪气之中人高也。黄帝曰：高下有度乎（直下）？岐伯曰：身半已上者（释“高”字），邪中之也；身半已下者（衬“高”字），湿中之也。故曰：邪之中人也（从身半以上分阴阳经府），无有常，中于阴则溜于府，中于阳则溜于经（一顿）。黄帝曰：阴之与阳也（轻轻推开，以曲其势），异名同类，上下相会，经络之相贯，如环无端。邪之中人，或中于阴，或中于阳，上下左右，无有恒常，其故何也？岐伯曰：诸阳之会，皆在于面（申叙中阳之故）。邪之[①]中人也，方乘虚时，及新用力，若饮食汗出，腠理开，而中于邪。中于面则下阳明，中于项则下太阳，中于颊则下少阳，其中于膺背两胁亦各下其经（一顿）。黄帝曰：其中于阴奈何？岐伯答曰：中于阴者（申叙中阴之故），常从臂胻始。夫臂与胻，其阴皮薄，其肉淖泽，故俱受于风，独伤其阴（一顿）。黄帝曰：此故伤其藏乎（藏府分叙，中间作一停顿枢纽）？岐伯答曰：身之中于风也，不必动藏也。故邪入于阴经，则藏气实，邪气入而不能客，故还之于府。故中阳则溜于经，中阴则溜于府（随带申叙溜府之故）。黄帝曰：邪之中人藏奈何（先缴清前文，再入中藏，脱卸有法）？岐

① 邪之：赵本无此二字。

伯曰：愁忧恐惧则伤心，形寒寒饮则伤肺（申叙伤藏之故），以其两寒相感，中外皆伤，故气逆而上行。有所堕坠，恶血留内，有所大怒，气上而不下，积于胁下，则伤肝。有所击仆，若醉入房，汗出当风，则伤脾。有所用力举重，若入房过度，汗出浴水，则伤肾。黄帝曰：五藏之中风奈何（疑上专言内伤也）？岐伯曰：阴阳俱感，邪乃得往（言必内伤，邪乃能入）。黄帝曰：善哉（束住）。以上叙邪气藏府之义，是发明病之机也。阴阳藏府四项本自板对，而布局运笔参差同背，变幻不测，却是风水相遭，毫无造作，岂非至文。

黄帝问于岐伯曰：首面与身形也，属骨连筋，同血合于气耳（我叙面不受邪之故，是余意也）。天寒则裂地凌冰，其卒寒或手足懈惰（句法曲折有致），然而其面不衣，何也？岐伯答曰：十二经脉，三百六十五络，其血气皆上于面而走空窍，其精阳气上走于目而为睛，其别气走于耳而为听，其宗气上出于鼻而为臭，其浊气出于胃，走唇舌而为味。其气之津液皆上熏于面，而皮又厚，其肉坚，故大热甚寒不能胜之也。以上为前半篇，叙邪气藏府，正意余意俱到。下乃叙病形也。

黄帝曰：邪之中人，其病形何如（点病形）。岐伯曰：虚邪之中身也，洒淅动形（跟定邪气，略叙病形大概），正邪之中人也微，先见于色，不知于身，若有若无，若亡若存，有形无形，莫知其情。黄帝曰：善哉（一顿）。此从邪气卸到病形，是全篇之中枢也。

黄帝问于岐伯曰：余闻之，见其色，知其病，命曰明；按其脉，知其病，命曰神；问其病，知其处，命曰工（提起色、脉、尺三项，为病形提纲）。余愿闻见而知之，按而得之，问而极之，为之奈何？岐伯答曰：夫色脉与尺之相应也（再唱醒），如桴鼓影响之相应也，不得相失也，此亦本末根叶之出候也，故根死则叶枯矣。色脉形肉不得相失也，故知一则为工，知二则为神，知三则神且明矣。此段提唱色、脉、尺三项为病形提纲，是后半篇之总冒。色、脉、尺三项平提，下文分叙，却重在脉上。黄帝曰：愿卒闻之。岐伯答曰：色青者，其脉弦也（叙“色”字，带定“脉”字）；赤者，其脉钩也；黄者，其脉代也；白者，其脉毛；黑者，其脉石。见其色而不得其脉，反得其相胜之脉，则死矣；得其相生之脉，则病已矣。黄帝曰：五藏之所生，变化之病形何如。岐伯答曰：先定其五色五脉之应，其病乃可别也。此段叙“色”字，带定“脉”字，五色所主病形，只浑写一笔，顿住。

黄帝曰：色脉已定，别之奈何（从色卸到尺）？岐伯曰：调其尺之缓、急、小、大、滑、涩，而病变定矣。“调”字重读。尺，原作“脉”，今寻上下文义改之。上云色脉已定，此处固当言尺，下文方不嫌突。且所谓调者，即合色脉以参之之谓也，故下文跟定“脉”字。黄帝曰：调之奈何？岐伯答曰：脉急者，尺之皮肤亦急（跟定“脉”字，叙“尺”字）。脉缓者，尺之皮肤亦缓。脉小者，尺之皮肤亦减而少气。脉大者，尺之皮肤亦贲而起。脉滑者，尺之皮肤亦滑。脉涩者，尺之皮肤亦涩。凡此变者，有微有甚。故善调尺者，不待于寸；善调脉者，不待于色

（将三项纽一笔，文气便紧）。能参合而行之者，可以为上工，上工十全九；行二者，为中工，中工十全七；行一者，为下工，下工十全六。此段跟定“脉”字，叙“尺”字，尺肤所主病形亦只用浑写顿住。以上色、尺两项病形俱用略笔，留于下文五脉发挥。黄帝曰：请问脉“脉”字重读，是总承上六个“脉”字来，前人盖因此句而将前文“尺”字妄改作“脉”字。之缓、急、小、大、滑、涩之病形何如（以下畅叙脉之病形）？岐伯曰：臣请言五藏之病变也（一句挈起）。心脉急甚者为瘛疭；微急为心痛引背，食不下。缓甚为狂笑；微缓为伏梁，在心下，上下行，时唾血。大甚为喉吤；微大为心痹引背，善泪出。小甚为善哕，微小为消瘅。滑甚为善渴；微滑为心疝引脐，小腹鸣。涩甚为瘖；微涩为血溢，维厥，耳鸣，颠疾。维厥即肢厥也，四肢谓之四维。肺脉急甚为颠疾；微急为肺寒热，怠惰，咳唾血，引腰背胸，若鼻息肉不通。缓甚为多汗；微缓为痿瘘，偏风，头以下汗出不可止。大甚为胫肿；微大为肺痹引胸背，起恶日光。小甚为泄，微小为消瘅。滑甚为息贲上气，微滑为上下出血。涩甚为呕血；微涩为鼠瘘，在颈支腋之间，下不胜其上，其应善痠矣。肝脉急甚为恶言；微急为肥气在胁下，若覆杯。缓甚为善呕，微缓为水瘕痹也。大甚为内痈，善呕衄；微大为肝痹，阴缩，咳引小腹。小甚为多饮，微小为消瘅。滑甚为㿗疝，微滑为遗溺。涩甚为溢饮，微涩为瘛挛筋痹。脾脉急甚为瘛疭；微急为膈中，食饮入而还出，后沃沫。缓甚为痿疾[①]；微缓为风痿，四肢不用，心慧然若无病。此燥病也，燥极风生，内不濡心，外不濡筋也。心失所养，筋脉内弛，神明外散，其脉微弦而长，按之软而薄带散，故曰微缓。大甚为击仆；微大为疝气，腹裹大腹裹，肚囊也，作"里"误。脓血在肠胃之外。小甚为寒热，微小为消瘅。滑甚为癀癃，微滑为虫毒蛸蝎，腹热。涩甚为肠溃；微涩为内癀，多下脓血。"溃""癀"二字，《脉经》互易为是。肾脉急甚为骨癫疾；微急为沉厥，奔豚，足不收，不得前后。缓甚为折脊；微缓为洞，洞者，食不化，下嗌还出。大甚为阴痿；微大为石水，起脐已下至小腹腄腄然，上至胃脘，死不治。小甚为洞泄，微小为消瘅。滑甚为癃癀。滑为骨痿，坐不能起，起则目无所见。涩甚为大痈；微涩为不月，沉痔。以上详叙六脉微甚之病，即补叙五色尺肤所主之病也。前叙色尺，笔势下趋，如过脉文字，接叙六脉，笔势即堂堂正大，是色尺必以脉为主也。五藏即暗承五色六变，微甚即隐贮尺肤，读者须目光四射乃得。黄帝曰：病之六变者，刺之奈何（接叙治法，以完上义）？岐伯答曰：诸急者多寒；缓者多热；大者多气少血；小者血气皆少；滑者阳气盛，微有热；涩者多血少气，微有寒（总束上文，即为治法探原，一笔两用）。是故刺急者（叙治法），深内而久留之；刺缓者，浅内而疾发针，以去其热；刺大者，微泻其气，无出其血；刺滑者，疾发针而浅内之，以泻其阳气而去其热；刺涩者，

---

① 痿疾：赵本作"痿厥"。

必中其脉，随其逆顺而久留之，必先按而循之，已发针，疾按其痏，无令其血出，以和其脉；诸小者，阴阳形气俱不足，勿取以针，而调以甘药也（一顿）。

黄帝曰：余闻五藏六府之气，荥输所入为合，令何道从入，入安连过（承上“刺”字说到经穴，即从五藏卸到六府，风水相遭，自成文理），愿闻其故。岐伯答曰：此阳脉之别入于内，属于府者也（醒“府”字）。黄帝曰：荥输与合，各有名乎。岐伯答曰：荥输治外经，合治内府。黄帝曰：治内府奈何？岐伯曰：取之于合。黄帝曰：合各有名乎？岐伯答曰：胃合于三里，大肠合入于巨虚上廉，小肠合入于巨虚下廉，三焦合入于委阳，膀胱合入于委中央，胆合入于阳陵泉。黄帝曰：取之奈何？岐伯答曰：取之三里者，低跗取之；巨虚者，举足取之；委阳者，屈伸而索之；委中者，屈而取之；阳陵泉者，正竖膝予之齐，下至至，直也。委阳之阳取之。谓坐而正竖其膝，折其胫，引线与膝后大筋相齐，又折而下直委阳之外，是穴也。取诸外经者，揄申而从之。揄申，当作“揄伸”。《骨空论》注云：揄，摇也，谓或摇或伸而寻之也。

黄帝曰：愿闻六府之病（接叙六府病形）。前文说得天花乱缀，读者几忘其遗却六府矣，读至此乃愕然。岐伯答曰：面热者，足阳明病；鱼络血者，手阳明病；两跗之上，脉坚陷者，足阳明病。此胃脉也。大肠病者，肠中切痛，而鸣濯濯，冬日重感于寒即泄，当脐而痛，不能久立，与胃同候，取巨虚上廉。胃病者，腹䐜胀，胃脘当心而痛，上支两胁，膈咽不通，食饮不下，取之三里也。小肠病者，小腹痛，腰脊控睾而痛，时窘之后，窘迫于后阴也。当耳前热，若寒甚，若独肩上热甚，及手小指次指之间热，若脉陷者，此其候也。手太阳病也，取之巨虚下廉。三焦病者，腹气满，小腹尤坚，不得小便，窘急，溢则水，留则为胀。候在足太阳之外大络，大络在太阳少阳之间，亦见于脉，取委阳。膀胱病者，小腹偏肿而痛，以手按之，即欲小便而不得，肩上热，若脉陷，及足小指外廉及胫踝后皆热，若脉陷，取委中央。胆病者，善太息，口苦，呕宿汁，心下澹澹，恐人将捕之，嗌中吩吩然，数唾。在足少阳之本末，亦视其脉之陷下者灸之，其寒热者取阳陵泉。以上叙六府病形，逐段挽入上节，钩连有致。

黄帝曰：刺之有道乎？岐伯答曰：刺此者（以刺法束本节，即束通篇），必中气穴，无中肉节，中气穴则针染于巷，中肉节则皮肤痛，补泻反则病益笃。中筋则筋缓，邪气不出（挽到邪气在有意无意之间），与其真相搏，乱而不去，反还内著。用针不审，以顺为逆也（收句短而劲）。

前半叙邪气，后半叙病形，而各以藏府纬之尤妙。在前从府卸藏，中用枢纽。后从藏卸府，中用枢纽。中间从邪气卸病形，中用枢纽。遂使板局极活，令读者迷不知其本指之所在。此篇叙邪气之伤，有浅深与病形之各异也。初看似略无奇处，细读乃无处不奇。《灵枢》八十一篇布局之穿插变幻如此篇者，不过三四而已，讵可以平淡忽之。

第二卷

根结第五法音

岐伯曰：天地相感（四句总冒），寒暖相移，阴阳之道（阴阳提纲），孰少孰多？阴道偶（一句领下两排），阳道奇。发于春夏，阴气少，阳气多，阴阳不调，何补何泻（一排）？发于秋冬，阳气少，阴气多，阴气盛而阳气衰，故茎叶枯槁，湿雨下归，《刺节真邪》曰：热则滋雨而在上，根荄少汁。义正与此相证。阴阳相移，何泻何补（一排）？奇邪离经，不可胜数（轻轻一束），不知根结，五藏六府（反接反点，题字带伏后文），折关败枢，开阖而走，阴阳大失，不可复取。九针之玄，要在终始（入针法用反正双笔，整饬大方），故能知终始，一言而毕，不知终始，针道咸绝。以上总括大意，是通篇之总冒也。

太阳根于至阴，结于命门（叙三阳之根结）。命门者，目也。阳明根于厉兑，结于颡大。颡大者，钳耳也。少阳根于窍阴，结于窗笼。窗笼者，耳中也。太阳为开，阳明为阖，少阳为枢（顿。三句是本节之中枢也）。故开折则内节渎而暴病起矣。故暴病者取之太阳，视有余不足。渎者，皮肉宛膲而弱也。宛膲，音郁焦，蓄爇也。阖折则气无所止息而痿疾起矣，故痿疾者取之阳明，视有余不足。无所止息者，真气稽留，邪气居之也。枢折即骨繇而不安于地，故骨繇者取之少阳，视有余不足。骨繇者，节缓而不收也。所谓骨繇者，摇故也，当穷其本也。

太阴根于隐白，结于太仓（叙三阴之根结）。少阴根于涌泉，结于廉泉。厥阴根于大敦，结于玉英，络于膻中。太阴为开，厥阴为阖，少阴为枢。故开折则仓廪无所输，膈洞，膈洞者取之太阴，视有余不足。故开折者气不足而生病也。阖折即气绝而喜悲，悲者取之厥阴，视有余不足。枢折则脉有所结而不通，不通者取之少阴，视有余不足。有结者皆取之不足。以上根结之事毕矣，下乃推论阴阳多少之事。

足太阳根于至阴（叙阴阳之多少），溜于京骨，注于昆仑，入于天柱、飞扬也。足少阳根于窍阴，溜于丘墟，注于阳辅，入于大谷、光明也。足阳明根于厉兑，溜于冲阳，注于下陵，入于人迎、丰隆也。手太阳根于少泽，溜于阳谷，注于少海，入于天窗、支正也。手少阳根于关冲，溜于阳池，注于支沟，入于天牖、外关也。手阳明根于商阳，溜于合谷，注于阳溪，入于扶突、偏历也。此所谓十二经者，盛络皆当取之。此节叙三阳之盛络，是阳多之极致也。

一日一夜五十营（突起），以营五藏之精，不应数者，名曰狂生。所谓五十营者，五藏皆受气，持其脉口，数其至也。五十动而不一代者，五藏皆受气；四十动一代者，一藏无气；三十动一代者，二藏无气；二十动一代者，三藏无气；十动一代者，四藏无气；不满十动一代者，五藏无气。予之短期，要在终始。所谓五十动而不一代者，以为常也，以知五藏之气。予之短期者，乍数乍疏也。此节叙五藏之无气是阴少之极致也。二节固是分叙阴阳多少，而上节每条承前节“根”字，此节以五十营承上十二经，草蛇灰线，钩连有致。

黄帝曰：逆顺五体者，言人骨节之小大（叙形气之有余不足，是从阴阳多少卸到补泻之中枢也），肉之坚脆，皮之厚薄，血之清浊，气之滑涩，脉之长短，血之多少，经络之数，余已知之矣，此皆布衣匹夫之士也。夫王公大人，血食之君，身体柔脆，肌肉软弱，血气慓悍滑利，其刺之徐疾、浅深、多少，可得同之乎？岐伯答曰：膏粱菽藿之味，何可同也？气滑即出疾，气涩则出迟，气悍则针小而入浅，气涩则针大而入深，深则欲留，浅则欲疾。以此观之，刺布衣者深以留之；刺大人者，微以徐之。此皆因气之慓悍滑利也。此节言膏粱菽藿之治不同者，是为形气有余不足立影也。

黄帝曰：形气之逆顺奈何？岐伯曰：形气不足，病气有余，是邪胜也，急泻之（叙补泻之法）；形气有余，病气不足，急补之；形气不足，病气不足，此阴阳气俱不足也，不可刺之，刺之则重不足，重不足则阴阳俱竭，血气皆尽，五藏空虚，筋骨髓枯，老者绝灭，壮者不复矣。形气有余，病气有余，此谓阴阳俱有余也，急泻其邪，调其虚实。故曰：有余者泻之，不足者补之，此之谓也（轻束上文，以上用正笔，以下用反笔）。故曰：刺不知逆顺（反接，笔便不平），真邪相搏。满而补之，则阴阳四溢，肠胃充郭，肝肺内䐜，阴阳相错。虚而泻之，则经脉空虚，血气竭枯，肠胃㒨辟，皮肤薄者，毛腠夭膲，予之死期。故曰用针之要（折入正面，收束本节），在于知调阴与阳，调阴与阳，精气乃光，合形与气，使神内藏。故曰上工平气，中工乱脉，下工绝气危生。故曰下工不可不慎也（先轻轻顿住）。必审五藏变化之病，五脉之应，经络之实虚，皮之柔粗，而后取之也（从补泻绕回篇首，包扫一切，结束通篇）。

以阴阳为纲领，以补泻为注脚，前半重发阴阳，后半重发补泻，如两大比，文式中间加一枢纽，与前后文似不相续，深得事外间情。通体笔亦坚老，不蔓不支。

寿夭刚柔第六法律

黄帝问于少师曰：余闻人之生也，有刚有柔，有弱有强，有短有长，有阴有阳，愿闻其方。少师答曰：阴中有阴，阳中有阳，审知阴阳，刺之有方，得病所始，刺之有理，谨度病端，与时相应，内合于五藏六府，外合于筋骨皮肤。是故内有阴阳（爽若列榍），外亦有阴阳。在内者，五藏为阴，六府为阳；在外者，筋骨为阴，皮肤为阳。故曰病在阴之阴者，刺阴之荥输；病在阳之阳者，刺阳之合；病在阳之阴者，刺阴之经；病在阴之阳者，刺络脉。故曰病在阳者命曰风，病在阴者命曰痹，阴阳俱病命曰风痹。病有形而不痛者（跃起），阳之类也；无形而痛者，阴之类也。无形而痛者，其阳完而阴伤之也，急治其阴，无攻其阳；有形而不痛者，其阴完而阳伤之也，急治其阳，无攻其阴。阴阳俱动，乍有形，乍无形，加以烦心，命曰阴胜其阳，此谓不表不里，其形不久。

黄帝问于伯高曰：余闻形气病之先后，外内之应奈何？伯高答曰：风寒伤形，忧恐忿怒伤气。气伤藏，乃病藏；寒伤形，乃应形；风伤筋脉，筋脉乃应。此形气外内之相应也。黄帝曰：刺之奈何？伯高答曰：病九日者，三刺而已；病一月者，十刺而已。多少远近，以此衰之。久痹不去身者，视其血脉[①]，尽出其血。黄帝曰：外内之病，难易之治奈何？伯高答曰：形先病而未入藏者，刺之半其日；藏先病而形乃应者，刺之倍其日。此外内难易之应也。

黄帝问于伯高曰（以下当别为一篇）：余闻形有缓急，气有盛衰，骨有大小，肉有坚脆，皮有厚薄，其以立寿夭奈何？伯高曰：形与气相任则寿，不相任则夭。皮与肉相果则寿，不相果则夭。血气经络胜形则寿，不胜形则夭。黄帝曰：何谓形之缓急？伯高答曰：形充而皮肤缓者则寿，形充而皮肤急者则夭。形充而脉坚大者顺也；形充而脉小以弱者气衰，衰则危矣。若形充而颧不起者骨小，骨小而夭矣。形充而大肉䐃坚而有分者肉

---

① 血脉：赵本作“血络”。

坚，肉坚则寿矣；形充而大肉无分理不坚者肉脆，肉脆则夭矣。此天之生命，所以立形定气而视寿夭者，必明乎此，立形定气，而后以临病人，决死生。黄帝曰：余闻寿夭，无以度之。伯高答曰：墙基卑，高不及其地者，不满三十而死；其有因加疾者，不及二十而死也。黄帝曰：形气之相胜，以立寿夭奈何？伯高答曰：平人而气胜形者寿；病而形肉脱，气胜形者死，形胜气者危矣。

黄帝曰：余闻刺有三变，何谓三变？伯高曰：有刺营者，有刺卫者，有刺寒痹之留经者。黄帝曰：刺三变者奈何？伯高答曰：刺营者出血，刺卫者出气，刺寒痹者内热。黄帝曰：营卫寒痹之为病奈何？伯高答曰：营之生病也，寒热少气，血上下行。卫之生病也，气痛[①]时来时去，怫忾贲响，风寒客于肠胃之中。寒痹之为病也，留而不去，时痛而皮不仁。黄帝曰：刺寒痹内热奈何？伯高答曰：刺布衣者，以火焠之；刺大人者，以药熨之。黄帝曰：药熨奈何？伯高答曰：用淳酒二十斤，蜀椒一升，干姜一斤，桂心一斤，凡四种，皆㕮咀，渍酒中。用绵絮一斤，细白布四丈，并内酒中。置酒马矢煴中，盖封涂，勿使泄。五日五夜，出布绵絮，曝干之，干复渍，以尽其汁。每渍必晬其日，乃出干。干，并用滓与绵絮，复布为复巾，长六七尺，为六七巾。则用之生桑炭炙巾，以熨寒痹所刺之处，令热入至于病

① 痛：原作“通”，据赵本改。

所，寒，复炙巾以熨之，三十遍而止。汗出，以巾拭身，亦三十遍止。起步内中，无见风。每刺必熨，如此病已矣。此所谓内热也。

通篇以风痹立论，苦无条理层次，其接缝斗笥之处，亦无意义可寻。不得以文法求之矣，而事理自为学者所宜究。

官针第七法星

凡刺之要，官针最妙（直起）。九针之宜，各有所为，长短大小，各有所施也（总冒全篇，高把群言）。不得其用，病弗能移。（反二句，略顿，有力）。疾浅针深（分叙大意），内伤良肉，皮肤为痈；病深针浅，病气不泻，支为大脓。病小针大，气泻太甚，疾必为害；病大针小，气不泻泄，亦复为败。失针之宜，大者泻，小者不移。已言其过，请言其所施。以上总括大意，以下分叙其事。

病在皮肤无常处者，取以镵针于病所，肤白勿取。病在分肉间，取以员针于病所。病在经络痼痹者，取以锋针。病在脉，气少当补之者，取之[①]鍉针于井荥分输。病为大脓者，取以铍针。病痹气暴发者，取以员利针。病痹气痛而不去者，取以毫针。病在中者，取以长针。病水肿不能通关节者，取以大针。病在五藏固居者，取

① 之：赵本作“以”。

以锋针，泻于井荥分输，取以四时。此节分叙各病所宜用之法。

凡刺有九，以应九变。以，原作“日”，误。古字相近。一曰输刺，输刺者，刺诸经荥输、藏腧也。二曰远道刺，远道刺者，病在上，取之下，刺府腧也。三曰经刺，经刺者，刺大经之结络经分也。四曰络刺，络刺者，刺小络之血脉也。五曰分刺，分刺者，刺分肉之间也。六曰大泻刺，大泻刺者，刺大脓以铍针也。七曰毛刺，毛刺者，刺浮痹皮肤也。八曰巨刺，巨刺者，左取右，右取左。九曰焠刺，焠刺者，刺燔针则取痹也。此节分叙各法所主治之病。

凡刺有十二节，以应十二经。一曰偶刺，偶刺者，以手直心若背，直痛所，一刺前，一刺后，以治心痹。刺此者，傍针之也。二曰报刺，报刺者，刺痛无常处也，上下行者，四字是诠释痛无常处也。经文每多如此。直内无拔针，以左手随病所按之，乃出针复刺之也。三曰恢刺，恢刺，直刺傍之，举之前后，恢筋急，以治筋痹也。四曰齐刺，齐刺者，直入一，傍入二，以治寒气小深者。或曰三刺，三刺者，治痹气小深者也。五曰扬刺，《长刺节论》作“阴刺”，《甲乙经》作“阳刺”。扬刺者，正内一，傍内四，而浮之，以治寒气之博大者也。六曰直针刺，直针刺者，引皮乃刺之，以治寒气之浅者也。七曰输刺，输刺者，直入直出，稀发针而深之，以治气盛而热者也。八曰短刺，短刺者，刺骨痹，稍摇而深之，致针骨所，以上下摩骨也。九曰浮刺，浮刺者，傍入而浮之，以治肌急而寒者也。十曰阴刺，阴刺者，左右率刺之，以治寒厥，中寒厥，足踝后少阴也。言阴刺以治寒厥，为中寒也。足踝后少阴，是申言寒厥专刺踝后太溪也。十一曰傍针刺，傍针刺者，直刺、傍刺各一，以治留痹久居者也。十二曰赞刺，赞刺者，直入直出，数发针而浅之出血，是谓治痈肿也。此节叙刺法之外应十二经，并用针之手法也。

脉之所居，深不见者，刺之微。内针而久留之，以致其空脉气也（插叙刺法浅深之宜，束上领下，仰承俯注，一篇波澜之最胜也）。脉浅者勿刺，按绝其脉乃刺之，无令精出，独出其邪气耳。所谓三刺则谷气出者，先浅刺绝皮，以出阳邪；再刺则阴邪出者，少益深，绝皮致肌肉，未入分肉间也；已入分肉之间，则谷气出。故《刺法》曰：始刺浅之，以逐邪气而来血气；后刺深之，以致阴气之邪；最后刺极深之，以下谷气。此之谓也。故用针者，不知年之所加，气之盛衰，虚实之所起，不可以为工也。此节叙刺法浅深之宜，是统释五藏十二节浅深手法之大义也，不作通篇之结束，而作中间之枢纽，是篇法之变幻。

凡刺有五，以应五藏。一曰半刺，半刺者，浅内而疾发针，无针伤肉，如拔毛状，以[①]取皮气，此肺之应也。二曰豹文刺，豹文刺者，前后左右针之，中脉为故，以取经络之血者，此心之应也。三曰关刺，关刺者，直刺左右，尽筋上，谓直刺又左右之，其深尽筋上也。

---

① 以：原脱，据赵本补。

以取筋痹，慎无出血，此肝之应也，或曰渊刺，一曰岂刺。四曰合谷刺，合谷刺者，左右鸡足，针于分肉之间，以取肌痹，此脾之应也。五曰输刺，输刺者，直入直出，深内之至骨，以取骨痹，此肾之应也（径住大方）。此节叙刺法之内应五藏，并用针之手法也。

平铺直叙，条理井然。首节从反面浑写大意，笼罩全篇；次节叙九针功用，为下文安根；下三节畅发用针手法，夹叙夹议，不必互相照顾，而自成文理。此篇叙用针之手法也，重“刺”字，不重“针”字，故第四节特详浅深之义。

本神第八法风

黄帝问于岐伯曰：凡刺之法，先必本于神（点题）。血、脉、营、气、精、神，此五藏之所藏也（提五藏），至其淫泆离藏则精失，魂魄飞扬，志意恍乱，智虑去身者，何因而然乎？天之罪与？人之过乎？何谓德、气、生、精、神、魂、魄、心、意、志、思、智、虑（次提各条目，挈起全篇）？请问其故。以上用淡笔以统冒全篇大意。

岐伯答曰：天之在我者德也（从源头说入，天骨开张，高唱入云，句句力争上游），地之在我者气也，德流气薄而生者也。流，充溢也。薄，鼓舞也。故生之来谓之精，两精相搏谓之神，随神往来者谓之魂，并精而出入者谓之魄，所以任物者谓之心，心有所忆谓之意，意之所存谓之志，因志而存变谓之思，因思而远慕谓之虑，因虑而处物谓之智（顿住）。故智者之养生也（挺接），必顺四时而适寒暑，和喜怒而安居处，节阴阳而调刚柔（先正叙，以束上文），如是则邪僻不至，长生久视（顿住）。是故怵惕思虑者则伤神（反接），神伤则恐惧流淫而不止（次反叙以领下文）。因悲哀动中者，竭绝而失生。喜乐者，神惮散而不藏。愁忧者，气闭塞而不行。盛怒者，迷惑而不治。恐惧者，神荡惮而不收（顿住）。此节凡三段，源流俱备，云垂海立，气象万千，是通篇之上游，精神结聚之处也。

心怵惕思虑则伤神（紧顶分叙），神伤则恐惧自失，破䐃脱肉，毛悴色夭，死于冬。脾忧愁而不解则伤意，意伤则悗乱，四支不举，毛悴色夭，死于春。肝悲哀动中则伤魂，魂伤则狂忘不精，不精则不敢[①]正当人，阴缩而挛筋，两胁骨不举，毛悴色夭，死于秋。肺喜乐无极则伤魄，伤魄则狂，狂者意不存人，皮革焦，毛悴色夭，死于夏。肾盛怒而不止则伤志，志伤则喜忘其前言，腰脊不可以俯仰屈伸，毛悴色夭，死于季夏。恐惧而不解则伤精，精伤则骨痠痿厥，精时自下。是故五藏主藏精者也，不可伤，伤则失守而阴虚，阴虚则无气，无气则死矣（束上文，重写“精”“气”二字，以映本题“神”字）。是故用针者，察观病人之态，以知精神魂魄之存亡得失之意，五者以伤（重醒“伤”字，激起虚实），针不可以治之也。此节接论五藏之伤而不可治者。

---

① 敢：赵本无此字。

肝藏血（突接），血舍魄，肝气虚则恐，实则怒（仍以魂魄神意志钩连上节）。脾藏营，营舍意，脾气虚则四肢不用，五藏不安，实则腹胀，经溲不利。心藏脉，脉舍神，心气虚则悲，实则笑不休。肺藏气，气舍魄，肺气虚则鼻塞不利，少气，实则喘喝，胸盈仰息。肾藏精，精舍志，肾气虚则厥，实则胀，五藏不安。必审五藏之病形，以知其气之虚实，谨而调之也（束上文，手写本节，眼射前节，言未伤而有虚实者，当谨调而安之）。此节接论五藏之虚实而宜调者。

以“神”字为主，以五藏为骨，以“伤”字、“虚”“实”字为次第，从源头说起，层递而下，浩然沛然之中，铸词仍自精湛，非惟才大，实由理熟，是极正大光明文字。此篇言五藏之神不可伤，伤之者，其死各有期，其神未伤而气有虚实者，可审而调之也。

终始第九法野

凡刺之道，毕于终始（点题），明知终始，【五藏为纪】四字似衍。阴阳定矣（提阴阳）。阴者主藏，阳者主府，阳受气于四末（提“气”字），阴受气于五藏。故泻者迎之，补者随之（提补泻），知迎知随，气可令和（略顿）。和气之方，必通阴阳，五藏为阴，六府为阳。先从阴阳藏府说到气，复从气说到阴阳藏府。小小段落，用笔亦有往复回还之致。传之后世，以血为盟，敬之者昌，慢之者亡。无道行私，必得天殃。谨奉天道，请言终始。以上叙阴阳补泻，大意总冒通篇。

终始者（挺起），经脉为纪，持其脉口人迎，以知阴阳有余不足，平与不平，天道毕矣（提清头绪）。所谓平人者不病（接叙“平”字，笔笔生动），不病者，脉口人迎应四时也，上下相应而俱往来也，六经之脉不结动也，本末之寒温之相守司也，形肉血气必相称也，是谓平人（顿住）。少气者，脉口、人迎俱小而不称尺寸也（接叙不平之不足者，从上文一气贯注，笔底如烟云离合，舒卷自如）。如是者，则阴阳俱不足，补阳则阴竭，泻阴则阳脱。如是者（随手带叙治法），可将以甘药，不可饮以至剂。如此者弗灸，据此是古法，固以灸为补也。不已者，因而泻之，则五藏气坏矣（顿住）。此节凡三段，总叙平与不平。一段分叙“平”字，一段不足，一段而以有余一层留于下文发挥，支对参差，详略互出，极篇法之变幻。“少气者”一段，前半句法与上段起处作对待，后半句法与下节收处作对待。

人迎一盛，病在足少阳（接叙不平之有余者，抱定人迎脉口，纯用排比，硬语盘空，读之使人气肝）；一盛而躁，病在手少阳。人迎二盛，病在足太阳；二盛而躁，病在手太阳。人迎三盛，病在足阳明；三盛而躁，病在手阳明。人迎四盛，且大且数，名曰溢阳，溢阳为外格。脉口一盛，病在足厥阴；厥阴一盛而躁，在手心主。脉口二盛，病在足少阴；二盛而躁，在手少阴。脉口三盛，病在足太阴；三盛而躁，在手太阴。脉口四盛，且大且数者，名曰溢阴，溢阴为内关，内关不通，死不治。人迎与太阴脉口俱盛四倍以上（总叙一笔），命曰关格，关格者与之短期（顿住）。

人迎一盛，泻足少阳而补足厥阴（接叙有余治法），二泻一补，日一取之，必切而验之，疏取之上，上，指所验之病脉上也。气和乃止（缴到气和）。人迎二盛，泻足太阳而补足少阴，二泻一补，二日一取之，必切而验之，疏取之上，气和乃止。人迎三盛，泻足阳明而补足太阴，二泻一补，日二取之，必切而验之，疏取之上，气和乃止。脉口一盛，泻足厥阴而补足少阳，二泻一补，日一取之，必切而验之，疏取之上，气和乃止。脉口二盛，泻足少阴而补足太阳，二补一泻，二日一取之，必切而验之，疏取之上，气和乃止。脉口三盛，泻足太阴而补足阳明，二补一泻，日二取之，必切而验之，疏取之上，气和乃止。所以日二取之者（横插一笔），阳明主胃，大富于谷气，故可日二取之也。人迎与脉口俱盛四倍[①]已上，命曰阴阳俱溢，如是者不开（句法遥与前不足节对待），据此是古法，固以刺为泻也。则血脉闭塞，气无所行，流淫于中，五藏内伤。如此者，则变易而为他病矣（收住本节）。此节叙有余，将病与治法分作两截写。上节则平与不足两项连写，详略悬殊，无理而有趣。盖凡事之对待而头绪多寡不同者，均可用此体例也。

凡刺之道（总承上诸“气和而止”句唱起），气调而止，补阴泻阳，音气益彰，耳目聪明，反此者血气不行。此下当接“邪气来也紧而疾”，至“其脉皆实”，下再当接

---

① 四倍：赵本作“三倍”。

"凡刺之属，三刺至谷气"。所谓气至而有效者（跟"气"字，挺起），泻则益虚。虚者脉大如其故而不坚也，坚如其故者（笔笔生动），适虽言故①，"故"字疑误。病未去也。补则益实，实者脉大如其故而益坚也，大如其故而不坚者，适虽言快，病未去也。故补则实，泻则虚，痛虽不随针，病必衰去。必先通十二经脉之所生病（回顾经脉，一笔笔有余妍），而后可得传于终始矣。故阴阳不相移，虚实不相倾，取之其经。以下当接"阴盛而阳虚"，文义相属也。

凡刺之属，三刺至谷气，邪僻妄合，阴阳易居，逆顺相反，沉浮异处，四时不得，稽留淫泆，须针而去。故一刺则阳邪出，再刺则阴邪出，三刺则谷气至，谷气至而止。所谓谷气至者，已补而实，已泻而虚，故以知谷气至也。邪气独去者，阴与阳未能调，而病知愈也。故曰补则实，泻则虚，痛虽不随针，病必衰去矣。此下当接"所谓气至而有效者"，正申释此段之义也。

阴盛而阳虚，先补其阳，后泻其阴而和之。阴虚而阳盛，先补其阴，后泻其阳而和之。此下当接"故曰从腰以上者"。

三脉动于足大指之间（以下文义更倒乱失次，僭为重定如下），必审其实虚。虚而泻之，是谓重虚，重虚病益甚。凡刺此者，以指按之，脉动而实且疾者疾泻之，虚而徐者则补之，反此者病益甚。其动也，阳明在上，厥

---

① 故：赵本作"快"。

阴在中，少阴在下。自“三脉动于足大指之间”至“重虚病益甚”，当在此下。膺腧中膺，背腧中背。肩髆虚者，取之上。重舌，刺舌柱以铍针也。手屈而不伸者，其病在筋；伸而不屈者，其病在骨。在骨守骨，在筋守筋。补须“补须”二字，疑有脱误。下文所叙乃一人之病，虚实互见，而各据于一偏者，非可以“补”字统之也。一方实，深取之，稀按其痏，以极出其邪气；一方虚，浅刺之，以养其脉，疾按其痏，无使邪气得入。自“凡刺此者”至此，当在后“一刺阳也”之下。邪气来也紧而疾，谷气来也徐而和。脉实者，深刺之，以泄其气；脉虚者，浅刺之，使精气无得出，以养其脉，独出其邪气。刺诸痛者，其脉皆实。自“邪气来也”至此，当在前“反此者血气不行”之下。自“三脉动于足大指之间”至此，皆前后文错简，今各分移前后，擅易经文，非徒论文，亦欲明理也，读者谅之。

故曰从腰以上者（紧跟阴阳补泻而叙其事也），手太阴阳明皆主之；从腰以下者，足太阴阳明皆主之。病在上者下取之，病在下者高取之，病在头者取之足，病在腰者取之腘。病生于头者头重，生于手者臂重，生于足者足重。治病者先刺其病所从生者也。春气在毛，夏气在皮肤，秋气在分肉，冬气在筋骨，刺此病者各以其时为齐。故刺肥人者，以秋冬之齐；刺瘦人者，以春夏之齐。病痛者阴也，痛而以手按之不得者阴也，深刺之。病在上者阳也，病在下者阴也。痒者阳也，浅刺之。病先起阴者，先治其阴而后治其阳；病先起阳者，先治其阳而后治其阴。刺热厥者，留针反为寒；刺寒厥者，留针反为热。刺热厥者，二阴一阳；刺寒厥者，二阳一阴。所谓二阴者，二刺阴也；一阳者，一刺阳也。前文“凡刺此者”至“少阴在下”，再自“三脉动于足大指之间“至“重虚病益甚”，再自“膺腧中膺”至“无使邪气得入”，当依次移置于此。久病者，邪气入深。刺此病者，深内而久留之，间日而复刺之，必先调其左右，去其血脉，刺道毕矣。自“凡刺之道，气调而止”至此，新订次序，当分两节。上节从“凡刺之道”至“可得传于终始矣”，是重发“气”字；下节从“故阴阳不相移”至此，是重发阴阳补泻之事也。

凡刺之法，必察其形气。形肉未脱，少气而脉又躁，躁厥者，必为缪刺之，散气可收（通篇只注重“气”字），聚气可布。深居静处，占神往来，闭户塞牖，魂魄不散，精气之分，专意一神，毋闻人声，以收其精，必一其神，令志在针，浅而留之，微而浮之，以移其神，气至乃休。男内女外，坚拒勿出，谨守勿内，是谓得气（点醒得气）。

凡刺之禁，新内勿刺，新刺勿内；已醉勿刺，已刺勿醉；新怒勿刺，已刺勿怒；新劳勿刺，已刺勿劳；已饱勿刺，已刺勿饱；已饥勿刺，已刺勿饥；已渴勿刺，已刺勿渴；大惊大恐，必定其气，乃刺之。乘车来者，卧而休之，如食顷乃刺之。出行来者，坐而休之，如行十里顷乃刺之。凡此十二禁者，其脉乱气散，逆其营卫，经气不吹[1]，因而刺之，则阳病入于阴，阴病出为

---

① 吹：据赵本作“次”。

阳，则邪气复生，粗工勿察，是谓伐身，形体淫泆，乃消脑髓，津液不化，脱其五味，是谓失气也（点醒失气）。

太阳之脉（跟失气说下，推贯极也），其终也，戴眼，反折，瘛疭，其色白，绝皮乃绝汗，绝汗则终矣。少阳终者，耳聋，百节尽纵，目系绝，目系绝一日半则死矣，其死也，色青白乃死。阳明终者，口目动作，喜惊，妄言，色黄，其上下之经，盛而不行，则终矣。少阴终者，面黑，齿长而垢，腹胀闭塞，上下不通，而终矣。厥阴终者，中热嗌干，喜溺，心烦，甚则舌卷卵上缩，而终矣。太阴终者，腹胀，闭不得息，气噫，善呕，呕则逆，逆则面赤，不逆则上下不通，上下不通则面黑皮毛燋，而终矣（六排整齐，收局堂皇）。

以经气终始为纲，以虚实补泻为纬。前叙经脉阴阳之气，虚实之诊，随手拖到治法中间，即接叙刺法，处处跟定“气”字；后分叙得气失气两段，是从补泻推出；末叙六经，终证近承失气，远映关格，有神龙掉尾之势。通篇看似散乱不续，无意为文，而局阵自工，其训词之深厚，每读一句，即令人涵味不尽，以炼字精也。篇中有意绪不相承接者，略依事理重订而分注之，以待高明之指正。

第三卷

经脉第十

雷公问于黄帝曰：禁脉之言，经有《禁服》篇，所叙皆脉事，疑彼处“服”字误，有谓“脉”字误者，恐未必然。凡刺之理（引成语起），经脉为始，营其所行，制其度量，内次五藏（理清题骨），外别六府，愿尽闻其道。黄帝曰：人始生，先成精（从源头远远说入）。精成而脑髓生，骨为干，脉为营，筋为刚，肉为墙。皮肤坚而毛发长，谷入于胃，脉道以通，血气乃行（到题）。雷公曰：愿卒闻经脉之始生（点题）。黄帝曰：经脉者（提唱，笼罩全篇，字字皆与下文相呼应），所以能决死生，处百病，调虚实，不可不通。

肺手太阴之脉（分叙），起于中焦（十二节摹绘入微，曲折毕现，无一剩字懦词，岂非神笔），下络大肠，还循胃口，上膈属肺，从肺系横出腋下，下循臑内，行少阴心主之前，下肘中，循臂内上骨下廉，入寸口，上鱼，循鱼际，出大指之端；其支者，从腕后直入次指内廉，出其端。是动则病肺胀满（应百病），膨膨而喘咳上气[1]，缺盆中痛，甚则交两手而瞀，此为臂厥。是主肺所生病者，咳逆[2]上气，喘喝，烦心胸满，臑臂内前廉痛厥，掌中热。气盛有余，则肩背痛，风寒，汗出中风，小便数而欠；气虚则肩背痛寒，少气不足以息，溺色变。为此诸病，盛则泻之，虚则补之（应虚实），热则疾之，寒则留之，陷下则灸之，不盛不虚，以经取之。盛者寸口大三倍于人迎，虚者则寸口反小于人迎也。

大肠手阳明之脉，起于大指次指之端，循指上廉，出合谷两骨之间，上入两筋之中，循臂上廉，入肘外廉，上臑外前廉，上肩，出髃骨之前廉，上出于柱骨之会上，下入缺盆络肺，下膈属大肠；其支者，从缺盆上颈贯颊，入下齿中，还出挟口，交人中，左之右，右之左，上挟鼻孔。是动则病齿痛颈肿。是主津液所生病者，目黄口干，鼽衄，喉痹，肩前臑痛，大指次指痛不用。气有余，则当脉所过者热肿，虚则寒栗不复。为此诸病，盛则泻之，虚则补之，热则疾之，寒则留之，陷下则灸之，不盛不虚，以经取之。盛者人迎大三倍于寸口，虚者人迎反小于寸口也。

胃足阳明之脉，起于鼻之交頞中，頞，鼻茎也。交頞中者，鼻茎起处，山根是也，左右脉交于此。儿科谓山根有青脉者肝热，非也。人皆有脉，第皮薄者脉露，故易受风邪。旁

---

① 上气：赵本无二字。

② 逆：赵本无此字。

纳太阳之脉，下循鼻外，入上齿中，还出挟口环唇，下交承浆，却循颐后下廉，出大迎，循颊车，上耳前，过客主人，循发际，至额颅；其支者，从大迎前下人迎，循喉咙，入缺盆，下膈属胃络脾；其直者，从缺盆下乳内廉，下挟脐，入气街中；其支者，起于胃口，下循腹里，下至气街中而合，以下髀关，抵伏兔，下膝膑中，下循胫外廉，下足跗，入中指内间；其支者，下廉三寸而别，下入中指外间；其支者，别跗上，入大指间，出其端。是动则病洒洒振寒，善呻数欠颜黑（胃与膀胱之脉独长，其主病亦独多）。病至则恶人与火，闻木声则惕然而惊，心欲动，独闭户塞牖而处，甚则欲上高而歌，弃衣而走，贲响腹胀，是谓骭厥。是主血所生病者，狂疟温淫汗出，鼽衄，口㖞唇胗，颈肿喉痹，大腹水肿，膝膑肿痛，循膺、乳、气街、股、伏兔、骭外廉、足跗上皆痛，中指不用。气盛则身以前皆热，其有余于胃，则消谷善饥，溺色黄。气不足，则身以前皆寒栗，胃中寒则胀满。为此诸病，盛则泻之，虚则补之，热则疾之，寒则留之，陷下则灸之，不盛不虚，以经取之。盛者人迎大三倍于寸口，虚者人迎反小于寸口也。

脾足太阴之脉，起于大指之端，循指内侧白肉际，过核骨后，上内踝前廉，上踹内，循胫骨后，交出厥阴之前，上膝股内前廉，入腹属脾络胃，上膈，挟咽，连舌本，散舌下；其支者，复从胃别上膈，注心中。是动则病舌本强，食则呕，胃脘痛，腹胀善噫，得后与气则快然如衰，身体皆重。是主脾所生病者，舌本痛，体不能动摇，食不下，烦心，心下急痛，溏瘕泄，水闭，黄疸，不能卧，强立，股膝内肿厥，足大指不用。为此诸病，盛则泻之，虚则补之，热则疾之，寒则留之，陷下则灸之，不盛不虚，以经取之。盛者寸口大三倍于人迎，虚者寸口反小于人迎也。

心手少阴之脉，起于心中，出属心系，下膈络小肠；其支者，从心系上挟咽，系目系；其直者，复从心系却上肺，下出腋[①]下循臑内后廉，行手厥阴心主之后，下肘内，循臂内后廉，抵掌后锐骨之端，入掌内后廉，循小指之内出其端。是动则病嗌干心痛，渴而欲饮，是为臂厥。是主心所生病者，目黄，胁痛，臑臂内后廉痛厥，掌中热痛。为此诸病，盛则泻之，虚则补之，热则疾之，寒则留之，陷下则灸之，不盛不虚，以经取之。盛者寸口大再倍于人迎，虚者寸口反小于人迎也。

小肠手太阳之脉，起于小指之端，循手外侧上腕，出踝中，直上循臂骨下廉，出肘内侧两筋之间，上循臑外后廉，出肩解，绕肩胛，交肩上，入缺盆络心，循咽下膈，抵胃属小肠；其支者，从缺盆循颈上颊，至目锐眦，却入耳中；其支者，别颊上颇，颇，音拙，面骨之出者，即颧后连耳之横骨也。抵鼻，至目内眦，斜络于颧。是动则病嗌痛颔肿，不可以顾，肩似拔，臑似折。是主液所生病者，耳聋，目黄，颊肿，颈颔肩臑肘臂外后廉痛。为此诸病，盛则泻之，虚则补之，热则疾之，寒则

① 腋：赵本后有“下”字。

留之，陷下则灸之，不盛不虚，以经取之。盛者人迎大再倍于寸口，虚者人迎反小于寸口也。

膀胱足太阳之脉，起于目内眦，上额交巅；其支者，从巅至耳上角；谓至耳之上角，非至耳又上日角也。三焦条同。其直者，从巅入络脑，还出别下项，循肩髆内，挟脊抵腰中，入循膂，络肾属膀胱；其支者，从腰中下挟脊贯臀，入腘中；其支者；从髆内左右，别下贯胛，挟脊内，过髀枢，循髀外从后廉下合腘中，以下贯腨内，踹为足跟，腨为腓肠腿肚也。原本俱误作"踹"。出外踝之后，循京骨，至小指外侧。是动则病冲头痛，目似脱，项似拔，脊痛腰似折，髀不可以曲，腘如结，腨如裂，是为踝厥。是主筋所生病者，痔疟狂癫疾，头囟项痛，目黄，泪出，鼽衄，项背腰尻腘腨脚皆痛，小指不用。为此诸病，盛则泻之，虚则补之，热则疾之，寒则留之，陷下则灸之，不盛不虚，以经取之。盛者人迎大再倍于寸口，虚者人迎反小于寸口也。

肾足少阴之脉，起于小指之下，邪走足心，出于然谷之下，循内踝之后，别入跟中，以上腨内，出腘内廉，上股内后廉，贯脊属肾络膀胱；其直者，从肾上贯肝膈，入肺中，循喉咙，挟舌本；其支者，从肺出络心，注胸中。是动则病饥不欲食，面如漆柴，咳唾则有血，喝喝而喘，坐而欲起，目䀮䀮如无所见，心如悬，若饥状，气不足则善恐，心惕惕如人将捕之，是为骨厥。是主肾所生病者，口热舌干，咽肿上气，嗌干及痛，烦心心痛，黄疸，肠澼，脊股内后廉痛，痿厥，嗜卧，足下热而痛。为此诸病，盛则泻之，虚则补之，热则疾之，寒则留之，陷下则灸之，不盛不虚，以经取之。灸则强食生肉，缓带被发，大杖重履而步。盛者寸口大再倍于人迎，虚者寸口反小于人迎也。

心主手厥阴心包络之脉，起于胸中，出属心包络，下膈，历络三焦；其支者，循胸出胁，下腋三寸，上抵腋，下循臑内，行太阴少阴之间，入肘中，下臂，行两筋之间，入掌中，循中指出其端；其支者，别掌中，循小指次指出其端。是动则病手心热，臂肘挛急，腋肿，甚则胸胁支满，心中憺憺大动，面赤目黄，喜笑不休。是主脉所生病者，烦心心痛，掌中热。为此诸病，盛则泻之，虚则补之，热则疾之，寒则留之，陷下则灸之，不盛不虚，以经取之。盛者寸口大一倍于人迎，虚者寸口反小于人迎也。

三焦手少阳之脉，起于小指次指之端，上出两指之间，循手表腕，出臂外两骨之间，上贯肘，循臑外，上肩而交出足少阳之前，前，原作"后"，误。入缺盆，布膻中，散络心包，下膈，循属三焦；其支者，从膻中上出缺盆，上项，系耳后，直上出耳上角，以屈下颊至䪼；其支者，从耳后入耳中，出走耳前，过客主人前，交颊，至目锐眦。是动则病耳聋，浑浑焞焞，嗌肿喉痹。是主气所生病者，汗出，目锐眦痛，颊痛，耳后肩臑肘臂外皆痛，小指次指不用。为此诸病，盛则泻之，虚则补之，热则疾之，寒则留之，陷下则灸之，不盛不虚，以经取之。盛者人迎大一倍于寸口，虚者人迎反小于寸口也。

胆足少阳之脉，起于目锐眦，上抵头角，下耳后，循颈行手少阳之前，至肩上，却交出手少阳之后，入缺盆；其支者，从耳后入耳中，出走耳前，至目锐眦后；其支者，别锐眦，下大迎，合于手少阳，抵于𩑶，下加颊车，下颈合缺盆，以下胸中，贯膈络肝属胆，循胁里，出气街，绕毛际，横入髀厌中；其直者，从缺盆下腋，循胸过季胁，下合髀厌中，以下循髀阳，出膝外廉，下外辅骨之前，直下抵绝骨之端，下出外踝之前，循足跗上，入小指次指之间；其支者，别跗上，入大指之间，循大指岐骨内出其端，还贯爪甲，出三毛。是动则病口苦，善太息，心胁痛不能转侧，甚则面微有尘，体无膏泽，足外反热，是为阳厥。是主骨所生病者，头痛颔痛，目锐眦痛，缺盆中肿痛，腋下肿，马刀侠瘿，汗出振寒，疟，胸胁肋髀膝外至胫绝骨外踝前及诸节皆痛，小指次指不用。为此诸病，盛则泻之，虚则补之，热则疾之，寒则留之，陷下则灸之，不盛不虚，以经取之。盛者人迎大一倍于寸口，虚者人迎反小于寸口也。

肝足厥阴之脉（十二排一气直下，绝不变调，浩然沛然，读之令人神旺），起于大指丛毛之际，上循足跗上廉，去内踝一寸，上踝八寸，交出太阴之后，上腘内廉，循股阴，入毛中，过阴器，抵小腹，挟胃属肝络胆，上贯膈，布胁肋，循喉咙之后，上入颃颡，连目系，上出额，与督脉会于巅；其支者，从目系下颊里，环唇内；其支者，复从肝别贯膈，上注肺。是动则病腰痛不可以俯仰，丈夫㿗疝，妇人少腹肿，甚则嗌干，面尘脱色。是主肝所生病者，胸满呕逆飧泄，狐疝，遗溺闭癃。为此诸病，盛则泻之，虚则补之，热则疾之，寒则留之，陷下则灸之，不盛不虚，以经取之。盛者寸口大一倍于人迎，虚者寸口反小于人迎也。

手太阴气绝，则皮毛焦（接叙绝证，是应决死生）。太阴者，行气而温于皮毛者也（逐段皆横插一句，便摇曳有致）。故气不荣则皮毛焦，皮毛焦则津液去皮节，津液去皮节者，则爪枯毛折，毛折者则毛先死，丙笃丁死，火胜金也。

手少阴气绝，则脉不通，脉不通则血不流，血不流则髦色不泽，故其面黑如漆柴者，血先死，壬笃癸死，水胜火也。

足太阴气绝者，则脉不荣肌肉。唇舌者，肌肉之本也。脉不荣则肌肉软，肌肉软则舌萎人中满，人中满则唇反，唇反者肉先死，甲笃乙死，木胜土也。

足少阴气绝，则骨枯。少阴者，冬脉也，伏行而濡骨髓者也。故骨不濡则肉不能著也，骨肉不相亲则肉软却，肉软却故齿长而垢，发无泽，发无泽者骨先死，戊笃己死，土胜水也。

足厥阴气绝，则筋绝。厥阴者，肝脉也，肝者筋之合也。筋者聚于阴气，而脉络于舌本也，故脉弗荣则筋急，筋急则引舌与卵，故唇青舌卷卵缩则筋先死，庚笃辛死，金胜木也。

五阴气俱绝，则目系转，转则目运，目运者为志先死，志先死则远一日半死矣。

六阳气绝，则阴与阳相离，离则腠理发泄，绝汗乃出，故旦占夕死，夕占旦死。

经脉十二者（总束上文，从经脉渡到络脉，中权扼要，笔力夭矫不群），伏行分肉之间，深而不见；其常见者，足太阴过于内踝之上（随手插叙一笔），无所隐故也。内，原作“外”，误。阴脉不行外踝，且内踝上有大青脉，直上至膝，始渐隐，当即是也。诸脉之浮而常见者，皆络脉也（先透络脉一笔）。【六经络手阳明少阳之大络，起于五指间，上合肘中】（此二十字于经络无考，于文义上下不续，疑误衍）。饮酒者（是借饮酒以发明经络交关处），卫气先行皮肤，先充络脉，络脉先盛，故卫气已平，营气乃满，而经脉大盛（仍落到经脉，随即接叙是动之义，将经脉顿足，以便激起络脉）。脉之卒然动者，皆邪气居之，留于本末；不动则热，不坚则陷且空，不与众同，是以知其何脉之动也（经脉之义至此，酣足矣）。雷公曰：何以知经脉之与络脉异也（直下是过脉语气）？黄帝曰：经脉者常不可见也（一句缴清上文），其虚实也，以气口知之，脉之见者皆络脉也（一句落到下文）。雷公曰：细子无以明其然也。黄帝曰：诸络脉皆不能经大节之间（紧顶络脉说下），必行绝道而出，入复合于皮中，其会皆见于外。故诸刺络脉者（接叙刺法），必刺其结上，甚血者虽无结，必急取之，以泻其邪而出其血，留之发为痹也。凡诊络脉（接叙诊法），脉色青则寒且痛，赤则有热。胃中寒，手鱼之络多青矣；胃中有热，鱼际络赤；其暴黑者，留久痹也；其有赤有黑有青者，寒热气也；其青短者，少气也。凡刺寒热者（又补叙刺法，十二经刺法叙于各条之后，此总叙于前，顺逆有法），皆多血络，必间日而一取之，血尽乃止，乃调其虚实，其小而短，少气甚者泻之则闷，闷甚则仆不得言，闷则急坐之也（顿住）。

手太阴之别（分叙），名曰列缺，起于腕上分间，并太阴之经直入掌中，散入于鱼际。其病实则手锐掌热（跟定虚实），虚则欠㰦，小便遗数。取之去腕半寸，别走阳明也。

手少阴之别，名曰通里，去腕一寸半，别而上行，循经入于心中，系舌本，属目系。其病实则支膈，虚则不能言。取之掌后一寸，别走太阳也。

手心主之别，名曰内关，去腕二寸，出于两筋之间，循经以上，系于心包，络心系。实则心痛，虚则为头强。取之两筋间也。

手太阳之别，名曰支正，上腕五寸，内注少阴，其别者，上走肘，络肩髃。实则节弛肘废，虚则生肬，小者如指痂疥。取之所别也。

手阳明之别，名曰偏历，去腕三寸，别入太阴；其别者，上循臂，乘肩髃，上曲颊偏齿；其别者，入耳，合于宗脉。实则龋聋，虚则齿寒痹隔。取之所别也。

手少阳之别，名曰外关，去腕二寸，外绕臂，注胸中，合心主。实则肘挛，虚则不收。取之所别也。

足太阳之别，名曰飞阳，去踝七寸，别走少阴。实则鼽窒，头背痛；虚则鼽衄。取之所别也。

足少阳之别，名曰光明，去踝五寸，别走厥阴，下络足跗。实则厥，虚则痿躄，坐不能起。取之所别也。

足阳明之别，名曰丰隆，去踝八寸，别走太阴；其别者，循胫骨外廉，上络头项，合诸经之气，下络喉嗌。其病气逆则喉痹瘁瘖，实则狂颠，虚则足不收，胫枯。取之所别也。

足太阴之别，名曰公孙，去本节之后一寸，别走阳明；其别者，入络肠胃。厥气上逆则霍乱，实则肠中切痛，虚则鼓胀。取之所别也。

足少阴之别，名曰大钟，当踝后绕跟，别走太阳；其别者，并经上走于心包下，外贯腰脊。其病气逆则烦闷，实则闭癃，虚则腰痛。取之所别也。

足厥阴之别，名曰蠡沟，去内踝五寸，别走少阳；其别者，经胫上睾，结于茎。其病气逆则睾肿卒疝，实则挺长，虚则暴痒。取之所别也。

任脉之别，名曰尾翳，下鸠尾，散于腹。实则腹皮痛，虚则痒搔。取之所别也。

督脉之别，名曰长强，挟膂上项，散头上，下当肩胛左右，别走太阳，入贯膂。实则脊强，虚则头重，高摇之，挟脊之有过者。取之所别也。

脾之大络，名曰大包，出渊腋下三寸，布胸胁。实则身尽痛，虚则百节尽皆纵，此脉若罗络之血者，皆取之脾之大络脉也（十五排亦一气直下，文体前后相称）。

凡此十五络者，实则必见，虚则必下，视之不见，求之上下。人经不同，络脉异所别也。如此巨制以十字结之，何等神勇。

此篇如时艺两截题做法。前叙十二经，后叙十五络，中间由经卸络，恰似中渡，洋洋洒洒，浩气直行。其叙经脉曲折处笔力轻捷醒豁，毫发毕见，试问视《禹贡》，事绪孰繁孰详？笔力孰醒孰快？虚实二字一线到底，是谋篇之密也，而排比铺张之中，自有曲折隽永之致，读之但觉灵光满纸，实处皆虚，板处皆活，运笔之妙，千古无两。

经别第十一

黄帝问于岐伯曰：余闻人之合于天道也，内有五藏，以应五音、五色、五时、五味、五位也（藏府分叙）；外有六府，以应六律，六律建阴阳诸经而合之十二月、十二辰、十二节、十二经水、十二时、十二经脉者（即从六律，总上藏府，渡入十二经，用笔巧而捷），此五藏六府之所以应天道。夫十二经脉者（紧顶高唱），人之所以生，病之所以成，人之所以治，病之所以起，学之所始，工之所止也，粗之所易，上之所难也。请问其离合出入奈何（提清头绪）？岐伯稽首再拜曰：明乎哉问也！此粗之所过，上之所息也，请卒言之（顿住）。

足太阳之正（十二排直下，清空一气，与前篇又别是一境界，前以雄阔胜，此以灵紧胜），别入于腘中，其一道下尻五寸，别入于肛，属于膀胱，散之肾，循膂当心入散；直者，从膂上出于项，复属于太阳，此为一经也。

足少阴之正，至腘中，别走太阳而合，上至肾，当十四椎，出属带脉；直者，系舌本，复出于项，合于太阳，此为一合。成以诸阴之别，皆为正也。

足少阳之正，绕髀入毛际，合于厥阴；别者，入季胁之间，循胸里，属胆，散之肝，上贯心，以上挟咽，出颐颔中，散于面，系目系，合少阳于外眦也。足厥阴之正，别跗上，上至毛际，合于少阳，与别俱行，此为二合也。

足阳明之正，上至髀，入于腹里，属胃，散之脾，上通于心，上循咽出于口，上頞䪼，还系目系，合于阳明也。足太阴之正，上至髀，合于阳明，与别俱行，上结于咽，贯舌中，此为三合也。

手太阳之正，指地，别于肩解，入腋走心，系小肠也。手少阴之正，别入于渊腋两筋之间，属于心，上走喉咙，出于面，合目内眦，此为四合也。

手少阳之正，指天，别于巅，入缺盆，下走三焦，散于胸中也。手心主之正，别下渊腋三寸，入胸中，别属三焦，出循喉咙，出耳后，合少阳完骨之下，此为五合也。

手阳明之正，从手循膺乳，别于肩髃，入柱骨，下走大肠，属于肺，上循喉咙，出缺盆，合于阳明也。

手太阴之正，别入渊腋少阴之前，入走肺，散之太阳，上出缺盆，循喉咙，复合阳明，此六合也（径住）。

据事直书，条理分明，疏畅之中，自见苍老。通篇无一字非实事，无一句不排比，却无一字一句板滞者，叹其笔力之清雄也。

经水第十二

黄帝问于岐伯曰：经脉十二者，外合于十二经水，而内属于五藏六府。夫十二经水者，其有大小、深浅、广狭、远近各不同，五藏六府之高下、小大、受谷之多少亦不等，相应奈何？夫经水者，受水而行之（笔笔空灵，有爽气扑人眉宇）；五藏者，合神气魂魄而藏之；六府者，受谷而行之，受气而扬之；经脉者，受血而营之。合而以治奈何？刺之深浅，灸之壮数，可得闻乎？

岐伯答曰：善哉问也！天至高，不可度，地至广，不可量，此之谓也（轻轻一顿，随即振起）。且夫人生于天地之间，六合之内，此天之高，地之广也，非人力之所能[①]度量而至也。若夫八尺之士，皮肉在此，外可度量切循而得之，其死可解剖而视之，其藏之坚脆，府之大小，谷之多少，脉之长短，血之清浊，气之多少，十二经之多血少气，与其少血多气，与其皆多血气，与其皆少血气，皆有大数（笔锋犀利）。其治以针艾，各调其经气，固其常有合乎（顿住）。

黄帝曰：余闻之，快于耳，不解于心，愿卒闻之。岐伯答曰：此人之所以参天地而应阴阳也（唱起本节），不可不察。足太阳外合于清水（分叙），内属于膀胱，而

---

① 能：原脱，据赵本补。

通水道焉。足少阳外合于渭水，内属于胆。足阳明外合于海水，内属于胃。足太阴外合于湖水，内属于脾。足少阴外合于汝水，内属于肾。足厥阴外合于渑水，内属于肝。手太阳外合于淮水，内属于小肠，而水道出焉。手少阳外合于漯水，内属于三焦。手阳明外合于江水，内属于大肠。手太阴外合于河水，内属于肺。手少阴外合于济水，内属于心。手心主外合于漳水，内属于心包。凡此五藏六府十二经水者，外有源泉而内有所禀，此皆内外相贯，如环无端，人经亦然。故天为阳，地为阴，腰以上为天，腰以下为地。故海以北者为阴，湖以北者为阴中之阴，漳以南者为阳，河以北至漳者为阳中之阴，漯以南至江者为阳中之太阳，此一隅之阴阳也，所以人与天地相参也（回应，顿住）。

黄帝曰：夫经水之应经脉也（直下），其远近浅深，水血之多少各不同，合而以刺之奈何（入刺法）？岐伯答曰：足阳明（足之阳明，用特叙之笔），五藏六府之海也，其脉大血多，气盛热壮，刺此者不深弗散，不留不泻也。足阳明刺深六分，留十呼。足太阳深五分，留七呼。足少阳深四分，留五呼。足太阴深三分，留四呼。足少阴深二分，留三呼。足厥阴深一分，留二呼。手之阴阳（手之阴阳用简括之笔，此用笔之生动处也），其受气之道近，其气之来疾，其刺深者皆无过二分，其留皆无过一呼（又统叙活法，一笔笔更生动）。其少长大小肥瘦，以心撩之，言浅深多少，虽有定数，又当揣人之少长肥瘦，而意为增损之也。命曰法天之常。灸之亦然。灸而过此者得恶火，则骨枯脉涩；刺而过此者，则脱气。黄帝曰：夫经脉之小大，血之多少，肤之厚薄，肉之坚脆，及腘之大小，可为量度乎？岐伯答曰：其可为量度者，取其中度也，不甚脱肉而血气不衰也（笔笔生动）。若夫所[1]度之人，痟瘦而形肉脱者，恶可以度量刺乎？审切循扪按，视其寒温盛衰而调之，是谓因适而为之真也（炼字深刻）。此即所谓以心撩之也。

比经脉于经水，无甚深义，不过拟议远近浅深多少之象数耳。后幅论刺法之浅深及取穴之量度，词极圆活，笔亦生动。

---

① 所：赵本无此字。

第四卷

经筋第十三

足太阳之筋，起于足小指，上结于踝，邪上结于膝，其下循足外侧，结于踵，上循跟，结于腘；其别者，结于腨外，上腘中内廉，与腘中并上结于臀，上挟脊上项；其支者，别入结于舌本；其直者，结于枕骨，上头下颜，结于鼻；其支者，为目上纲，纲，或作“网”，误，此谓目上胞内开阖之筋也。下结于烦；烦，音求，即颧也。其支者，从腋后外廉，结于肩髃；其支者，入腋下，上出缺盆，上结于完骨；其支者，出缺盆，邪上出于烦。其病小指支，支，撑拄不便也。跟肿痛，腘挛，脊反折，项筋急，肩不举，腋支，缺盆中纽痛，不可左右摇。治在燔针劫刺，以知为数，以痛为输，名曰仲春痹也。

足少阳之筋，起于小指次指，上结外踝，上循胫外廉，结于膝外廉；其支者，别起外辅骨，上走髀，前者结于伏兔之上，后者结于尻；其直者，上乘眇季胁，“季胁”二字乃眇之注也，经文每多如此。上走腋前廉，系于膺乳，结于缺盆；直者，上出腋，贯缺盆，出太阳之前，循耳后，上额角，交巅上，下走颔，篇中“颔”字皆与常说不同，乃指眉后陷中，开口合口，其处即为之振撼也。一作“颇”。上结于烦；支者，结于目眦，为外维。其病小指次指支转筋，引膝外转筋，膝不可屈伸，腘筋急，前引髀，后引尻，即上乘眇季胁痛，上引缺盆膺乳，颈维筋急，从左之右，右目不开，上过右角，并跻脉而行，左络于右，故伤左角，右足不用，命曰维筋相交。治在燔针劫刺，以知为数，以痛为输，名曰孟春痹也。

足阳明之筋，起于中三指，结于跗上，邪外上加于辅骨，上结于膝外廉，直上结于髀枢，上循胁，属脊；其直者，上循骭，结于[①]缺；此缺谓缺其文也。马注作“缺盆”，误。以上下文部位推之，当在伏兔之下。其支者，结于外辅骨，合少阳；其直者，上循伏兔，上结于髀，聚于阴器，上腹而布，至缺盆而结，上颈，上挟口，合于烦，下结于鼻，上合于太阳，太阳为目上纲，阳明为目下纲；其支者，从颊结于耳前。其病足中指支，胫转筋，脚跳坚，伏兔转筋，髀前肿，㿗疝，腹筋急，引缺盆及颊，卒口僻，急者目不合，热则筋纵，目不开。颊筋有寒，则急引颊移口；有热则筋弛纵缓，不胜收故僻。治之以马膏（独详治法），膏其急者，以白酒和桂，以涂其缓者，以桑钩钩之，即以生桑灰置之坎中，高下以坐等，以膏熨急颊，且饮美酒，啖美炙肉，不饮酒者，自强也，为之三拊而已。治在燔针劫刺，以知为

① 结于：《甲乙经》此文下有“膝”字，当从。

数，以痛为输，名曰季春痹也。

足太阴之筋，起于大指之端内侧，上结于内踝；其直者，络于膝内辅骨，上循阴股，结于髀，聚于阴器，上腹，结于脐，循腹里，结于肋，散于胸中；其内者，著于脊。其病足大指支，内踝痛，转筋痛，膝内辅骨痛，阴股引髀而痛，阴器纽痛，上引脐两胁痛，引膺中脊内痛。治在燔针劫刺，以知为数，以痛为输，命曰孟秋痹也。

足少阴之筋，起于小指之下，并足太阴之筋，邪走内踝之下，结于踵，与太阳之筋合而上结于内辅之下，并太阴之筋而上循阴股，结于阴器，循脊内挟膂，上至项，结于枕骨，与足太阳之筋合。其病足下转筋，及所过而结者皆痛及转筋。病在此者，主痫、瘛及痉，在外者不能俯，在内者不能仰。故阳病者腰反折不能俯，阴病者不能仰。治在燔针劫刺，以知为数，以痛为输，在内者熨引饮药。此筋折纽，纽发数甚者，死不治，名曰仲秋痹也。

足厥阴之筋，起于大指之上，上结于内踝之前，上循胫，上结内辅之下，上循阴股，结于阴器，络诸筋。厥阴主筋，为诸筋之所系属也。其病足大指支，内踝之前痛，内辅痛，阴股痛转筋，阴器不用，伤于内则不起（分释，不用事例），伤于寒则阴缩入，伤于热则纵挺不收。治在行水清阴气。其病转筋者，治在燔针劫刺（分叙治法），以知为数，以痛为输，命曰季秋痹也。

手太阳之筋，起于小指之上，结于腕，上循臂内廉，结于肘内锐骨之后，弹之应小指之上，入结于腋下；其支者，后走腋后廉，上绕肩胛，循颈出足太阳之前，结于耳后完骨；其支者，入耳中；直者，出耳上，下结于颔，上属目外眦。其病小指支，肘内锐骨后廉痛，循臂阴入腋下，腋下痛，腋后廉痛，绕肩胛引颈而痛，应耳中鸣，痛引颔，目瞑良久乃得视，篇中独此句是气化之病。颈筋急则为筋瘘颈肿，寒热在颈者。似当作“寒热在颈者，则为筋瘘，颈肿”。治在燔针劫刺，以知为数，以痛为输，其为肿者，复而锐之。【本支者，上曲牙，循耳前，属目外眦，上颔，结于角。其病当所过者支转筋。治在燔针劫刺，以知为数，以痛为输】，此四十一字与手少阳之筋文重复，且“支者”上“本”字即“舌本”之“本”字，错衍之迹显然。名曰仲夏痹也。

手少阳之筋，起于小指次指之端，结于腕，上循臂，结于肘，上绕臑外廉，上肩走颈，合手太阳；其支者，当曲颊入系舌本；其支者，上曲牙，循耳前，属目外眦，上乘颔，结于角。其病当所过者即支转筋，舌卷。治在燔针劫刺，以知为数，以痛为输，名曰季夏痹也。

手阳明之筋，起于大指次指之端，结于腕，上循臂，上结于肘外，上臑，结于髃；其支者，绕肩胛，挟脊；直者，从肩髃上颈；其支者，上颊，结于頄；直者，上出手少阳[①]之前，上左角，络头，下右颔。其病

① 少阳：赵本作“太阳”。

当所过者支痛及转筋，肩不举，颈不可左右视。治在燔针劫刺，以知为数，以痛为输，名曰孟夏痹也。

手太阴之筋，起于大指之上，循指上行，结于鱼后，行寸口外侧，上循臂，结肘中，上臑内廉，入腋下，出缺盆，结肩前髃，上结缺盆，下结胸里，散贯贲，合贲下，《甲乙经》作“胁下”，当是贲膈也。其下无可合也，抑或言合于贲下之胁处也。抵季胁。其病当所过者支转筋，痛甚成息贲，胁急吐血。治在燔针劫刺，以知为数，以痛为输，名曰仲冬痹也。

手心主之筋，起于中指，与太阴之筋并行，结于肘内廉，上臂阴，结腋下，下散前后，前后，胁前后也，故下云挟胁。下文“前及胸痛”，“前”似当训“膺”。挟胁；其支者，入腋散胸中，结于臂。“臂”字可疑，详见下条。足太阴条有“结于脐，循腹里，结于肋，散于胸中”之文，“臂”或“肋”之讹也。其病当所过者支转筋，前及胸痛息贲。治在燔针劫刺，以知为数，以痛为输，名曰孟冬痹也。

手少阴之筋，起于小指之内侧，结于锐骨，上结肘内廉，上入腋，交太阴，挟乳里，结于胸中，循臂，胸之下，脐之上无臂也，“臂”字必误。下系于脐。其病内急，心承伏梁，此挟乳里结胸中之病也。下为肘纲①。其病当所过者支转筋，筋痛。治在燔针劫刺，以知为数，以痛为输。“下为肘纲”句是遥承“上结肘内廉”来，随即接叙其证治也，下文又遥承伏梁说，叙事组织断续有趣。又按：“循臂”

① 纲：赵本作“网”。

“下为肘纲”是一串事，疑本条有脱文错简。其成伏梁唾血脓者，死不治。经筋之病（随于末条，总发证治大义，以束上文，不用另笔，是用笔之巧而捷，经文每多如此），寒则反折筋急，热则筋弛纵不收，阴痿不用。阳急则反折，阴急则俯不伸。焠刺者，刺寒急也，热则筋纵不收，无用燔针。名曰季冬痹也。

足之阳明（又补叙二经，亦有口目噼急，请复不置者，是筋病，莫重于此也），手之太阳，筋急则口目为噼，眦急不能卒视，治皆如右方也。

十二排直起直落，不提不束，此种文格《内经》独多。其摩绘曲折之妙，与《经脉》同，而彼以雄阔胜，此以坚朴胜。筋病起于寒热，成于燥湿，其见证则拘急缓纵，支转痿痛，俯仰屈伸，而以痫痓偏废，口噼眦急为重也。篇中多有错脱处，宜细考之。

骨度第十四

黄帝问于伯高曰：脉度言经脉之长短，何以立之？伯高曰：先度其骨节之大小广狭长短，而脉度定矣（一句头起全篇，开门见山）。黄帝曰：愿闻众人之度，人长七尺五寸者（先立数之根），其骨节之大小长短各几何？伯高曰：头之大骨围二尺六寸（叙头身之围，大是横说），胸围四尺五寸，腰围四尺二寸。发所覆者，颅至项尺二寸（叙头身之直长，是直说），发以下至颐长一尺，君子终折。《甲乙经》作“参折”。尽君子发际常高于众人，则发所覆者不及尺二寸，发以下至颐不止一尺矣，故须参互而折数之。结喉以下至缺盆中长四寸，缺盆以下至髑骬长九寸，过则肺大，不满则肺小（带叙藏府，便曲折有致）。髑骬以下至天枢长八寸，过则胃大，不及则胃小。天枢以下至横骨长六寸半，过则回肠广长，不满则狭。短横骨长六寸半，横骨上廉以下以至内辅之上廉长一尺八寸，内辅之上廉以下至下廉长三寸半，内辅下廉下至内踝长一尺三寸，内踝以下至地长三寸，膝腘以下至跗属长一尺六寸，跗属以下至地长三寸，故骨围大则太过，小则不及（束一笔，以上叙身前之直长也）。角以下至柱骨长一尺，行腋中不见者长四寸，腋以下至季胁长一尺二寸，季胁以下至髀枢长六寸，髀枢以下至膝中长一尺九寸，膝以下至外踝长一尺六寸，外踝以下至京骨长三寸，京骨以下至地长一寸（以上叙身侧之直长也）。

耳后当完骨者广九寸，耳前当耳门者广一尺三寸，两颧之间相去七寸，两乳之间广九寸半，两髀之间广六寸半。足长一尺二寸，广四寸半（以上叙头身之横宽也）。肩至肘长一尺七寸，肘至腕长一尺二寸半，腕至中指本节长四寸，本节至其末长四寸半（以上叙两手之直长也）。

项发以下至背骨长二寸半，膂骨以下至尾骶二十一节长三尺，上节长一寸四分分之一，奇分在下，故上七节至于膂骨九寸八分分之七（以上叙身后之直长也），以文义推之上句，当是"一寸四分又十分分之一"也，下句当是"九寸八分又十分分之七"也。经文词简意晦，数不吻合。此众人骨之度也（应醒），所以立经脉之长短也（缴清，神回气合)。是故视其经脉之在于身也，其见浮而坚，其见明而大者，多血；细而沉者，多气也。以理推之，当是其见浮而坚者多气，明而大者多血，细而沉者少气也。第原文义亦可通，未敢擅改。

本论脉度也，却通篇只说骨度，而脉度仅于首尾见之，结末数语，忽然离开，与前文似断似续，使堆垛尽化烟云。篇中句句皆实事，却句句皆虚境，读时须胸中牢记，目中注视，是为脉度立根，便觉字字皆立于空中。

五十营第十五

黄帝曰：余愿闻五十营奈何？岐伯答曰：天周二十八宿，宿三十六分，人气行一周，千八分（一顿）。以天度起脉度，是言其体也。日行二十八宿，人经脉上下、左右、前后二十八脉，周身十六丈二尺，以应二十八宿（又一顿），以日度起脉度，是言其动也，天日漏三层，愈逼愈紧。“漏”字一层即从天日中提出，以作五十营之准者也，故百刻正与五十营相映。漏水下百刻（以“漏”字承上，两项挺起），以分昼夜。故人一呼，脉再动，气行三寸；一吸，脉亦再动，气行三寸。呼吸定息，气行六寸（以上提清数根，以下层递说去）。十息，气行六尺，日行二分（笔笔缴醒）。二百七十息，气行十六丈二尺，气行交通于中，一周于身，下水二刻，日行二十五分。五百四十息，气行再周于身，下水四刻，日行四十分。二千七百息，气行十周于身，下水二十刻，日行五宿二十分。一万三千五百息，气行五十营于身，水下百刻，日行二十八宿，漏水皆尽，而脉终矣（顿住）。所谓交通者，并行一数也（横插一笔，摇曳生姿），故五十营备，得尽天地之寿矣（又以重笔压住，文气紧极），凡行八百一十丈也（雄鸡一声天下白）。

寥寥二百余字，有许多故事，许多议论，涵盖其中。题只“五十营”三字，篇中幻出许多数目字，是烘托极热闹者。

营气第十六

黄帝曰：营气之道（点题，直起），内谷为宝。谷入于胃，乃传之肺，流溢于中，布散于外（先统营卫言），其精专者行于经隧（折入营气），常营无已，终而复始，是谓天地之纪（顿住）。故气从太阴出（直接），注手阳明，上行注足阳明，下行至跗上，注大指间，与太阴合。上行抵脾，从脾注心中，循手少阴出腋下臂，注小指，合手太阳。上行乘腋，出䪼内，注目内眦，上巅下项，合足太阳。循脊下尻，下行注小指之端，循足心，注足少阴。上行注肾，从肾注心，外散于胸中。循心主脉，出腋下臂，出两筋之间，入掌中，出中指之端，还注小指次指之端，合手少阳。上行注膻中，散于三焦，从三焦注胆，出胁，注足少阳。下行至跗上，复从跗注大指间，合足厥阴。上行至肝，从肝上注肺。上循喉咙，入颃颡之窍，究于畜门。其支别者，上额循巅，下项中，循脊入骶，是督脉也。络阴器，上过毛中，入脐中，上循腹里，入缺盆，下注肺中，复出太阴（缴上，顿住）。此营气之所行也，逆顺之常也（回应作结）。

先提大意作冒，后详叙其事，亦行文常格，笔意洁净可喜。

脉度第十七

黄帝曰：愿闻脉度（点题）。岐伯答曰：手之六阳（直叙），从手至头，长五尺，五六三丈。手之六阴，从手至胸中，三尺五寸，三六一丈八尺，五六三尺，合二丈一尺。足之六阳，从足上至头，八尺，六八四丈八尺。足之六阴，从足至胸中，六尺五寸，六六三丈六尺，五六三尺，合三丈九尺。手足各以六阴六阳纪数，是各经左右两脉，气行有先后矣，而跻脉阴阳只叙其一，此事乃本经中一大疑团也。跻脉从足至目，七尺五寸，二七一丈四尺，二五一尺，合一丈五尺。督脉、任脉各四尺五寸，二四八尺，二五一尺，合九尺。凡都合一十六丈二尺，此气之大经隧也（锁住上文）。经脉为里，支而横者为络，络之别者为孙。盛而血者疾诛之，盛者泻之，虚者饮药以补之。以上为第一节，论脉度而以治法束之，是实发题面之文。五藏常内阅于上七窍也（振起，开拓心胸），故肺气通于鼻，肺和则鼻能知臭香矣；心气通于舌，心和则舌能知五味矣；肝气通于目，肝和则目能辨五色矣；脾气通于口，脾和则口能知五谷矣；肾气通于耳，肾和则耳能闻五音矣；五藏不和则七窍不通，六府不和则留为痈（藏府不平叙，中间用枢纽，脱卸大方）。故邪在府则阳脉不和，阳脉不和则气留之，气留之则阳气盛矣。阳气太盛则阴不利，阴脉不利则血留之，血留之则阴气盛矣。此热盛灼津而血涩者也。阴气太盛，则阳气不能荣也，故曰关；阳气太盛，则阴气弗能荣也，故曰格；阴阳俱盛，不得相荣，故曰关格。关格者，不得尽期而死也。以上为第五节，是接发内溉藏府，外濡腠理之常变也。黄帝曰：跻脉安起安止？何气荣之？岐伯答曰：跻脉者，少阴之别，起于然骨之后，上内踝之上，直上循阴股入阴，上循胸里入缺盆，上出人迎之前，入烦属目内眦，合于太阳、阳跻而上行，气并相还则为濡目，气不荣则目不合。以上为第二节，是接叙跻脉之起止，以补首节未尽之义也。黄帝曰：气独行五藏，不荣六府，何也？岐伯答曰：气之不得无行也，如水之流，如日月之行不休，故阴脉荣其藏，阳脉荣其府，如环之无端，莫知其纪，终而复始。其流溢之气，内溉藏府，外濡腠理。以上为第四节，因上篇营气内注，只言五藏，不及六府而疑之也。黄帝曰：跻脉有阴阳，何脉当其数？岐伯曰：男子数其阳，女子数其阴，当数者为经，其不当数者为络也。以上为第三节，即第二节之尾也。

词气圆润静雅，足供揣摩，独怪承接有于理解难通之处，僭拟移置，分注篇中，以俟高明指正。

营卫生会第十八

黄帝问于岐伯曰：人焉受气（直起）？阴阳焉会？何气为营？何气为卫？营安从生？卫于焉会（分提头绪）？老壮不同气，阴阳异位，愿闻其会。以上总冒，提清全篇头绪，以下浩然直往，穷原竟委，不必回顾，提笔而自曲折赴节。岐伯答曰：人受气于谷（应受气），谷入于胃，以传与肺，五藏六府，皆以受气，其清者为营，浊者为卫（应荣卫），营在脉中，卫在脉外，营周不休，五十而复大会。阴阳相贯，如环无端。卫气行于阴二十五度，行于阳二十五度，分为昼夜，故气至阳而起，至阴而止。故曰：日中而阳陇为重阳，夜半而阴陇为重阴。故太阴主内（应阴阳异位），太阳主外，各行二十五度，分为昼夜。夜半为阴陇，夜半后而为阴衰，平旦阴尽而阳受气矣。日中而阳陇，日西而阳衰，日入阳尽而阴受气矣。夜半而大会，万民皆卧，命曰合阴，平旦阴尽而阳受气，如是无已，与天地同纪。以上三意一气贯注，直起直住，为第一节。黄帝曰：老人之不夜瞑者，何气使然？少壮之人不昼瞑者，何气使然（应少壮不同气）？岐伯答曰：壮者之气血盛，其肌肉滑，气道通，营卫之行，不失其常，故昼精而夜瞑。老者之气血衰，其肌肉枯，气道涩，五藏之气相搏，其营气衰少而卫气内伐，故昼不精，夜不瞑。以上专发少壮不同气，义精词湛，为第二节。亦直起直收，与上节为一正一反，一常一变。黄帝曰：愿闻营卫之所行，皆何道从来（以下畅发营卫生会之事）？岐伯答曰：营出于中焦，卫出于下焦。黄帝曰：愿闻三焦之所出。岐伯答曰：上焦出于胃上口，并咽以上贯膈而布胸中，走腋，循太阴之分而行，还至阳明，上至舌，下足阳明，常与营俱行于阳二十五度，行于阴亦二十五度为一周也，故五十度而复大会于手太阴矣。黄帝曰：人有热，饮食下胃（接叙上焦气化之变），其气未定，汗则出，或出于面，或出于背，或出于身半，其不循卫气之道而出，何也？岐伯曰：此外伤于风，内开腠理，毛蒸理泄，卫气走之，固不得循其道，此气慓悍滑疾，见开而出，故不得从其道，故命曰漏泄。上焦为宗气所会，本节似言卫气者，宗气本营卫之所合也，故上半节言其常与营俱，下半节又怪其不循卫道也。黄帝曰：愿闻中焦之所出。岐伯答曰：中焦亦并胃中，出上焦之后，此所受气者，泌糟粕，蒸津液，化其精微，上注于肺脉，乃化而为血，以奉生身，莫贵于此，故独得行于经隧，命曰营气。黄帝曰：夫血之与气（接叙中焦之变），异名同类，何谓也？岐伯答曰：营卫者，精气也，血者，神气也，故血之与气，异名同类焉。故夺血者无汗，夺汗者无血，故人生有两死而无两生。黄帝曰：愿闻下焦之所出。岐伯答曰：下焦者，别回肠，注于膀胱而渗入焉。故水谷者，常并居于胃中，成糟粕，而俱下于大肠，而成下焦，渗而俱下，济泌别汁，循下焦而渗入膀胱焉。黄帝曰：人饮酒（接叙下焦之变），酒亦入胃，谷未熟而小便独先下，何也？岐伯答曰：酒者熟谷之液也，其气悍以清，故后谷而入，先谷而液出焉。黄帝曰：善。余闻上焦如雾(引成语作结，翛然意遍)，中焦如沤，下焦如渎，此之谓也。三节畅叙荣卫生会，分三焦而又各推其变，当作一节读之，若分三节，文气便促而弱矣。

布局则前单后双，运意则前总后分，两截似各不相顾，而实大气盘旋，真力弥满，不拘于分提分应之成法，全以议论驾驭，其间笔力又足以副之，词旨圆润，理致深密，耐人涵泳，局阵整肃，尤有正笏垂绅之度。此篇畅发荣卫之源流正变也，前两节合提笔数项而总叙之，一正一变，后分三焦申叙之，又各一正一变也，若拘拘于分应提笔转支节矣。

四时气第十九

黄帝问于岐伯曰：夫四时之气，各不同形，百病之起，皆有所生，灸刺之道，何者为定？岐伯答曰：四时之气（用笔简淡），各有所在，灸刺之道，得气穴为定(一顿)。

故春取经血脉分肉之间（分叙），甚者深刺之，间者浅刺之（叙四时）。夏取盛经孙络，取分间绝皮肤。秋取经腧，邪在府，取之合。冬取井荥，必深以留之。

温疟汗不出（叙百病），为五十九痏。风㽷肤胀，为五十七痏，取皮肤之血者，尽取之。

飧泄，补三阴之上，补阴陵泉，皆久留之，热行乃止。

转筋于阳治其阳，转筋于阴治其阴，皆卒刺之。

徒㽷，先取环谷下三寸，以铍针针之，已刺而筒之，而内之，入而复之，以尽其㽷，中有脱文。必坚。来缓则烦悗，来急则安静，间日一刺之，㽷尽乃止。饮闭药，方刺之时徒饮之，方饮无食，方食无饮，无食他食，百三十五日。

著痹不去，久寒不已，卒取其三里。【骨为干】，三字是《经脉》篇文误衍于此。肠中不便，取三里，盛泻之，虚补之。

疠风者，素刺其肿上，已刺，以锐针针其处，按出其恶气，肿尽乃止，常食方食，无食他食。

腹中常鸣（叙六府），气上冲胸，喘不能久立，邪在大肠，刺肓之原、巨虚上廉、三里。

小腹控睾引腰脊，上冲心，邪在《甲乙经》有“小肠也”三字。小肠者，连睾系，属于脊，贯肝肺，络心系。气盛则厥逆，上冲肠胃，熏肝，散于肓，结于脐。故取之肓原以散之，刺太阴以予之，取厥阴以下之，取巨虚下廉以去之，按其所过之经以调之。

善呕，呕有苦，长太息，心中憺憺，恐人将捕之，邪在胆，逆在胃，胆液泄则口苦，胃气逆则呕苦，故曰呕胆。取三里以下胃气，逆则刺少阳血络以闭胆逆，却调其虚实，以去其邪。饮食不下，膈塞不通，邪在胃脘，在上脘则刺抑而下之，在下脘则散而去之。

小腹痛肿，不得小便，邪在三焦约，取之太阳大络，视其络脉与厥阴小络结而血者，肿上及胃脘，取三里。

睹其色（叙色脉），察其以，以，“目”之讹也，古“目”字相近。知其散复者，视其目色，以知病之存亡也。一其形，听其动静者，持气口、人迎以视其脉，坚且盛且滑者病日进，脉软者病将下，诸经实者，病三日已。气口候阴，人迎候阳也。

笔力坚卓，惟结末一段，语意无属，笔致亦与上文不一律。

第五卷

五邪第二十

邪在肺（直起，清气逼人），则病皮肤痛，寒热，上气，喘，汗出，咳动肩背。取之膺中外腧，背三节五藏之傍，以手疾按之（足一笔，便有曲致），快然，乃刺之，取之缺盆中以越之。邪在肝，则两胁中痛，寒中，恶血在内，行善掣，节时脚肿，取之行间，以引胁下，补三里以温胃中，取血脉以散恶血，取耳间青脉，以去其掣（整用四排，笔锋犀利）。邪在脾胃，则病肌肉痛。阳气有余，阴气不足，则热中善饥；阳气不足，阴气有余，则寒中肠鸣腹痛（独详病因，笔势飞舞）。阴阳俱有余，若俱不足，则有寒有热，皆调于三里。邪在肾，则病骨痛阴痹。阴痹者（申一笔），按之而不得，腹胀腰痛，大便难，肩背颈项痛，时眩。取之涌泉、昆仑，视有血者尽取之（又申一笔）。邪在心，则病心痛，喜悲，时眩仆（独用浑括之笔），视有余不足而调之其输也（加“也”字妙）。以一“也”字，结束五项。

五项直起直结，经文常格，妙在每项中间皆有曲笔，遂觉行间字字皆有生气。

寒热病第二十一

皮寒热者（三峰直立），不可附席，毛发焦，鼻槁腊，不得汗。腊，皮肤干燥也。取三阳之络，以补手太阴（用单笔）。

肌寒热者，肌痛，毛发焦而唇槁腊，不得汗。取三阳于下以去其血者（用双笔），补足太阴以出其汗。

骨寒热者，病无所安，汗注不休。齿未槁，取其少阴于阴股之络；齿已槁，死不治（用开合之笔，三项笔致不同，便见生趣，带叙一笔，上下钩连在有意无意之间）。骨厥亦然。

骨痹，举节不用而痛，汗注烦心。取三阴之经补之（二字峭）。

身有所伤，血出多，及中风寒，若有所堕坠（独先叙病因病证，再点病名，顺逆有致），四支懈惰不收，名曰体惰。取其小腹脐下三结交。三结交者（顾盼生姿），阳明、太阴也，脐下三寸关元也。

厥痹者，厥气上及腹。取阴阳之络，视主病者，泻阳补阴也（详叙穴法，即所谓主病者）。颈侧之动脉人迎，人迎，足阳明也，在婴筋之前。婴筋之后，手阳明也，名曰扶突。次脉，足少阳脉也，名曰天牖。次脉，足太阳也，名曰天柱。腋下动脉，臂太阴也，名曰天府。

阳迎迎，当作逆。头痛，胸满不得息，取之人迎。

暴瘖气鞕，取扶突与舌本。出血暴聋气蒙，耳目不明，取天牖。

暴挛痫眩，足不任身，取天柱。

暴瘅内逆，肝肺相搏，血溢鼻口，取天府。此为天牖五部（轻束一句）。以上从寒热，搭到骨厥，即接叙骨痹、体惰、厥痹之证治各不相顾之中，自有草蛇灰线之妙，其笔致之顺逆向背，亦无情而有情也。以下诸篇皆当以此意读之，看似平铺直叙，其中自具开合断续之体。

臂阳明有入烦遍齿者，名曰大迎，下齿龋取之。臂恶寒补之，不恶寒泻之（四峰对起，拔地参天）。足太阳有入烦遍齿者，名曰角孙，上齿龋，取之在鼻与烦前。方病之时，其脉盛，盛则泻之，虚则补之。一曰取之出鼻外。足阳明有挟鼻入于面者，名曰悬颅，属口，对入系目本，视有过者取之，损有余，益不足，反者益甚。足太阳有通项入于脑者，正属目本，名曰眼系，头目苦痛，取之在项中两筋间，入脑乃别。阴跻、阳跻，阴阳相交，阳入阴，阴出阳，交于目锐眦，阳气盛则瞋目，阴气盛则瞑目（硬语横空）。以上叙阳明、太阳二经齿痛目痛之证治，而末条又带叙二跻偏胜，有关于目之事是板中有活也。

热厥取足太阴、少阳，皆留之（热寒对起，映带在有意无意）；寒厥取足阳明、少阴于足，皆留之。舌纵涎下（项是申叙其证治），烦悗，取足少阴。

振寒洒洒，鼓颔，不得汗出，腹胀，烦悗，取手太阴。

刺虚者（此申叙其刺法，笔致飞舞），刺其去也；刺实者，刺其来也。春取络脉，夏取分腠，秋取气口，冬取经输。凡此四时，各以其时为齐。络脉治皮肤，分腠治肌肉，气口治筋脉，经输治骨髓、五藏。以上叙热厥寒厥证治也，收句整肃，与上节同。

身有五部（前俱用双起，此独用单起）：伏兔一；腓二，腓者腨也；背三；五藏之腧四；项五。此五部有痈疽者死。病始手臂者（分叙痈疽症治），先取手阳明、太阴而汗出；病始头首者，先取项太阳而汗出；病始足胫者，先取足阳明而汗出。臂太阴可汗出，足阳明可汗出。故取阴而汗出甚者，止之于阳；取阳而汗出甚者，止之于阴。

凡刺之害（总发刺害，即带叙痈疽致病之由，钩连有致），中而不去则精泄，不中而去则致气；精泄则病甚而恇，致气则生为痈疽也。以上叙痈疽之证治，笔力爽健非常。曰汗出者，所谓汗之则疮已，是治疮疽之例也。其论阴阳止汗之义尤精，以药则桂枝汤、生脉散之辨也。

自此以下四篇及杂病篇，皆叙事文体，须玩其整散断续、错综变化之妙，各项毫不相顾，而自然不形支节其故。由于笔势顺逆向背，相承相激行间，勃有生气也。

癫狂第二十二

目眦外决于面者，为锐眦；在内近鼻者为内眦；上为外眦，下为内眦。经中凡叙癫狂，皆关于目，故特提唱之，第嫌篇中少连缀，少发明耳。

癫疾始生（分叙癫证之先见者，三峰屹立，笔健而醒），先不乐，头重痛，视举目赤，甚作极，已而烦心，候之于颜，取手太阳、阳明、太阴，血变而止。作极，盖言身之躁动不安，非有所作为，而令疲极也。

癫疾始作而引口啼呼喘悸者，候之手阳明、太阳，左强者攻其右，右强者攻其左，血变而止。

癫疾始作先反僵，因而脊痛，候之足太阳、阳明、太阴、手太阴①，血变而止。

治癫疾者（总释治法，是跟三“血变”句来），常与之居，察其所当取之处。病至，视之有过者泻之，置其血于瓠壶之中，至其发时，血独动矣，不动，灸穷骨二十壮。穷骨者，骶骨也（顿住）。

骨癫疾者（分叙癫疾之不治者），顑齿诸腧分肉皆满，而骨居，汗出烦悗。呕多沃沫，气下泄，不治。筋癫疾者，身倦挛急大，刺项大经之大杼脉。呕多沃沫，气下泄，不治。

脉癫疾者，暴仆，四肢之脉皆胀而纵。脉满，尽刺之出血；不满，灸之挟项太阳，灸带脉于腰相去三寸，诸分肉本输。呕多沃沫，气下泄，不治。

癫疾者（癫狂钩连，奇巧天成），疾发如狂者，死不治（顿住）。

狂始生（起笔势飘逸），先自悲也，喜忘苦怒善恐者（分叙狂证之先见者，与得病之因也），得之忧饥，治之取手

① 手太阴：赵本作“手太阳”。

太阴、阳明，血变而止，及取足太阴、阳明。

狂始发，少卧不饥，自高贤也，自辨智也，自尊贵也，善骂詈，日夜不休，治之取手阳明、太阳、太阴、舌下、少阴，视之盛者，皆取之，不盛，释之也。

狂言、惊、善笑、好歌乐、妄行不休者，得之大恐，治之取手阳明、太阳、太阴。狂，目妄见、耳妄闻、善呼者，少气之所生也，治之取手太阳、太阴、阳明、足太阴、头、两顑。

狂者多食，善见鬼神，善笑而不发于外者，得之有所大喜，治之取足太阴、太阳、阳明，后取手太阴、太阳、阳明。

狂而新发，未应如此者，先取曲泉左右动脉，及盛者见血，有顷已，不已，以法取之，灸骨骶二十壮（顿住）。

风逆暴四肢肿（推论风、逆厥逆是因与癫狂同类而带叙之也），身漯漯唏然时寒，饥则烦，饱则善变，取手太阴表里，足少阴、阳明之经，肉清取荥，骨清取井、经也。

厥逆为病也，足暴清，胸若将裂，肠若将以刀切之，烦而不能食，脉大小皆涩，暖取足少阴，清取足阳明，清则补之，温则泻之。

厥逆腹胀满（“厥逆”二字承上冒下，四项是分释其证治也）。肠鸣，胸满不得息，取之下胸二肋咳而动手者（笔致夭矫，毫无板滞之迹），与背腧以手按之立快者是也。

内闭不得溲，刺足少阴、太阳与骶上以长针，气逆则取其太阴、阳明、厥阴，甚取少阴、阳明动者之经也。

少气，身漯漯也，言吸吸也，骨痠体重，懈惰不能动，补足少阴。短气，息短不属，动作气索，补足少阴，去血络也。

后半带叙厥逆，亦如前篇之带叙痈疽也，二篇乃纪事，文中之极有声色，有气焰者。

热病第二十三

偏枯（偏枯、痱与热病不续），身偏不用而痛，言不变，志不乱，病在分腠之间，巨针取之，益其不足，损其有余，乃可复也。

痱之为病也，身无痛者，四肢不收，智乱不甚，其言微知，可治，甚则不能言，不可治也。病先起于阳（少“先起于阴”，是有脱文），后入于阴者，先取其阳，后取其阴，浮而取之。

热病三日（以下文义古奥，词气朴厚），而气口静，人迎躁者，取之诸阳，五十九刺，以泻其热而出其汗，实其阴以补其不足者（是治热病要义）。身热甚，阴阳皆静者，勿刺也；其可刺者，急取之，不汗出则泄。所谓勿刺者，有死征也。热病七日八日，脉口动喘而短者，急刺之，汗且自出，浅刺手大指间。热病七日八日，脉微小，病者溲血，口中干，一日半而死，脉代者，一日死。热病已得汗出，而脉尚躁，喘且复热，勿刺肤，喘甚者死。热病七日八日，脉不躁，躁不散数，后三日中有汗；三日不汗，四日死。未曾汗者，勿腠刺之。热病先肤痛，窒鼻，充面，取之皮，以第一针，五十九，苛轸鼻，索皮于肺，不得索之火，火者心也。热病先身涩，倚而热，烦悗，干唇口嗌，取之皮，以第一针，五十九，肤胀，口干，寒。“寒”字疑误衍。然热病实有时噤栗者，此文简意晦矣。汗出，索脉于心，不得索之水，水者肾也。热病嗌干多饮，善惊，卧不能起，取之肤肉，以第六针，五十九，目眦青，索肉于脾，不得索之木，木者肝也。

热病面青脑痛，手足躁，取之筋间，以第四针于[①]四逆，筋躄目浸，索筋于肝，不得索之金，金者肺也。

热病数惊，瘛疭而狂，取之脉，以第四针，急泻有余者，癫疾毛发去，索血于心，不得索之水，水者肾也。

热病身重骨痛，耳聋而好瞑，取之骨，以第四针，五十九刺，骨痛[②]不食，啮齿耳青，索骨于肾，不得索之土，土者脾也。

热病不知所痛，耳聋不能自收，口干，阳热甚，阴颇有寒者，热在髓，死不可治。

热病头痛，颞颥，目瘳脉痛，善衄，厥热病也，取之以第三针，视有余不足，寒热痔。

---

① 于：原脱，据赵本补。

② 痛：赵本作“病”。

热病体重，肠中热，取之以第四针，于其腧及下诸指间索气，于胃络得气也。

热病挟脐急痛，胸胁满，取之涌泉与阴陵泉，以第四针，针嗌里。

热病而汗且出，及脉顺可汗者，取之鱼际、太渊、大都、太白，泻之则热去，补之则汗出，汗出太甚，取内踝上横脉以止之。

热病已得汗而脉尚躁盛，此阴脉之极也，死；其得汗而脉静者，生。热病脉尚盛躁而不得汗者，此阳脉之极也，死；脉盛躁得汗静者，生。

热病不可刺者有九：一曰，汗不出，大颧发赤哕者死；二曰，泄而腹满甚者死；三曰，目不明，热不已者死；四曰，老人婴儿，热而腹满者死；五曰，汗不出，呕下血者死；六曰，舌本烂，热不已者死；七曰，咳而衄，汗不出，出不至足者死；八曰，髓热者死；九曰，热而痉者死。腰折，瘛疭，齿噤龂也。凡此九者，不可刺也。

所谓五十九刺者，两手外内侧各三，凡十二痏；五指间各一，凡八痏，足亦如是，头入发一寸傍三分各三，凡六痏；更入发三寸边各五，凡十痏；耳前后口下者各一，凡六痏；“凡六痏”三字移置“项中一”之上方，合五十九之数，且耳前后左右各二，口两角下各一，正凡六痏也。项中一，巅上一，囟会一，发际一，廉泉一，风池二，天柱二。

气满胸中喘息（以下文义又不续。诸刺法乃缪刺也，与前文诸刺法亦大殊），取足太阴大指之端，去爪甲如韭叶，寒则留之，热则疾之，气下乃止。

心疝暴痛，取足太阴、厥阴，尽刺去其血络。

喉痹，舌卷，口中干，烦心，心痛，臂内廉痛，不可及头，取手小指次指爪甲下，去端如韭叶。

目中赤痛，从内眦始，取之阴跻。

风痉身反折，先取足太阳及腘中及血络，出血。

中有寒，取三里。

癃，取之阴跻及三毛上及血络，出血。

男子如蛊，女子如阻，《甲乙》作“阻”。《脉经》：令人嗜甘如阻妇状。阻，即怀娠之称谓，其经阻不行也。作“怚”误，考字书无“怚”字。按：此湿热内壅之病也。身体腰脊如解，不欲饮食，先取涌泉见血，视跗上盛者，尽见血也。

此篇前后文意不续，当有错简。

厥病第二十四

厥头痛，面若肿起而烦心，取之足阳明、太阴。厥头痛，头脉痛，心悲善泣，视头动脉及盛者，刺尽去血，后调足厥阴。

厥头痛，贞贞头重而痛，泻头上五行，行五，先取手少阴，后取足少阴。厥头痛，意善忘，按之不得，取头面左右动脉，后取足太阴。

厥头痛，项先痛，腰脊为应，先取天柱，后取足太阳。

厥头痛，头痛甚，耳前后脉涌有热，泻出其血，后取足少阳。

真头痛，头痛甚，脑尽痛，手足寒至节，死不治。

头痛不可取于腧者，有所击堕，恶血在于内，若肉伤，痛未已，可则刺，不可远取也。

头痛不可刺者，大痹为恶，日作者，可令少愈，不可已。

头半寒痛，先取手少阳、阳明，后取足少阳、阳明。

厥心痛，与背相控，善瘛，如从后触其心，伛偻者，肾心痛也，先取京骨、昆仑，发针不已，取然谷。

厥心痛，腹胀胸满，心尤痛甚，胃心痛也，取之大都、太白。

厥心痛，痛如以锥针刺其心，心痛甚者，脾心痛也，取之然谷、太溪。

厥心痛，色苍苍如死状，终日不得太息，肝心痛也，取之行间、太冲。

厥心痛，卧若徒居，心痛间，动作痛益甚，言但可卧，或无事自坐也，若痛时动作，其痛益甚矣。色不变，肺心痛也，取之鱼际、太渊。

真心痛，手足清至节，心痛甚，旦发夕死，夕发旦死。

心痛不可刺者，中有盛聚，不可取于腧。肠中有虫瘕及蛟蛕，皆不可取以小针。心肠痛，侬作痛，当是心腹懊侬作痛。肿聚，往来上下行，痛有休止，腹热喜渴涎出者，是蛟蛕也，以手聚按而坚持之，无令得移，以大针刺之，久持之，虫不动，乃出针也。恙腹侬痛，形中上者。谓满腹侬痛，必正刺其肿，聚往来之形上也。

耳聋无闻，取耳中。

耳鸣，取耳前动脉。

耳痛不可刺者，耳中有脓，若有干耵聍，耳无闻也。

耳聋，取手小指次指爪甲上与肉交者，先取手，后取足。

耳鸣，取手中指爪甲上，左取右，右取左，先取手，后取足。

足髀不可举，侧而取之，在枢合中，以员利针，大针不可刺。

病注下血，取曲泉。

风痹淫泺，病不可已者，足如履冰，时如入汤中，股胫淫泺，烦心头痛，时呕时悗，眩已汗出，久则目眩，悲以喜恐，短气不乐①，不出三年死也。淫泺，洗洗然痠疼而无力也。

以头痛心痛为主，耳痛各病附之。气焰不及前篇，而亦有风樯阵马之势。叙事文能见气势，即马、班亦难之。

---

① 不乐：原脱，据赵本补。

病本第二十五

先病而后逆者，治其本；先逆而后病者，治其本。先寒而后生病者，治其本；先病而后生寒者，治其本。先热而后生病者，治其本。先泄而后生他病者，治其本，必且调之，乃治其他病。先病而后中满者，治其标。先病后泄者，治其本。先中满而后烦心者，治其本。有客气，有同气，大小便不利，治其标；大小便利，治其本。病发而有余，本而标之，先治其本，后治其标；病发而不足，标而本之，先治其标，后治其本。详察间甚，以意调之，间者并行，甚者独行。先小大便不利而后生他病者，治其本也。

文本无奇义，亦甚浅，而造句坚洁，可喜。客气同气，并行独行，真比精金百炼。

杂病第二十六

厥挟脊而痛者至顶，头沉沉然，目𥉂𥉂然，腰脊强，取足太阳腘中血络。

厥胸满而肿，唇漯漯，暴言难，甚则不能言，取足阳明。

厥气走喉而不能言，手足清，大便不利，取足少阴。

厥而腹向向然，多寒气，腹中榖榖，便溲难，取足太阴。嗌干，口中热如胶，取足少阴。

膝中痛，取犊鼻，以员利针，发而间之。针大如氂，刺膝无疑。

喉痹不能言，取足阳明；能言，取手阳明。

疟不渴，间日而作，取足阳明；渴而日作，取手阳明。

齿痛，不恶清饮，取足阳明；恶清饮，取手阳明。

聋而不痛者，取足少阳；聋而痛者，取手阳明。

衄而不止，衃血流，取足太阳；衃血，有脱字，疑脱“不流”二字。取手太阳。不已，刺宛骨下，不已，刺腘中出血。

腰痛，痛上寒，取足太阳阳明；痛上热，取足厥阴；不可以俯仰，取足少阳；中热而喘，取足少阴、腘中血络。喜怒而不欲食，言益小，刺足太阴；怒而多言，刺足少阳。

顑痛，刺手阳明与顑之盛脉出血。

项痛不可俯仰，刺足太阳；不可以顾，刺手太阳也。

小腹满大，上走胃，至心，淅淅身时寒热，小便不利，取足厥阴。

腹满，大便不利，腹大，亦上走胸嗌，喘息喝喝然，取足少阴。

腹满，食不化，腹向向然，不能大便，取足太阴。

心痛引腰脊，欲呕，取足少阴。

心痛，腹胀，啬啬然大便不利，取足太阴。心痛引背不得息，刺足少阴；不已，取手少阳。心痛引小腹满，上下无常处，便溲难，刺足厥阴。

心痛，但短气不足以息，刺手太阴。

心痛，当九节刺之，按，已刺按之，立已；不已，上下求之，得之立已。

颇痛，刺足阳明曲周动脉见血，立已；不已，按人迎于经，立已。气逆上，刺膺中陷者与下胸动脉。

腹痛，刺脐左右动脉，已刺按之，立已；不已，刺气街，已刺按之，立已。

痿厥为四末束悗，乃疾解之，日二，不仁者十日而知，无休，病已止。哕，以草刺鼻，嚏，嚏而已；无息而疾迎引之，立已；大惊之，亦可已。哕，呃也，下所叙皆寻常止呃之法，原作“岁”误。

此篇条目极繁，独以老干无枝之笔行之，字字坚实，纪事文正宗也。数篇刺法多系缪刺，今犹有传之者。

周痹第二十七

黄帝问于岐伯曰：周痹之在身也，上下移徙随脉，其上下左右相应，间不容空，愿闻此痛，在血脉之中邪？将在分肉之间乎？何以致是？其痛之移也，间不及下针，其慉痛之时，不及定治，而痛已止矣，何道使然？愿闻其故。以上是总冒上下，左右并提，周、众不分；下乃以左右上下分周、众，发之。岐伯答曰：此众痹也，非周痹也（挑剔，眉目清爽，挈下二节）。黄帝曰：愿闻众痹。岐伯对曰：此各在其处（即承众痹陪说，是“众”字注脚），更发更止（此用顺拖笔势），更居更起，以右应左，以左应右，非能周也（钩下节“周”字），更发更休也。黄帝曰：善。刺之奈何？岐伯对曰：刺此者，痛虽已止（应不及定治），必刺其处，勿令复起（顿住）。帝曰：善。愿闻周痹何如（递到周痹是主）？岐伯对曰：周痹者（用逆顶笔势），在于血脉之中，随脉以上，随脉以下（是“周”字注脚），不能左右（钩上节“左右”字），各当其所。黄帝曰：刺之奈何？岐伯对曰：痛从上下者（接叙治法，轻束上文），先刺其下以过之，后刺其上以脱之；痛从下上者，先刺其上以过之，后刺其下以脱之（顿住）。

黄帝曰：善。此痛安生（上文周、众之辨悉矣，下乃专发周痹病机也）？何因而有名？岐伯对曰：风寒湿气（撑开。气充词沛，蹈厉无前），客于外分肉之间，迫切而为沫，沫得寒则聚，聚则排分肉而分裂也，分裂则痛，痛则神归之，神归之则热，热则痛解，痛解则厥，厥则他痹发，发则如是（略顿）。

帝曰：善（略作曲势）。余已得其意矣。当有“未得其事也，愿卒闻之。岐伯对曰”十三字。此内不在藏，而外未发于皮，独居分肉之间，真气不能周，故命曰周痹。故刺痹者，必先切循其下之六经，视其虚实，及大络之血结而不通，及虚而脉陷空者而调之，熨而通之，其瘛坚（一气贯注，如此长句而不嫌弱，不嫌赘者，气盛故也），转引而行之（八字炼得道劲）。黄帝曰：善。余已得其意矣，亦得其事也。

笔气清畅，一往无前，左萦右拂，自饶情致。

口问第二十八

黄帝闲居，避左右而问于岐伯曰：余已闻九针之经，论阴阳逆顺，六经已毕，愿得口问（点题）。岐伯避席再拜曰：善乎哉问也！此先师之所口传也（略顿）。

黄帝曰：愿闻口传。岐伯答曰：夫百病之始生也（总挈全篇，浩气流行），皆生于风雨寒暑，阴阳喜怒，饮食居处，大惊卒恐。则血气分离，阴阳破散，经络厥绝，脉道不通，阴阳相逆，卫气稽留，经脉虚空，血气不次，乃失其常。论不在经者，请道其方。

黄帝曰：人之欠者，何气使然（十二排直下，一如《经脉》篇末）？岐伯答曰：卫气昼日行于阳，夜半则行于阴。阴者主夜，夜者卧；阳者主上，阴者主下。故阴气积于下，阳气未尽，阳引而上，阴引而下，阴阳相引，故数欠。阳气尽，阴气盛，则目瞑；阴气尽而阳气盛，则寤矣（紧密之绪，以简直之笔出之，自然明晓，而神味仍涵濡不尽，故妙。若使司马迁、刘更生为之，必词拙而意隐；使枚皋刘歆为之，必词快而体直薄也）。泻足少阴，补足太阳。

黄帝曰：人之哕者，何气使然？岐伯曰：谷入于胃，胃气上注于肺。今有故寒气与新谷气，俱还入于胃，新故相乱，真邪相攻，气并相逆，复出于胃，故为哕。补手太阴，泻足少阴。

黄帝曰：人之唏者，何气使然？岐伯曰：此阴气盛而阳气虚，阴气疾而阳气徐，阴气盛而阳气绝，故为唏。补足太阳，泻足少阴。

黄帝曰：人之振寒者，何气使然？岐伯曰：寒气客于皮肤，阴气盛，阳气虚，故为振寒寒栗。补诸阳。

黄帝曰：人之噫者，何气使然？岐伯曰：寒气客于胃，厥逆从下上散，复出于胃，故为噫。补足太阴、阳明。一曰补眉本也。

黄帝曰：人之嚏者，何气使然？岐伯曰：阳气和利，满于心，出于鼻，故为嚏。补足太阳荣、眉本。一曰眉上也。

黄帝曰：人之亸者，何气使然？岐伯曰：胃不实则诸脉虚，诸脉虚则筋脉懈惰，筋脉懈惰则行阴用力，气不能复，故为亸。因其所在，补分肉间。

黄帝曰：人之哀而泣涕出者，何气使然？岐伯曰：心者，五藏六府之主也；目者，宗脉之所聚也，上液之道也；口鼻者，气之门户也。故悲哀愁忧则心动，心动则五藏六府皆摇，摇则宗脉感，宗脉感则液道开，液道开故泣涕出焉。液者，所以灌精濡空窍者也。故上液之道开则泣，泣不止则液竭，液竭则精不灌，精不灌则目无所见矣，故命曰夺精。补天柱经侠颈。

黄帝曰：人之太息者，何气使然？岐伯曰：忧思则心系急，心系急则气道约，约则不利，故太息以伸出之。补手少阴、心主、足少阳留之也。

黄帝曰：人之涎下者，何气使然？岐伯曰：饮食者皆入于胃，胃中有热则虫动，虫动则胃缓，胃缓则廉泉开，故涎下。补足少阴。

黄帝曰：人之耳中鸣者，何气使然？岐伯曰：耳者，宗脉之所聚也，故胃中空则宗脉虚，虚则下溜，脉有所竭者，故耳鸣。补客主人，手大指爪甲上与肉交者也。

黄帝曰：人之自啮舌者，何气使然？岐伯曰：此厥逆走上，脉气辈至也。少阴气至则啮舌，少阳气至则啮颊，阳明气至则啮唇矣。视主病者则补之。

凡此十二邪者（总束上文），皆奇邪之走空窍者也。故邪之所在（纽句），皆为不足。故上气不足（总叙三部不足之事，笔干直立，得此便前后文不嫌剽滑矣），脑为之不满，耳为之苦鸣，头为之苦倾，目为之眩；中气不足，溲便为之变，肠为之苦鸣；下气不足，乃为痿厥心悗（顿住）。【补足外踝下留之】。

黄帝曰：治之奈何（直下接叙治法）？岐伯曰：肾主为欠，取足少阴。肺主为哕，取手太阴、足少阴。唏者，阴盛阳绝，故补足太阳，泻足少阴。振寒者，补诸阳。噫者，补足太阴、阳明。嚏者，补足太阳、眉本。亸，因其所在，补分肉间。泣出，补天柱经侠颈，侠颈者，头中分也。太息，补手少阴、心主、足少阳留之。涎下，补足少阴。耳鸣，补客主人、手大指爪甲上与肉交者。自啮舌，视主病者则补之。目眩头倾，补足外踝下留之。痿厥心悗，刺足大指间上二寸留之，一曰足外踝下留之。

前提后束，中间十二排，平铺直叙之中，自有浩气流行之概。其论人身气机相引之理，胜于近日西医之说万万矣。乃圣人仅以为余事耳。或谓西医详于形而昧于气固矣，即形亦正未能详也。《洗冤录》尚非圣人之所作也，而能辨骨之制命不制命，此亦形之事也。西人知之乎？西医之圣者，仅胜于今医之庸者。

第六卷

师传第二十九

黄帝曰：余闻先师，有所心藏，弗著于方。余愿闻而藏之，则而行之，上以治民，下以治身（民为上，身为下，慈祥恺恻之心时流露行间），使百姓无病，上下和亲，德泽下流，子孙无忧，传于后世，无有终时，可得闻乎？岐伯曰：远乎哉问也！夫治民与自治，治彼与治此，治小与治大，治国与治家，未有逆而能治之也（语淡味长），夫惟顺而已矣。顺者，非独阴阳脉论气之逆顺也（曲一笔），百姓人民皆欲顺其志也（叫醒）。以上提唱“顺”字大意，下乃实叙其事。

黄帝曰：顺之奈何？岐伯曰：入国问俗，入家问讳，上堂问礼，临病人问所便。黄帝曰：便病人奈何（直下）？岐伯曰：夫中热消瘅则便寒，寒中之属则便热。胃中热则消谷，令人悬心善饥，脐以上皮热；肠中热，则出黄如糜，脐以下皮热。胃中寒，则腹胀；肠中寒，则肠鸣飧泄。胃中寒、肠中热，则胀而且泄；胃中热、肠中寒，则疾饥，小腹痛胀。顿住，是歇后语气。

黄帝曰：胃欲寒饮（承上起下），肠欲热饮，两者相逆，便之奈何？且夫王公大人，血食之君（又添出一层，开下二节），骄恣从欲，轻人，而无能禁之，禁之则逆其志，顺之则加其病，便之奈何？治之何先？

岐伯曰：人之情（此节先申叙王公大人，应治之），莫不恶死而乐生，告之以其败，语之以其善，导之以其所便，开之以其所苦，虽有无道之人，恶有不听者乎？黄帝曰：治之奈何？岐伯曰：春夏先治其标，后治其本；秋冬先治其本，后治其标。

黄帝曰：便其相逆者奈何（此节申叙寒热相逆，应便之）？岐伯曰：便此者，食饮衣服，亦欲适寒温，寒无凄怆，暑无出汗。食饮者，热无灼灼，寒无沧沧。寒温中适，故气将持。乃不致邪僻也。以上为前半篇，论治之贵顺也。

黄帝曰：本藏以身形支节䐃肉（另提），候五藏六府之小大焉。今夫王公大人，临朝即位之君而问焉（是因上文而推论及此），谁可扪循之而后答乎？岐伯曰：身形支节者，藏府之盖也，非面部之阅也。谓尚有面部之阅，无待扪循者也，笔妙。黄帝曰：五藏之气，阅于面者（此以面色言），余已知之矣，以肢节知而阅之奈何（此以面形言）？言以肢节知五藏六府，而亦有阅于面也，其法奈何。岐伯曰：五藏六府者，肺为之盖（此叙五藏之外阅于面形者），巨肩陷咽，候见其外。黄帝曰：善。岐伯曰：五藏六府，心为之主，缺盆为之道，骷骨有余，以候髑骬。黄帝曰：善。岐伯曰：肝者主为将，使之候外，欲知坚固，视目小大。黄帝曰：善。岐伯曰：脾者主为卫，使之迎粮，视唇舌好恶，以知吉凶。黄帝曰：善。岐伯曰：肾者主为外，使之远听，视耳好恶，以知其性。黄帝曰：善。愿闻六府之候。岐伯曰：六府者（此叙六府之外阅于面形者），胃为之海，广骸，大颈，张胸，五谷乃容；鼻隧以长，以候大肠；唇厚，人中长，以候小肠；目下果大，其胆乃横；鼻孔在外，膀胱漏泄；鼻柱中央起，三焦乃约。此所以候六府者也。上下三等（补一笔，压住），藏安且良矣。

前论治病之贵顺，后论藏府之外阅，两截各不相顾，篇法无可言者，惟用笔坚厚朴直之中，自饶温润委婉之致，令人读之不厌。

决气第三十

黄帝曰：余闻人有精、气、津、液、血、脉（点清条目），余意以为一气耳（曲一笔），今乃辨为六名，余不知其所以然。岐伯曰：两神相搏（分叙体用），合而成形，常先身生，是谓精。何谓气？岐伯曰：上焦开发，宣五谷味，熏肤，充身泽毛，若雾露之溉，是谓气。何谓津？岐伯曰：腠理发泄，汗出溱溱，是谓津。何谓液？岐伯曰：谷入气满，淖泽注于骨，骨属屈伸，泄泽补益脑髓，皮肤润泽，是谓液。何谓血？岐伯曰：中焦受气取汁，变化而赤，是谓血。何谓脉？岐伯曰：壅遏营气，令无所避，是谓脉（顿住）。

黄帝曰：六气者，有余不足，气之多少，脑髓之虚实，血脉之清浊，何以知之（下文分叙病变，此用渡笔，经文于此等关节，皆一丝不苟）？岐伯曰：精脱者，耳聋；气脱者，目不明；津脱者，腠理开，汗大泄；液脱者，骨属屈伸不利，色夭，脑髓消，胫痠，耳数鸣；血脱者，色白，夭然不泽，其①脉空虚，此其候也（轻锁一笔）。黄帝曰：六气者，贵贱何如（总发大意，以束通篇）？岐伯曰：六气者，各有部主也，其贵贱善恶，可为常主（行到水穷处，坐看云起时），然五谷与胃为大海也。言六气各主其部，而互相资，无贵贱也，但发源于五谷与胃耳。

前后两截均以六项平叙，板实之中自饶腴味，尤妙在末尾，用单笔作结，探原星宿，悠然不尽，使通身经脉皆活。此经文极谨严之作。

肠胃第三十一

黄帝问于伯高曰：余愿闻六府传谷者，肠胃之小大长短（总提一笔），受谷之多少奈何？伯高曰：请尽言之。谷所从出入浅深远近长短之度，唇至齿长九分，口广二寸半。齿以后至会厌，深三寸半，大容五合；舌重十两，长七寸，广二寸半；咽门重十两，广一寸半，至胃长一尺六寸；胃纡曲屈，伸之，长二尺六寸，大一尺五寸，径五寸，大容三斗五升；小肠后附脊，左环回周叠积，其注于回肠者，外附于脐上，回运环反十六曲，

① 其：此前《甲乙经》有“脉脱者”三字。

大二寸半，径八分分之少半，长三丈二尺；回肠当脐，左环回周叠积而下，回运环反十六曲，大四寸，径一寸寸之少半，长二丈一尺；广肠傅脊，以受回肠，左环叠积上下；辟大八寸，径二寸寸之大半，长二尺八寸。肠胃所入至所出（总束一笔），长六丈四寸四分，回曲环反，三十二曲也。

此当与下篇合为一也。中间“叠积”或作“叶积”或作“叶脊”，皆字之伪也。“回运环”下或少“反”字，“胃之容三斗五升”而“三”或作“二”，今皆正之，不必曲解也。

平人绝谷第三十二

黄帝曰：愿闻人之不食，七日而死何也？伯高曰：臣请言其故。胃大一尺五寸，径五寸，长二尺六寸，横屈受水谷三斗五升。其中之谷，常留二斗（申一笔，以辨水谷之数），水一斗五升而满。上焦泄气（再申一笔，以明两焦之气化），出其精微，慓悍滑疾，下焦下溉诸肠（随手领下）。小肠大二寸半，径八分分之少半，长三丈二尺，受谷二斗四升，水六升三合合之大半。回肠大四寸，径一寸寸之少半，长二丈一尺。受谷一斗，水七升半。广肠大八寸，径二寸寸之大半，长二尺八寸，受谷九升三合八分合之一。肠胃之长（总束一笔），凡五丈八尺四寸，受水谷九斗二升一合合之大半，此肠胃所受水谷之数也（叫醒数字，此总数也。总数实数分两截发，中间作一枢纽)。平人则不然，胃满则肠虚，肠满则胃虚，更虚更满，故气得上下，五藏安定，血脉和利，精神乃居(略顿)。

故神者(高唱“神”字，与末句呼应)，水谷之精气也。故肠胃之中，当留谷二斗，水一斗五升(此实数也)。故平人日再后，后二升半，一日中五升，七日五七三斗五升，而留水谷尽矣(轻轻顿住)。

故平人不食饮七日而死者(缴醒)，水谷精气津液皆尽故也。

先叙事，后发论，词旨洁净精微。

海论第三十三

黄帝问于岐伯曰：余闻刺法于夫子，夫子之所言，不离于营卫血气。夫十二经脉者，内属于府藏，外络于肢节，夫子乃合之于四海乎(点题)？岐伯答曰：人亦有四海、十二经水。经水者，皆注于海，海有东西南北，命曰四海(先点四海)。黄帝曰：以人应之奈何？岐伯曰：人有髓海，有血海，有气海，有水谷之海(再点人身之四海)。凡此四者，以应四海也。黄帝曰：远乎哉，夫子之合人于天地四海也！愿闻应之奈何？岐伯答曰：必先明知阴阳表里荥输所在，四海定矣(再点四海之所在，三层愈逼愈紧)。

黄帝曰：定之奈何？岐伯曰：胃者水谷之海(紧顶)，其输上在气街，下至三里。冲脉者，为十二经之海，其输上在于大杼，下出于巨虚之上下廉。膻中者，为气之海，其输上在于柱骨之上下，前在于人迎。脑为髓之海，其输上在于其盖，下在风府。黄帝曰：凡此四海者，何利何害？何生何败？岐伯曰：得顺者生，得逆者败，知调者利，不知调者害（顿四句，以养局）。黄帝曰：四海之逆顺奈何（直下）？岐伯曰：气海有余者，气满胸中，悗息面赤；气海不足，则气少不足以言。血海有余，则常想其身大，怫然不知其所病；血海不足，亦常想其身小，狭然不知其所病。水谷之海有余，则腹满；水谷之海不足，则饥不受谷食。髓海有余，则轻劲多力，自过其度；髓海不足，则脑转耳鸣，胫痠眩冒，目无所见，懈怠安卧。

黄帝曰：余已闻逆顺，调之奈何？岐伯曰：审守其输，而调其虚实（以淡笔作收，与起处相映），无犯其害，顺者得复，逆者必败。黄帝曰：善。

布局整暇，运笔清挺。此与《本神》《决气》皆叙内伤证也，而此篇摹绘尤妙。

五乱第三十四

黄帝曰：经脉十二者，别为五行，分为四时，何失而乱？何得而治（“治”“乱”双提）？岐伯曰：五行有序，四时有分，相顺则治，相逆则乱（顿四句，以养文度）。

黄帝曰：何谓相顺（分承）？岐伯曰：经脉十二者，

以应十二月。十二月者，分为四时。四时者，春秋冬夏，其气各异，营卫相随，阴阳已和，清浊不相干，如是则顺之而治（应醒）。

黄帝曰：何谓逆而乱？岐伯曰：清气在阴，浊气在阳，营气循脉，卫气逆行，清浊相干，乱于胸中（应醒），是谓大悗。

故气乱于心（紧跟上文，单叙五乱之证），则烦心密嘿，俯首静伏；乱于肺，则俯仰喘喝，接手以呼；乱于肠胃，则为霍乱；乱于臂胫，则为四厥；乱于头，则为厥逆，头重眩仆（顿住）。

黄帝曰：五乱者，刺之有道乎（接叙治法）？岐伯曰：有道以来，有道以去，审知其道，是谓身宝（又顿四句，以养度）。黄帝曰：善。愿闻其道。岐伯曰：气在于心者，取之手少阴、心主之输。气在于肺者，取之手太阴荥、足少阴输。气在于肠胃者，取之足太阴、阳明；不下者，取之三里。气在于头者，取之天柱、大杼；不知，取足太阳荥输。气在于臂足，取之先去血脉，后取其阳明、少阳之荥输。黄帝曰：补泻奈何？岐伯曰：徐入徐出（申明治法大旨，与补泻常法不同），谓之导气，补泻无形，谓之同精，是非有余不足也，乱气之相逆也（缴醒）。疾而徐之为泻，徐而疾之为补。此徐入徐出，无分补泻，但导其逆气，和其精气，以其病非有余不足，而起于一时之逆乱也。黄帝曰：允乎哉道！明乎哉论！请著之玉版，命曰治乱也。

运笔布局与前篇同，通体一气直下，而前后各顿四句，便有曲致。此等文须看炼句之清健，尤看著字之精确，有一字松泛即全体为之懦而不振。

胀论第三十五

黄帝曰：脉之应于寸口（突从脉起，倒叙而），如何而胀？岐伯曰：其脉大坚以涩者，胀也（顿住）。

黄帝曰：何以知藏府之胀也（提藏府，提血脉，随即撇去，是过峡之笔，反主作宾，逆折有势）？岐伯曰：阴为藏，阳为府。黄帝曰：夫气之令人胀也，在于血脉之中邪？藏府之内乎？岐伯曰：三者皆存焉，然非胀之舍也（撇上即带领下）。黄帝曰：愿闻胀之舍（直下）。岐伯曰：夫胀者（搒搒胀舍，笔干直立，涵盖下文），皆在于藏府之外，排藏府而郭胸胁，胀皮肤，故命曰胀（顿住）。

黄帝曰：藏府之在胸胁腹里之内也（撑开），若匣匮之藏禁器也，各有次舍，异名而同处一域之中，其气各异，愿闻其故（从胀舍递入胀形，亦过胀之笔）。黄帝曰：未解其意，再问。岐伯曰：夫胸腹，藏府之郭也。膻中者，心主之宫城也。胃者，太仓也。咽喉小肠者，传送也。胃之五窍者，闾里门户也。廉泉玉英者，津液之道也。故五藏六府者，各有畔界（落到胀形），其病各有形状（略顿）。营气循脉，卫气逆行为脉胀（接叙胀形），卫气并脉循分为肤胀（此营卫表证也，应血脉之中）。三里而泻，近者一下（此表证治法），远者三下，无问虚实，工在疾泻（顿住）。

黄帝曰：愿闻藏府之胀形也。岐伯曰：夫心胀者（此内证也，应藏府之内），烦心短气，卧不安；肺胀者，虚满而喘咳；肝胀者，胁下满而痛引少腹；脾胀者，善哕，四肢烦悗，体重不能胜衣，卧不安；肾胀者，腹满引背央央然，腰髀痛。六府胀：胃胀者，腹满，胃脘痛，鼻闻焦臭，妨于食，大便难；大肠胀者，肠鸣而痛濯濯，冬日重感于寒，则飧泄不化；小肠胀者，少腹䐜胀，引腰而痛；膀胱胀者，少腹满而气癃；三焦胀者，气满于皮肤中，轻轻然而不坚；胆胀者，胁下痛胀，口中苦，善太息。凡此诸胀者，其道在一，明知逆顺，针数不失（此内证治法）。泻虚补实，神去其室，致邪失正，真不可定，粗之所败，谓之天命。补虚泻实，神归其室，久塞其空，谓之良工。

黄帝曰：胀者焉生？何因而有（叙胀因，与前胀舍相照应）？岐伯曰：卫气之在身也，常然并脉循分肉，行有逆顺，阴阳相随，乃得天和，五藏更始，四时循序，五谷乃化。然后厥气在下，营卫留止，寒气逆上，真邪相攻，两气相搏，乃合为胀也（反正开合，动荡有致）。黄帝曰：善。何以解惑？岐伯曰：合之于真，三合而得。帝曰：善（顿住）。

黄帝问于岐伯曰①：夫子②言无问虚实（遥承前文，申论治法之得失，先用单笔，申疾泻之事），工在疾泻，近者

① 黄帝问于岐伯曰：原脱，据赵本补。
② 夫子：赵本作“胀论”。

一下，远者三下。今有其三而不下者，其过焉在？岐伯对曰：此言陷于肉肓而中气穴者也。不中气穴，则气内闭；针不陷肓，则气不行；上越中肉，则卫气相乱，阴阳相逐。其于胀也（更用双笔缴足，兜裹完密），当泻不泻，气故不下，三而不下，必更其道，气下乃止，不下复始，可以万全，乌有殆者乎（以上申论外证治法）？其于胀也（以下申论内证治法），必审其胗，当泻则泻，当补则补，如鼓应桴，恶有不下者乎。胗，即诊也；诊，即证也，即指五藏六府之胀形也。

通篇俱以逆取势，不独起笔也。乍读似杂乱无次，细寻皆衔接而下，其清在骨，其雄在神。

五癃津液别第三十六

黄帝问于岐伯曰：水谷入于口，输于肠胃（总提），其液别为五（点题）。天寒衣薄则为溺与气（分提）；天热衣厚则为汗；悲哀气并则为泣；中热胃缓则为唾；邪气内逆，则气为之闭塞而不行，不行则为水胀。余知其然也，不知其何由生，愿闻其道。

岐伯曰：水谷皆入于口（先总叙，应上总提），其味有五，各注其海，津液各走其道。故三焦出气（次分叙，应上分提），以温肌肉，充皮肤，为其津（先分别津液之体）；其流而不行者，为液（再历叙其变，一气直下）。天暑衣厚则腠理开，故汗出；寒留于分肉之间，聚沫则为痛。天寒则腠理闭，气湿不行，水下溜于膀胱，则为溺与气。五藏六府，心为之主，耳为之听，目为之候，肺为之相，肝为之将，脾为之卫，肾为之主外。故五藏六府之津液，尽上渗于目，心悲气并则心系急，心系急则肺举，肺举则液上溢。夫心系与肺，不能常举，乍上乍下，故咳而泣出矣。中热则胃中消谷，消谷则虫上下作，肠胃充郭故胃缓，胃缓则气逆，故唾出。五谷之津液，和合而为膏者（此即液也），内渗入于骨空，补益脑髓，而下流于阴股。阴阳不和，则使液溢而下流于阴，髓液皆减而下，下过度则虚，虚故腰背痛而胫痠。阴阳气道不通，四海塞闭，三焦不泻，津液不化，水谷并行肠胃之中，别于回肠，留于下焦，不得渗膀胱，则下焦胀，水溢则为水胀，此津液五别之逆顺也。

一问一答，布局无奇，措词亦无甚精警处。五癃，五津之癃也。气之逆行曰厥，津之逆行曰癃。津液别者，津与液之质有五种之不同也。

五阅五使第三十七

黄帝问于岐伯曰：余闻刺有五官①五阅，以观五气（点题直起）。五气者，五藏之使也，五时之副也。愿闻其五使当安出（逼下）？岐伯曰：五官者（浑点五官），五藏之阅也。黄帝曰：愿闻其所出（再逼一笔），令可为常。岐伯曰：脉出于气口（以脉作衬），色见于明堂（点

① 五官：原脱，据赵本补。

明堂，仍是浑说)，五色更出，以应五时，各如其常，【经气入藏，必当治里】(二句上下不续)。

黄帝曰：善。五色独决于明堂乎 (再逼一笔)？岐伯曰：五官以辨，阙庭必张，乃立明堂 (仍只说明堂，而未叙五色所出)。明堂广大，蕃蔽见外，方壁高基，引垂居外，五色乃治，平博广大，寿中百岁。见此者，刺之必已。如是之人者，血气有余，肌肉坚致，故可苦以针。

黄帝曰：愿闻五官 (至此方入正面)。岐伯曰：鼻者，肺之官也；目者，肝之官也；口唇者，脾之官也；舌者，心之官也；耳者，肾之官也 (又停顿一笔，断续有致)。黄帝曰：以官何候？岐伯曰：以候五藏。故肺病者，喘息鼻张；肝病者，眦青；脾病者，唇黄；心病者，舌卷短，颧赤；肾病者，颧与颜黑 (顿住)。

黄帝曰：【五脉安出，五色安见】(二句无着落)，其常色殆者如何 (推论不病而色常殆者，其形不全也，与次段遥接)？岐伯曰：五官不辨，阙庭不张，小其明堂，蕃蔽不见，又埤其墙，墙下无基，垂角去外。如是者，虽平常殆，况加疾哉！

黄帝曰：五色之见于明堂 (推论五色之形度，与三段遥接)，以观五藏之气，左右高下，各有形乎？岐伯曰：府藏之在中也，各以次舍，左右上下，各如其度也 (诸意未完)。

步步搜捞，节节展开，用笔有官止神行之妙，但铸词不甚精湛耳。五阅，五藏之外部也，即五官；五使，五藏之气化也，即五色。通篇注重在五官之五色，其明堂一层前作陪笔，后作补笔，是文字烘托法。

逆顺肥瘦第三十八

黄帝问于岐伯曰：余闻针道于夫子，众多毕悉矣，夫子之道应若失，而据未有坚然者也，夫子之问学熟乎？将审察于物而心生之乎（开下两项）？言用针之应与失，未有确然先见之据也，而能无失者，此由于问学之熟乎，抑随时审物而心生之乎，下乃两答之也。岐伯曰：圣人之为道者（承问学），上合于天，下合于地，中合于人事，必有明法，以起度数，法式检押，乃后可传焉。故匠人不能释尺寸而意短长，废绳墨而起平直也，工人不能置规而为员[①]，去矩而为方。知用此者，固自然之物（自然，即因物生心之义。束上即带趋下），易用之教，逆顺之常也。言此乃自然之事，易晓之说，针道得失之常也。

黄帝曰：愿闻自然奈何（承上起下，是过峡文字）？岐伯曰：临深决水，不用功力，而水可竭也。循掘决冲，而经可通也。此言气之滑涩（唱起下文），血之清浊，行之逆顺也。此逆顺指气之来往，与上文异。

黄帝曰：愿闻人之白黑肥瘦小长，各有数乎（承审察于物，与前叙问学详略迥殊，是偏重于此也）？岐伯曰：年质壮大，血气充盈，肤革坚固，因加以邪。刺此者，深而留之，此肥人也（此句贯下五条）。广肩腋项，肉薄厚

① 员：赵本作“圆”。

皮而黑色，唇临临然，其血黑以浊，其气涩以迟，其为人也，贪于取与。刺此者，深而留之，多益其数也。黄帝曰：刺瘦人奈何？岐伯曰：瘦人者，皮薄色少，肉廉廉然，薄唇轻言，其血清气滑，易脱于气，易损于血。刺此者，浅而疾之。黄帝曰：刺常人奈何？岐伯曰：视其白黑，各为调之，其端正敦厚者，其血气和调。刺此者，无失常数也。黄帝曰：刺壮士真骨者奈何？岐伯曰：刺壮士真骨，坚肉缓节监监然，此人重则气涩血浊，刺此者，深而留之，多益其数；劲则气滑血清，刺此者，浅而疾之。重骨，体厚重也。劲骨，体轻捷也。黄帝曰：刺婴儿奈何？岐伯曰：婴儿者，其肉脆，血少气弱。刺此者，以豪针，浅刺而疾发针，日再可也。

黄帝曰：临深决水奈何（遥释前文，收束本节）？岐伯曰：血清气滑，疾泻之，则气竭焉。黄帝曰：循掘决冲奈何？岐伯曰：血浊气涩，疾泻之，则经可通也（以上顶气血清浊滑涩，以下顶行之逆顺）。

黄帝曰：脉行之逆顺奈何？岐伯曰：手之三阴，从藏走手；手之三阳，从手走头；足之三阳，从头走足；足之三阴，从足走腹（总叙六经）。黄帝曰：少阴之脉独下行何也（单辨少阴）？岐伯曰：不然。夫冲脉者（仍关合十二经），五藏六府之海也，五藏六府皆禀焉。其上者，出于颃颡，渗诸阳，灌诸精；其下者，注少阴之大络，出于气街，循阴股内廉，入腘中，伏行骭骨内，下至内踝之后属而别；属，所也。言内踝后之处所也。其下者，并于少阴之经，渗三阴；其前者，伏行出跗属，下循跗入大指间，渗诸络而温肌肉。故别络结则跗上不动，不动则厥，厥则寒矣。黄帝曰：何以明之？岐伯曰：五官[①]导之，“五官”二字误。据经意，当是“循而”二字。切而验之，其非必动，非，邪气也，《经脉》曰：脉之卒然动者，皆邪气居之。然后乃可明逆顺之行也（叫醒本节柱意）。

黄帝曰：窘乎哉，圣人之为道也！明于日月，微于毫厘，其非夫子，孰能道之也。

此篇论刺法之逆顺，外视其人之肥瘦，内视经脉之行度也。法有坚据，因人而施。篇法整齐，词旨清畅。言针道所以无失者，由于问学之熟，而临诊又须审物生心也，两层串说。

血络论第三十九

黄帝曰：愿闻其奇邪而不在经者。岐伯曰：血络是也（点题响）。黄帝曰：刺血络而仆者，何也（分领下文，笔笔飞舞）？血出而射者，何也？血少黑而浊者，何也？血出清而半为汁者，何也？发针而肿者，何也？血出若多若少而面色苍苍者，何也？发针而面色不变而烦悗者，何也？多出血而不动摇者，何也？愿闻其故。岐伯曰：脉气盛而血虚者，刺之则脱气，脱气则仆。血气俱盛而阴气多者，其血滑，刺之则射；阳气畜积，久留而

① 五官：赵本作“以言”。

不泻者，其血黑以浊，故不能射。新饮而液渗于络，而未合和于血也，故血出而汁别焉；其不新饮者（多一笔），身中有水，久则为肿。阴气积于阳，其气因于络，故刺之血未出而气先行，故肿。阴阳之气，其新相得而未和合，因而泻之，则阴阳俱脱，表里相离，故脱色而苍苍然。刺之血出多（上文皆先叙后应，此条独先提后叙），色不变而烦悗者，刺络而虚经。虚经之属于阴者阴脱，故烦悗（应烦悗，此条独分两截应）。阴阳相得而合为痹者，此为内溢于经，外注于络。言阴阳不虚实相倾而病痹痛者，此其血多而内外俱壅也。如是者，阴阳俱有余，虽多出血而弗能虚也（应色不变）。黄帝曰：相之奈何？岐伯曰：血脉者（申释多血之验），盛坚横以赤，上下无常处，小者如针，大者如筯[1]，则而泻之万全也。故无失数矣。失数而反，反，即《胀论》所谓必更其道也。各如其度。黄帝曰：针入而肉著者，何也（另叙）？岐伯曰：热气因于针则针热，热则肉著于针，故坚焉。

布局与《五癃津液别》同，而词旨修洁过之，末段叙不动摇，独用另笔，可悟行文断续之妙。

阴阳清浊第四十

黄帝曰：余闻十二经脉，以应十二经水者，其五色各异，清浊不同，人之血气若一，应之奈何（曲一笔，

---

① 筯：赵本作“筯”，同“箸”，筷子。

逼下)？岐伯曰：人之血气，苟能若一，则天下为一矣，恶有乱者乎（反顿一笔)。黄帝曰：余问一人，非天下之众。岐伯曰：夫一人者（纽合上下)，亦有乱气，天下之众，亦有乱人，其合为一耳。黄帝曰：愿闻人气之清浊（落到正面，冒下二节)。岐伯曰：受谷者浊，受气者清。清者注阴，浊者注阳。浊而清者，上出于咽；清而浊者，则下行。清浊相干，命曰乱气（顿住)。

黄帝曰：夫阴清而阳浊（申叙清浊之分行)。浊者有清，清者有浊，清浊别之奈何？岐伯曰：气之大别，清者上注于肺，浊者下走于胃。胃之清气，上出于口；肺之浊气，下注于经，内积于海。黄帝曰：诸阳皆浊，何以浊甚乎（申叙清浊之互行)？岐伯曰：手太阳独受阳之浊，手太阴独受阴之清。其清者上走空窍，其浊者下行诸经。诸阴皆清，足太阴独受其浊。

黄帝曰：治之奈何（以治法总束通篇)？岐伯曰：清者其气滑，浊者其气涩，此气之常也。故刺阴者，深而留之；刺阳者，浅而疾之；清浊相干者，以数调之也。

笔清而健，可谓雷霆走精锐，冰雪净聪明。

第七卷

阴阳系日月第四十一

黄帝曰：余闻天为阳，地为阴，日为阳，月为阴，其合之于人奈何？岐伯曰：腰以上为天，腰以下为地，故天为阳，地为阴。故足之十二经脉（提清头绪），以应十二月，月生于水，故在下者为阴；手之十指，以应十日，日主火，故在上者为阳。

黄帝曰：合之于脉奈何（接叙，应十二经脉）？岐伯曰：寅者，正月之生阳也，主左足之少阳；未者，六月，主右足之少阳。卯者，二月，主左足之太阳；午者，五月，主右足之太阳。辰者，三月，主左足之阳明；巳者，四月，主右足之阳明。此两阳合于前，故曰阳明。申者，七月之生阴也，主右足之少阴；丑者，十二月，主左足之少阴。酉者，八月，主右足之太阴；子者，十一月，主左足之太阴。戌者，九月，主右足之厥阴；亥者，十月，主左足之厥阴。此两阴交尽（支对整齐），故曰厥阴。

甲主左手之少阳（接叙，应十指），己主右手之少阳。乙主左手之太阳，戊主右手之太阳。丙主左手之阳明，丁主右手之阳明。此两火并合，故为阳明。庚主右手之少阴，癸主左手之少阴。辛主右手之太阴，壬主左手之太阴。

故足之阳者（总束上文），阴中之少阳也；足之阴者，阴中之太阴也。手之阳者，阳中之太阳也；手之阴，阳中之少阴也。腰以上者为阳（带叙身之阴阳），腰以下者为阴。其于五藏也（带叙藏之阴阳），心为阳中之太阳，肺为阳中之少阴，肝为阴中之少阳，脾为阴中之至阴，肾为阴中之太阴。

黄帝曰：以治奈何（接叙治法）？岐伯曰：正月、二月、三月，人气在左，无刺左足之阳；四月、五月、六月，人气在右，无刺右足之阳。七月、八月、九月，人气在右，无刺右足之阴；十月、十一月、十二月，人气在左，无刺左足之阴。

黄帝曰：五行以东方甲乙木王春（申辨阴阳不合于数，通篇皆拶得此便活），春者，苍色，主肝。肝者，足厥阴也。今乃以甲为左手之少阳，不合于数，何也？岐伯曰：此天地之阴阳也（叫醒），非四时五行之以次行也。且夫阴阳者，有名而无形，故数之可十，离之可百，散之可千，推之可万，此之谓也。

此篇之义，今无可考，而笔自清利可喜。

病传第四十二

黄帝曰：余受九针于夫子（以泛论起），而私览于诸方，或有导引行气、乔乔即“跻”字。摩、灸、熨、刺、焫、饮药之一者，诸方之书，各明其一法也。可独守耶？将尽行之乎？岐伯曰：诸方者，众人之方也，非一人之所尽行也。黄帝曰：此乃所谓守一勿失万物毕者也（轻束一笔，撇过问文，落到正义）。今余已闻阴阳之要（用开合之笔入题），虚实之理，倾移之过，可治之属，愿闻病之变化（到题），淫传绝败而不可治者，可得闻乎？

岐伯曰：要乎哉问！道（撑开），昭乎其如日醒，窘乎其如夜瞑，能被而服之，神与俱成，毕将服之，神自得之，生神之理，可著于竹帛，不可传于子孙。黄帝曰：何谓日醒？岐伯曰：明于阴阳，如惑之解，如醉之醒。黄帝曰：何谓夜瞑？岐伯曰：瘖乎其无声，漠乎其无形，是故折毛发理（合到题旨），正气横倾，淫邪泮衍，血脉传溜，大气入藏，腹痛下淫，可以致死，不可以致生（以上总发，以下分叙）。

黄帝曰：大气入藏奈何（急下）？岐伯曰：病先发于心，一日而之肺，三日而之肝，五日而之脾，三日不已，死。冬夜半，夏日中。病先发于肺，三日而之肝，一日而之脾，五日而之胃，十日不已，死。冬日入，夏日出。病先发于肝，三日而之脾，五日而之胃，三日而之肾，三日不已，死。冬日入，夏蚤食。病先发于脾，一日而之胃，二日而之肾，三日而之膂膀胱，十日不已，死。冬人定，夏晏食。病先发于胃，五日而之肾，三日而之膂膀胱，五日而上之心，二日不已，死。冬夜半，夏日昳。病先发于肾，三日而之膂膀胱，三日而上之心，三日而之小肠，三日不已，死。冬大晨，夏晏晡。病先发于膀胱，五日而之肾，一日而之小肠，一日而之心，二日不已，死。冬鸡鸣，夏下晡。诸病以次相传（总束），如是者，皆有死期，不可刺也；间一藏及二三四藏者，乃可刺（用反笔收劲）。

布局运笔缓急得宜，操纵有力。

淫邪发梦第四十三

黄帝曰：愿闻淫邪泮衍奈何（承上篇起）？岐伯曰：正邪从外袭内，而未有定舍（从病源说入，高据题巅），反淫于藏，不得定处，与营卫俱行，而与魂魄飞扬，使人卧不得安而喜梦（到题，分领下文）。气淫于府，则有余于外，不足于内；气淫于藏，则有余于内，不足于外。

黄帝曰：有余不足有形乎？岐伯曰：阴气盛则梦涉大水而恐惧，阳气盛则梦大火而燔焫，阴阳俱盛则梦相杀。上盛则梦飞，下盛则梦堕。甚饥则梦取，甚饱则梦予。肝气盛则梦怒，肺气盛则梦恐惧、哭泣、飞扬，心气盛则梦善笑恐畏，脾气盛则梦歌乐、身体重不举，肾气盛则梦腰脊两解不属。凡此十二盛者，至而泻之立已。

厥气客于心，则梦见丘山烟火；客于肺，则梦飞扬，见金铁之奇物；客于肝，则梦山林树木；客于脾，则梦见丘陵大泽，坏屋风雨；客于肾，则梦临渊，没居水中；客于膀胱，则梦游行；客于胃，则梦饮食；客于大肠，则梦田野；客于小肠，则梦聚邑冲衢；客于胆，则梦斗讼自刳；客于阴器，则梦接内；客于项，则梦斩首；客于胫，则梦行走而不能前，及居深地窌苑中；客于股肱，则梦礼节拜起；客于胞脯，则梦溲便。凡此十五不足者，至而补之立已也（加“也”字）。

布局如时文之两大比者，每比中，又各有十二排、十五排，所谓大阵包小阵，大营包小营也。文势如怒潮涌上，千夫辟易。

顺气一日分为四时第四十四

黄帝曰：夫百病之所始生者，必起于燥湿寒暑风雨，阴阳喜怒，饮食居处（精金百炼之句），气合而有形，得藏而有名，余知其然也（撇一笔）。夫百病者（入题，领下，笔如苍鹰下击），多以旦慧昼安，夕加夜甚，何也？岐伯曰：四时之气使然（先点四时）。黄帝曰：愿闻四时之气。岐伯曰：春生夏长，秋收冬藏，是气之常也，人亦应之。以一日分为四时（再点一日），朝则为春，日中为夏，日入为秋，夜半为冬。朝则人气始生（再点人气，层次井井），病气衰，故旦慧；日中人气长，长则胜邪，故安；夕则人气始衰，邪气始生，故加；夜半人气入藏，邪气独居于身，故甚也。黄帝曰：其时有反者何也（翻进一笔，以尽其变而足其理）？岐伯曰：是不应四时之气，藏独主其病者（先交代四时，再提出“藏”字，笔阵横扫千人军），是必以藏气之所不胜时者甚，以其所胜时者起也。黄帝曰：治之奈何（随手拖到治法，仍不离“时”字）？岐伯曰：顺天之时，而病可与期。顺者为工，逆者为粗。

黄帝曰：善。余闻刺有五变（以下畅叙治法，分四节，总带定“时”字），以主五输，愿闻其数。岐伯曰：人有五藏，五藏有五变，五变有五输，故五五二十五输，以应五时。黄帝曰：愿闻五变。岐伯曰：肝为牡藏，其色青，其时春，其音角，其味酸，其日甲乙；心为牡藏，其色赤，其时夏，其日丙丁，其音徵，其味苦；脾为牝藏，其色黄，其时长夏，其日戊己，其音宫，其味甘；肺为牝藏，其色白，其音商，其时秋，其日庚辛，其味辛；肾为牝藏，其色黑，其时冬，其日壬癸，其音羽，其味咸。是为五变（以上叙五变）。黄帝曰：以主五输奈何？岐伯曰：藏主冬，冬刺井；色主春，春刺荥；时主夏，夏刺输；音主长夏，长夏刺经；味主秋，秋刺合。是谓五变，以主五输（以上叙五输，从上节蝉联而下）。黄帝曰：诸原安合以致六输（以下二节皆申发上节之义，此推论六府之原所合，是补叙上文未尽之事也）？岐伯曰：原独不应五时，以经合之，以应其数，故六六三十六输。黄帝曰：何谓藏主冬，时主夏，音主长夏，味主秋，色主春（此申论五输主时之义，是余释上文未明之理也）？愿闻其故。岐伯曰：病在藏者，取之井；病变于色者，取之荥；病时间时甚者，取之输；病变于音者，取之经，经满而血者；病在胃及以饮食不节得病者，取之于合。故命曰味主合，是谓五变也。

先将本题正面叙毕，即从“时”字折出“藏”字，以下藏时合发，穷原竟委，五花八门，有风樯阵马之势。

外揣第四十五

黄帝曰：余闻九针九篇，余亲授其词[①]，颇得其意。夫九针者，始于一而终于九，然未得其要道也。夫九针者，小之则无内，大之则无外，深不可为下，高不可为盖，恍惚无穷，流溢无极，余知其合于天道、人事、四时之变也，然余愿杂之毫毛，浑束为一，可乎？岐伯曰：明乎哉问也！非独针道焉，夫治国亦然。黄帝曰：余愿闻针道，非国事也。岐伯曰：夫治国者，夫惟道焉，非道，何可小大深浅杂合为一乎？黄帝曰：愿卒闻之。岐伯曰：日与月焉，水与镜焉，鼓与响焉。夫日月之明，不失其影；水镜之察，不失其形；鼓响之应，不后其声。动摇则应和，尽得其情。黄帝曰：窘乎哉，昭昭之明不可蔽！其不可蔽，不失阴阳也。合而察之，切而验之，见而得之，若清水明镜之不失其形也。五音不彰，五色不明，五藏波荡，若是则外内相袭，若鼓之应桴，响之应声，影之似形。故远者司外揣内，近者司内揣外，是谓阴阳之极，天地之盖，请藏之灵兰之室，弗敢使泄也。

笔机清利而理无发明，但极称针法之神妙耳。

---

① 词：赵本作“调”。

五变第四十六

黄帝问于少俞曰：余闻百疾之始起也（总提），必生于风雨寒暑，循毫毛而入腠理（分提），或复还，或留止，或为风肿汗出，或为消瘅，或为寒热，或为留痹，或为积聚，奇邪淫溢，不可胜数，愿闻其故。夫同时得病（宕跌生姿），或病此，或病彼，意者天之为人生风乎（语妙解颐），何其异也？少俞曰：夫天之风者，非以私百姓也，其行公平正直，犯者得之，避者得无，殆非求人而人自犯之（轻轻一顿）。黄帝曰：一时遇风，同时得病（再逼一笔），其病各异，愿闻其故。少俞曰：善乎哉问！请论以比匠人。匠人磨斧斤砺刀（推开以展其局，笔致曲折蜿蜒），削斫材木。木之阴阳，尚有坚脆，坚者不入，脆者皮弛，至其交节，而缺斤斧焉。夫一木之中，坚脆不同，坚者则刚，脆者易伤，况其材木之不同，皮之厚薄，汁之多少，而各异邪。夫木之蚤花先生叶者，遇春霜烈风，则花落而叶萎；久曝大旱，则脆木薄皮者，枝条汁少而叶萎；久阴淫雨，则薄皮多汁者，皮溃而漉；卒风暴起，则刚脆之木，枝折杌伤；杌，通“蘖”字。秋霜疾风，则刚脆之木，根摇而叶落。凡此五者，各有所伤，况于人乎（先轻轻落到人上）！黄帝曰：以人应木奈何？少俞答曰：木之所伤也（再以开合坐实“人”字，便见局度大方），皆伤其枝，枝之刚脆而坚，未成伤也。人之有常病也，亦因其骨节皮肤腠理之不坚固者，邪之所舍也，故常为病也（长剑倚天）。黄帝曰：人之善病风厥漉汗者（分叙），何以候之？少俞答曰：肉不坚，腠理疏，则善病风。黄帝曰：何以候肉之不坚也（每条皆叙出外候，事理既备，而文气亦厚）？少俞答曰：䐃肉不坚而无分理者，粗理，粗理而皮不致者，腠理疏。此言其浑然者。黄帝曰：人之善病消瘅者，何以候之？少俞答曰：五藏皆柔弱者，善病消瘅。黄帝曰：何以知五藏之柔弱也？少俞答曰：夫柔弱者，必有刚强，刚强多怒，柔者易伤也。此言藏气之相凌也。黄帝曰：何以候柔弱之与刚强？少俞答曰：此人薄皮肤，而目坚固以深者，长冲直扬，其心刚，刚则多怒，怒则气上逆，胸中畜积，血气逆留，髋皮充肌，血脉不行，转而为热，热则消肌肤，故为消瘅。此言其人暴刚而肌肉弱者也。黄帝曰：人之善病寒热者，何以候之？少俞答曰：小骨弱肉者，据下文此句缺“色”字一层。善病寒热。黄帝曰：何以候骨之小大，肉之坚脆，色之不一也？少俞答曰：颧骨者，骨之本也。颧大则骨大，颧小则骨小。皮肤薄而其肉无䐃，其臂懦懦然，其地色殆然，不与其天同色，污然独异，此其候也。然后臂薄者，其髓不满，故善病寒热也。地，地阁也。天，天庭也。然后，犹而、又也。寒热，王冰云：痁也。据此可知痁邪之源流与治法矣。黄帝曰：何以候人之善病痹者？少俞答曰：粗理而肉不坚者，善病痹。黄帝曰：痹之高下有处乎？少俞答曰：欲知其高下者，各视其部。详后《五色》篇中。黄帝曰：人之善病肠中积聚者，何以候之？少俞答曰：皮肤薄而不泽，肉不坚而淖泽。如此[①]肠胃恶，恶则邪气留止，积聚乃伤。脾胃之间，寒温不次，邪气稍至，蓄积留止，大聚乃起。积聚多在胃小肠之外络，由内伤饮食，外感寒湿，表里相迫，血气以凝也。凡暑天形劳，大渴饮冷，最易成积，以内血沸腾得冷，乍遏故也。黄帝曰：余闻病形，已知之矣，愿闻其时（从“形”字推出“时”字作结）。少俞答曰：先立其年，以知其时，时高则起，时下则殆，高下，面骨之满陷也。此即风鉴家面部分年之事也。虽不陷下，当年有冲通，其病必起，冲通，流年克犯生命也，此即星命家干支生克之事也。先立其年，谓先立其人之生年也。是谓因形而生病（兜裹完密，滴水不漏），五变之纪也（结题）。

专以形之坚脆论人之病，反复详明，气充词沛。结笔推出“时”字，仍归到“形”字，笔力尤见遒劲。

本藏第四十七

黄帝问于岐伯曰：人之血气精神者（总提一笔），所以奉生而周于性命者也。经脉者（分提），所以行血气而营阴阳（开局宏敞，为全书之最），濡筋骨，利关节者也。卫气者，所以温分肉，充皮肤，肥腠理，司开阖者也。志意者，所以御精神，收魂魄，适寒温，和喜怒者也。是故血和则经脉流行（再接再厉，云垂海立），营覆阴阳，筋骨劲强，关节清利矣。卫气和则分肉解利，皮肤调

① 如此：此后赵本有“则”字。

柔，腠理致密矣。志意和则精神专直，魂魄不散，恚[①]怒不起，五藏不受邪矣。寒温和则六府化谷，风痹不作，经脉通利，肢节得安矣。此人之常平也。五藏者，所以藏精神血气魂魄者也；六府者，所以化水谷而行津液者也。此人之所以具受于天也，无愚智贤不肖（顿足上文，淋漓酣畅），无以相倚也。然有其独尽天寿（折入正意，以起下文），而无邪僻之病，百年不衰，虽犯风雨卒寒大暑，犹有弗能害也。有其不离屏蔽室内，无怵惕之恐，然犹不免于病，何也？愿闻其故。岐伯曰：窘乎哉问也！五藏者，所以参天地，副阴阳，而运[②]四时，化五节者也。五藏者（领清通篇头绪），故有小大、高下、坚脆、端正、偏倾者，六府亦有小大、长短、厚薄、结直、缓急。凡此二十五者，各不同，或善或恶，或吉或凶，请言其方（顿住）。

心小则安（分叙，先叙其病，后叙外候，作逆入之势，便不平板），邪弗能伤，易伤以忧；心大则忧不能伤，易伤于邪。心高则满于肺中，悗而善忘，难开以言；心下则藏外，易伤于寒，易恐以言。心坚则藏安守固；心脆则善病消瘅热中。心端正则和利难伤；心偏倾则操持不一，无守司也。

肺小则少饮，不病喘喝；肺大则多饮，善病胸痹喉痹逆气。肺高则上气，肩息咳；肺下则居贲迫肝，善胁

① 恚：赵本作“悔”。

② 运：赵本作“连”。

下痛。肺坚则不病咳上气，肺脆则苦病消瘅易伤。肺端正则和利难伤，肺偏倾则胸偏痛也。

肝小则藏安，无胁下之病；肝大则逼胃迫咽，则苦膈中，且胁下痛。肝高则上支贲切胁，悗为息贲；肝下则逼胃，胁下空，胁下空则易受邪。肝坚则藏安难伤，肝脆则善病消瘅易伤。肝端正则和利难伤，肝偏倾则胁下痛也。

脾小则藏安，难伤于邪也；脾大则苦凑眇而痛，不能疾行。脾高则眇引季胁而痛；脾下则下加于大肠，下加于大肠，则藏苦受邪。脾坚则藏安难伤，脾脆则善病消瘅易伤。脾端正则和利难伤，脾偏倾则善满善胀也。

肾小则藏安难伤，肾大则善病腰痛，不可以俯仰，易伤以邪。肾高则苦背膂痛，不可以俯仰；肾下则腰尻痛，不可以俯仰，为狐疝。肾坚则不病腰背痛，肾脆则苦病消瘅易伤。肾端正则和利难伤，肾偏倾则苦腰尻痛也。

凡此二十五变者（轻锁一笔），人之所苦常病也。黄帝曰：何以知其然也？岐伯曰：赤色小理者心小，粗理者心大。无䯏骬者心高，䯏骬小短举者心下。䯏骬长者心下坚，䯏骬弱小以薄者心脆。䯏骬直下不举者心端正，䯏骬倚一方者心偏倾也。

白色小理者肺小，粗理者肺大。巨肩反膺陷喉者肺高，合腋张胁者肺下。好肩背厚者肺坚，肩背薄者肺脆。背膺厚者肺端正，胁偏疏者肺偏倾也。

青色小理者肝小，粗理者肝大。广胸反骹者肝高，合胁兔骹者肝下。胸胁好者肝坚，胁骨弱者肝脆。膺腹好相得者肝端正，胁骨偏举者肝偏倾也。

黄色小理者脾小，粗理者脾大。揭唇者脾高，唇下纵者脾下。唇坚者脾坚，唇大而不坚者脾脆。唇上下好者脾端正，唇偏举者脾偏倾也。

黑色小理者肾小，粗理者肾大。高耳者肾高，耳后陷者肾下。耳坚者肾坚，耳薄不坚者肾脆。耳好前居牙车者肾端正，耳偏高者肾偏倾也。

凡此诸变者，持则安（又轻锁一笔，顿作），减则病也。

帝曰：善。然非余之所问也（不经接五藏总论，忽用撇笔作一曲热，博大之中饶风韵）。愿闻人之有不可病者，至尽天寿，虽有深忧大恐，怵惕之志，犹不能减也，甚寒大热（复述前文，愈雷同愈妙，将前路堆垛尽播弄于空中），不能伤也；其有不离屏蔽室内，又无怵惕之恐，然不免于病者，何也？愿闻其故。岐伯曰：五藏六府，邪之舍也，请言其故。

五藏皆小者（总论一番，以束前半篇，滴滴归源，使前文之义愈醒），少病，苦焦心，大愁忧；五藏皆大者，缓于事，难使以忧。五藏皆高者，好高举措；五藏皆下者，好出人下。五藏皆坚者，无病；五藏皆脆者，不离于病。五藏皆端正者，和利得人心；五藏皆偏倾者，邪心而善盗，不可以为人平，反复言语也。

黄帝曰：愿闻六府之应（另提）。岐伯答曰：肺合大肠，大肠者，皮其应（从藏卸到府，中权扼要，五藏先叙病，后叙外应；六府，先叙外应，后叙病，隐寓顺逆回环之致）；心合小肠，小肠者，脉其应；肝合胆，胆者，筋其应；脾合胃，胃者，肉其应；肾合三焦膀胱，三焦膀胱者，腠理毫毛其应（以上提纲）。

黄帝曰：应之奈何（急下）？岐伯曰：肺应皮。皮厚者大肠厚（紧跟上文分叙）；皮薄者大肠薄；皮缓腹裹大者，大肠大而长；皮急者，大肠急而短；皮滑者大肠直；皮肉不相离者，大肠结。

心应脉。皮厚者脉厚，脉厚者小肠厚；皮薄者脉薄，脉薄者小肠薄；皮缓者脉缓，脉缓者小肠大而长；皮薄而脉冲小者，小肠小而短；诸阳经脉皆多纡屈者，小肠结。

脾应肉。肉䐃坚大者胃厚，肉䐃么者胃薄；肉䐃小而么者胃不坚，肉䐃不称身者胃下，胃下者下管约不利；肉䐃不坚者胃缓；肉䐃无小裹累者胃急，肉䐃多小裹累者胃结，胃结者上管约不利也。

肝应爪。爪厚色黄者胆厚，爪薄色红者胆薄。爪坚色青者胆急，爪濡色赤者胆缓。爪直色白无约者胆直，爪恶色黑多纹者胆结也。

肾应骨。密理厚皮者三焦膀胱厚，粗理薄皮者三焦膀胱薄；疏腠理者三焦膀胱缓，皮急而无毫毛者三焦膀胱急；毫毛美而粗者三焦膀胱直，稀毫毛者三焦膀胱结也。黄帝曰：厚薄美恶皆有形，愿闻其所病。岐伯答曰：视其外应（叙病，忽用浑括之笔，余味曲包），以知其内藏，则知所病矣。起极宏敞，结极涵蓄。

起节词义精湛，入后头绪极繁，而驭之以整，云垂海立，气象万千，其篇法词藻均极可观，如大将登坛，千军万马中自有羽扇纶巾之度。

第八卷

禁服第四十八《经脉》篇引作“禁脉”

雷公问于黄帝曰：细子得受业，通于九针六十篇，旦暮勤服之，近者编绝，久者简垢，然尚讽诵弗置，未尽解于意矣。《外揣》言浑束为一（提明全篇大旨），未知所谓也。夫大则无外，小则无内，大小无极，高下无度，束之奈何？士之才力，或有厚薄，智虑褊浅，不能博大深奥，自强于学若细子，细子恐其散于后世，绝于子孙，敢问约之奈何？黄帝曰：善乎哉问也！此先师之所禁（点“禁”字），坐私传之也，割臂歃血之盟也，子若欲得之，何不斋乎！雷公再拜而起曰：谨闻命于是也。乃斋宿三日而请曰：敢问今日正阳，细子愿以受盟。黄帝乃与俱入斋室，割臂歃血。黄帝亲祝曰：今日正阳，歃血传方，有敢背此言者，反受其殃。雷公再拜曰：细子受之。黄帝乃左握其手，右授之书，曰：慎之慎之（一路纡回，至此愈逼愈紧），吾为子言之。

凡刺之理，经脉为始（点“脉”字，仍远远说来），营其所行，知其度量，内刺五藏，外刺六府，审察卫气，为百病母，调诸[①]虚实，虚实乃止，泻其血络，血尽不殆矣。雷公曰：此皆细子之所以通，未知其所约也（跌到本旨）。

黄帝曰：夫约方者，犹约囊也，囊满而弗约，则输泄（仍用数折而始趋下），方成弗约，则神与弗俱。雷公曰：愿为下材者，勿满而约之。黄帝曰：未满而知约之，以为工，不可以为天下师。雷公曰：愿闻为工（开下）。

黄帝曰：寸口主中，人迎主外，两者相应，俱往俱来，若引绳大小齐等。春夏人迎微大，秋冬寸口微大，如是者名曰平人。

人迎大一倍于寸口，病在足少阳；一倍而躁，在手少阳。人迎二倍，病在足太阳；二倍而躁，病在手太阳。人迎三倍，病在足阳明；三倍而躁，病在手阳明。盛则为热，虚则为寒，紧则为痛痹，代则乍甚乍间。盛则泻之，虚则补之，紧痛则取之分肉，代则取血络具饮药，陷下则灸之，不盛不虚，以经取之，名曰经刺。人迎四倍者，且大且数，名曰溢阳，溢阳为外格，死不治。必审按其本末，察其寒热，以验其藏府之病。寸口大于人迎一倍，病在足厥阴；一倍而躁，在手心主。寸口二倍，病在足少阴；二倍而躁，在手少阴。寸口三倍，病在足太阴；三倍而躁，在手太阴。盛则胀满、寒中、食不化，虚则热中、出糜、少气、溺色变，紧则痛

---

① 诸：赵本作“其”。

痹，代则乍痛乍止。盛则泻之，虚则补之，紧则先刺而后灸之，代则取血络而后调之，陷下则徒灸之。陷下者，脉血结于中，中有著血，血寒，故宜灸之，不盛不虚，以经取之。寸口四倍者，名曰内关，内关者，且大且数，死不治。必审察其本末之寒温，以验其藏府之病。通其营输，乃可传于大数。

大数曰（总释前文作结，即从大数接下，断续无迹）：盛则徒泻之，虚则徒补之，紧则灸刺且饮药，陷下则徒灸之，不盛不虚，以经取之。所谓经治者，饮药，亦曰灸刺。脉急则引，脉大以弱，则欲安静，用力无劳也。

前路纡徐，后路整肃，极奔放又极谨严，字里行间具阴阳开合之妙。此篇约万病诊治之法于人迎寸口，惜今失传不能用也，合《难经》覆溢关格之义参之，人迎似关前，寸口似即关后，其以大小倍数分三阴三阳，当是浮中沉之事也，恨无明文可证之。

五色第四十九

雷公问于黄帝曰：五色独决于明堂乎（直起）？小子未知其所谓也。黄帝曰：明堂者鼻也（叙面部分名之大概），阙者眉间也，庭者颜也，蕃者颊侧也，蔽者耳门也，其间欲方大，去之十步，皆见于外，如是者，寿必中百岁。雷公曰：五官之辨奈何？黄帝曰：明堂骨高以起（叙面部藏府分次之大概），平以直，五藏次于中央，六府挟其两侧，首面上于阙庭，王宫在于下极，五藏安于胸中，真色以致，病色不见，明堂润泽以清，五官恶得无辨乎？雷公曰：其不辨者，可得闻乎？黄帝曰：五色之见也（叙五色吉凶之大概），各出其色部。部骨陷者，必不免于病矣。其色部乘袭者，虽病甚，不死矣。雷公曰：官五色奈何？黄帝曰：青黑为痛（叙五色主病之大概），黄赤为热，白为寒，是谓五官。

雷公曰：病之益甚（承上“病”字发挥），与其方衰如何？黄帝曰：外内皆在焉（总挈一句）。切其脉口，滑小紧以沉者（此诊脉口人迎以辨病之间甚也，是陪笔），病益甚，在中；人迎气大紧以浮者，其病益甚，在外。其脉口浮滑者，病日进；人迎沉而滑者，病日损。其脉口滑以沉者，病日进，在内；其人迎脉滑盛以浮者，其病日进，在外。脉之浮沉及人迎与寸口气小大等者，病难已。病之在藏，沉而大者，易已，小为逆；病在府，浮而大者，其病易已。人迎盛坚者，伤于寒；气口甚坚者，伤于食。

雷公曰：以色言病之间甚奈何？黄帝曰：其色粗以明（此分色与部，以辨病之间甚也，是正笔），沉夭者为甚，其色上行者病益甚，其色下行如云彻散者，病方已（以上分色，以下分部）。五色各有藏部，有外部，有内部也。色从外部走内部者，其病从外走内；其色从内走外者，其病从内走外。病生于内者，先治其阴，后治其阳，反者益甚；其病生于阳者，先治其外，后治其内，反者益甚。其脉滑大以代而长者，病从外来，目有所见，志有所恶，此阳气之并也，可变而已。变，谓移精变气也。

雷公曰：小子闻风者百病之始也（申辨风厥主病之色，是承阳气之并来），厥逆者寒湿之起也，别之奈何？黄帝曰：当候阙中，薄泽为风，冲浊为痹，在地为厥，此其常也，各以其色言其病。雷公曰：人不病卒死（申辨卒死之脉，又是承风厥来，而推类言之也，此一节只是补发上节余义），何以知之？黄帝曰：大气入于藏府者不病而卒死矣。雷公曰：病小愈而卒死者，何以知之？黄帝曰：赤色出两颧，大如母指者，病虽小愈，必卒死。黑色出于庭，大如母指，必不病而卒死。雷公再拜曰：善哉！其死有期乎？黄帝曰：察色以言其时。以上为前半篇，论色、论部、论病、论死，大义已晰，下文乃申释之耳。

雷公曰：善乎！愿卒闻之（语气似顺下，而义实复提，从头申叙也）。黄帝曰：庭者，首面也；阙上者（申叙面部），咽喉也；阙中者，肺也；下极者，心也；直下者，肝也；肝左者，胆也；下者，脾也；方上者，胃也；下谓面王，即鼻准也，方上谓正当鼻准之上，即准上低扼之处。凡胃气虚陷者，其处必低陷，可征也。方义与前《本腧》① 篇"大陵掌后两骨之间方下者也"义相同，旧以为迎香者，失之。中央者，大肠也；挟大肠者，肾也；当肾者，脐也；面王以上者，小肠也；面王以下者，膀胱子处也；颧者，肩也；颧后者，臂也；臂下者，手也；目内眦上者，膺乳也；挟绳而上者，背也；循牙车以下者，股也；中央者，膝也；膝以下者，胫也；当胫以下者，足也；巨分

① 《本腧》：即前第二卷《本输》。

者，股里也；巨屈者，膝膑也。此五藏六府肢节之部也，各有部分（勒住）。有阴阳（从部分说到主病），用阴和阳，用阳和阴，当明部分，万举万当，能别左右，是谓大道，男女异位，故曰阴阳，审察泽夭，谓之良工。沉浊为内，浮泽为外，黄赤为风，青黑为痛，白为寒，黄而膏润为脓，赤甚者为血，痛甚为挛，寒甚为皮不仁。五色各见其部，察其浮沉，以知浅深；察其泽夭，以观成败；察其散搏，以知远近；视色上下，以知病处；积神于心，以知往今。故相气不微，不知是非，属意勿去，乃知新故。色明不粗，沉夭为甚；不明不泽，其病不甚。其色散，驹驹然未有聚，其病散而气痛，聚未成也（略顿）。肾乘心（提起，以领下文），心先病，肾为应，色皆如是。男子色色，黑色也，跟肾乘心说来。在于面王（分男女言之），为小腹痛，下为卵痛，其圜直为茎痛，高为本，下为首，狐疝癀阴之属也。女子在于面王，为膀胱子处之病，散为痛，搏为聚，方员左右，各如其色形。其随而下至胝为淫，有润如膏状，为暴食不洁。左为左，右为右，其色有邪，聚散而不端，面色所指者也。色者，青黑赤白黄，皆端满有别乡。别乡赤者，其色赤，大如榆荚，在面王为不月。其色上锐，首空上向，下锐下向，在左右如法（随手整理通篇大旨作结）。以五色命藏，青为肝，赤为心，白为肺，黄为脾，黑为肾。肝合筋，心合脉，肺合皮，脾合肉，肾合骨也。以上二节为后半篇，详列面色之部，详叙察色之法，皆申释前半篇之义。其词繁不杀，看似芜杂，而实句句皆指点神情。

头绪既繁，布局亦散，然细审其宾主轻重之理，断续脱卸之法，自觉起伏奇正，步步相生，中间有正叙，有带叙，有补叙，有插叙，忽分忽合，忽即忽离，官止神行，极行文变化之能事。

论勇第五十

黄帝问于少俞曰：有人于此，并行并立，其年之长少等也，衣之厚薄均也，卒然遇烈风暴雨（文亦如烈风暴雨），或病或不病，或皆病，或皆不病，其故何也？少俞曰：帝问何急（略顿）？黄帝曰：愿尽闻之。少俞曰：春青风（叙风），夏阳风，秋凉风，冬寒风。凡此四时之风者，其所病各不同形。黄帝曰：四时之风，病人如何？少俞曰：黄色薄皮弱肉者（叙病），不胜春之虚风；白色薄皮弱肉者，不胜夏之虚风；青色薄皮弱肉，不胜秋之虚风；赤色薄皮弱肉，不胜冬之虚风也。黄帝曰：黑色不病乎（将黑色另写，局便活）？少俞曰：黑色而皮厚肉坚，固不伤于四时之风。其皮薄而肉不坚，色不一者，长夏至而有虚风者病矣。其皮厚而肌肉坚者，长夏至而有虚风，不病也。其皮厚而肌肉坚者，必重感于寒，外内皆然，乃病（顿住）。黄帝曰：善。黄帝曰（另提）：夫人之忍痛与不忍痛者（从忍痛不忍痛，递到勇怯），非勇怯之分也（先钩勇怯一笔，即从勇怯分出忍痛不忍痛，笔峰森立）。夫勇士之不忍痛者，见难则前，见痛则止；夫怯士之忍痛者，闻难则恐，遇痛不动。夫勇士之忍痛者，见难不恐，遇痛不动；夫怯士之不忍痛者，见难与痛，目转面眄，恐不能言，失气惊，句有脱字。颜色变化，乍死乍生。余见其然也，不知其何由，愿闻其故。少俞曰：夫忍痛与不忍痛者，皮肤之薄厚（缴清上文），肌肉之坚脆缓急之分也，非勇怯之谓也（仍用反笔束上，即带趋下）。黄帝曰：愿闻勇怯之所由然（落到勇怯）。少俞曰：勇士者（叙勇），目深以固，长冲直扬，三焦理横，其心端直，其肝大以坚，其胆满以傍，怒则气盛而胸张，肝举而胆横，眦裂而目扬，毛起而面苍，此勇士之所由然者也。黄帝曰：愿闻怯士之所由然（叙怯）。少俞曰：怯士者，目大而不减，阴阳相失，其焦理纵，䯏骬短而小，肝系缓，其胆不满而纵，肠胃挺，胁下空，虽方大怒，气不能满其胸，肝肺虽举，气衰复下，故不能久怒，此怯士之所由然者也。黄帝曰：怯士之得酒（此叙勇怯之变相），怒不避勇士者，何藏使然？少俞曰：酒者，水谷之精，熟谷之液也，其气慓悍，其入于胃中，则胃胀，气上逆，满于胸中，肝浮胆横。当是之时，固比于勇士，气衰则悔。与勇士同类，不知避之，名曰酒悖也。

前后两截不续，前论五色之人，后论勇怯之性，前论外邪之伤，后论中情之变，笔致醒快，生动可喜。

背腧第五十一

黄帝问于岐伯曰：愿闻五藏之腧，出于背者。岐伯曰：胸中大腧在杼骨之端，肺腧在三椎[1]之间，心腧在五椎之间，膈腧在七椎之间，肝腧在九椎之间，脾腧在十一椎之间，肾腧在十四椎之间，皆挟脊相去三寸所，则欲得而验之，按其处，应在中而痛解，乃其腧也。灸之则可，刺之则不可。气盛则泻之，虚则补之。以火补者，毋吹其火，须自灭也。以火泻者，疾吹其火，传其艾，须其火灭也。

简净。揣"应在中而痛解"及"灸可刺不可"句，是本篇之前，当有脱简，必是专论结痛之病也。

卫气第五十二

黄帝曰：五藏者（天骨开张），所以藏精神魂魄者也；六府者，所以受水谷而化行物者也。其气内干五藏，而外络肢节。其浮气之不循经者，为卫气；其精气之行于经者，为营气。阴阳相随，外内相贯，如环之无端，亭亭淳淳乎（极力撑开），孰能穷之？然其分别阴阳（折入有力），皆有标本虚实所离之处。能别阴阳十二经者（分领，句句如长剑倚天），知病之所生；候虚实之所在者，能得病之高下；知六府之气街者，能知解结契绍于门户；能知虚石之坚软者，知补泻之所在；能知六经之标本者，可以无惑于天下（屹然而止）。

---

① 椎：原作"焦"，据《太素》《甲乙经》改。本篇中所涉皆同。

岐伯曰：博哉，圣帝之论！臣请尽意悉言之。足太阳之本，在跟以上五寸中，标在两络命门。命门者，目也。足少阳之本，在窍阴之间，标在窗笼之前。窗笼者，耳也。足少阴之本，在内踝下上三寸中，标在背腧与舌下两脉也。足厥阴之本，在行间上五寸所，标在背腧也。足阳明之本，在厉兑，标在人迎颊挟颃颡者也。"颊"下当有脱字，揣文义是申释人迎穴在颊下，挟颃颡之处也。足太阴之本，在中封前上四寸之中，标在背腧与舌本也。手太阳之本，在外踝之后，标在命门之上一寸也。手少阳之本，在小指次指之间上二寸，标在耳后上角下外眦也。手阳明之本，在肘骨中，上至别阳，标在颜下合钳上也。手太阴之本，在寸口之中，标在腋内动也。手少阴之本，在锐骨之端，标在背腧也。手心主之本，在掌后两筋之间二寸中，标在腋下，下三寸也（以上应十二经标本）。凡候此者，下虚则厥，下盛则热；上虚则眩，上盛则热痛。故石者绝而止之，虚者引而起之（即应高下虚实坚软，以束上文）。

请言气街（将气街抽出单写，与上十二经作对待）：胸气有街，腹气有街，头气有街，胫气有街。故气在头者，止之于脑。气在胸者，止之膺与背腧。气在腹者，止之背腧与冲脉于脐左右之动脉者。气在胫者，止之于气街与承山踝上以下。取此者用毫针，必先按而在久应于手，乃刺而予之。所治者（增出主治之病，与上节虚石作对待，文阵整齐），头痛眩仆，腹痛中满暴胀，及有新积，痛可移者，易已也；积不痛（结笔短峭），难已也。

文气如天马行空，蹈历无前，气盛言宜，极行文之乐事。通篇是多少“者”字却不厌，复以气盛也。篇中依事理而立言不拘，拘于分应提笔也，用意与《营卫生会》大同。

论痛第五十三

黄帝问于少俞曰：筋骨之强弱，肌肉之坚脆，皮肤之厚薄，腠理之疏密，各不同，其于针石火焫之痛何如？肠胃之厚薄坚脆亦不等，其于毒药何如？愿尽闻之。少俞曰：人之骨强筋弱肉缓皮肤厚者，耐痛，其于针石之痛、火焫亦然。黄帝曰：其耐火焫者，何以知之？少俞答曰：加以黑色而美骨者，耐火焫。黄帝曰：其不耐针石之痛者，何以知之？少俞曰：坚肉薄皮者，不耐针石之痛，于火焫亦然。黄帝曰：人之病，或同时而伤，或易已，或难已，其故何如？少俞曰：同时而伤，其身多热者易已（气之盛不盛也），多寒者难已。黄帝曰：人之胜毒，何以知之？少俞曰：胃厚色黑大骨及肥者（观此可悟用药之猛驯，必视其人也），皆胜毒；故其瘦而薄胃者，皆不胜毒也。

此篇起讫鹘突，义无归宿，颇似他处错简，或本篇前后有脱简也。

天年第五十四

黄帝问于岐伯曰：愿闻人之始生，何气筑为基，何立而为楯，何失而死，何得而生？岐伯曰：以母为基，以父为楯（此所谓先天禀赋也），失神者死，得神者生也（浑括大意，总冒通篇）。黄帝曰：何者为神（以下从源头层递说下）？岐伯曰：血气已和，营卫已通（叙始生之本），五藏已成，神气舍心，魂魄毕具，乃成为人。

黄帝曰：人之寿夭各不同（叙寿夭之原），或夭寿，或卒死，或病久，愿闻其道。岐伯曰：五藏坚固，血脉和调，肌肉解利，皮肤致密，营卫之行，不失其常，呼吸微徐，气以度行，六府化谷，津液布扬，各如其常，故能长久（单说"寿"字，将"夭"字留在篇末）。黄帝曰：人之寿百岁而死（上节叙寿者之气，此叙寿者之形），何以致之？岐伯曰：使道队[1]以长（重提百岁，以领下节），基墙高以方，通调营卫，三部三里起，骨高肉满，百岁乃得终。

黄帝曰：其气之盛衰，以至其死（申叙百岁），可得闻乎？岐伯曰：人生十岁，五藏始定，血气巳通，其气在下，故好走。二十岁，血气始盛，肌肉方长，故好趋。三十岁，五藏大定，肌肉坚固，血气盛满，故好步。四十岁，五藏六府十二经脉，皆大盛以平定，腠理始疏，荣华颓落，发颇斑白，平盛不摇，故好坐。五十岁，肝气始衰，肝叶始薄，胆汁始减，目始不明。六十岁，心气始衰，苦忧悲，血气懈惰，故好卧。七十岁，脾气虚，皮肤枯。八十岁，肺气衰，魄离，故言善误。

---

① 队：赵本作"隧"。

九十岁，肾气焦，四藏经脉空虚。百岁，五藏皆虚，神气皆去，形骸独居而终矣（顿住）。

黄帝曰：其不能终寿而死者（应前“夭”字，是用反笔，以束通篇），何如？岐伯曰：其五藏皆不坚（句句与前文反照），使道不长，空外以张，喘息暴疾，又卑基墙，薄脉少血，其肉不石，数中风寒，血气虚，脉不通，真邪相攻，乱而相引，故中寿而尽也（勒住）。与上节收句有直压横勒之异，此文情向背相映之致，出于天籁之自然者也。

义精矣，而琢句坚卓短峭，在经文中别是一格。通篇层递而下，末忽用反笔兜裹，文阵亦奇。凡文之一反一正相对待者，古多一详一略，如此篇寿夭两项相平，既于寿上分年详叙，则夭上无待分叙矣，此等只作滚串文字，不得以对待视之。

逆顺第五十五

黄帝问于伯高曰：余闻气有逆顺，脉有盛衰，刺有大约，可得闻乎？伯高曰：气之逆顺者，所以应天地、阴阳、四时、五行也。脉之盛衰者，所以候血气之虚实有余不足。刺之大约者，必明知病之可刺，与其未可刺，与其已不可刺也。黄帝曰：候之奈何？伯高曰：《兵法》曰：无迎逢逢之气，无击堂堂之阵。《刺法》曰：无刺熇熇之热，无刺漉漉之汗，无刺浑浑之脉，无刺病与脉相逆者。黄帝曰：候其可刺奈何？伯高曰：上工，刺其未生者也，其次刺其未盛者也，其次刺其已衰者也；下工，刺其方袭者也，与其形之盛者也，与其病之与脉相逆者也。故曰：方其盛也，勿敢毁伤，刺其已衰，事必大昌。故曰：上工治未病，不治已病。此之谓也。

如此短幅，通体俱用排比而不嫌板滞者，气盛故也。

五味第五十六

黄帝曰：愿闻谷气有五味，其入五藏，分别奈何？伯高曰：胃者，五藏六府之海也，水谷皆入于胃，五藏六府皆禀气于胃。五味各走其所喜：谷味酸，先走肝；谷味苦，先走心；谷味甘，先走脾；谷味辛，先走肺；谷味咸，先走肾。谷气津液已行，营卫大通，乃化糟粕，以次传下（落到营卫，顿住）。

黄帝曰：营卫之行奈何（承营卫说，蝉联而下）？伯高曰：谷始入于胃，其精微者，先出于胃之两焦（叙营卫宗气，化三为两，神气俱旺），以溉五藏，别出两行，营卫之道。其大气之抟而不行者，积于胸中，命曰气海，出于肺，循喉咽，故呼则出，吸则入。天地之精气（振一笔，昂头天外），其大数常出三入一，故谷不入，半日则气衰，一日则气少矣（顿住）。

黄帝曰：谷之五味，可得闻乎（以上发明五味气化，以下陈列五味宜忌）？伯高曰：请尽言之。五谷：粳米甘，麻酸，大豆咸，麦苦，黄黍辛。五果：枣甘，李酸，栗咸，杏苦，桃辛。五畜：牛甘，犬酸，猪咸，羊苦，鸡辛。五菜：葵甘，韭酸，藿咸，薤苦，葱辛。五色：黄色宜甘，青色宜酸，黑色宜咸，赤色宜苦，白色宜辛。凡此五者（束上起下，以上叙平人常色定味也，下乃叙五病之宜忌），各有所宜。五宜：所言五宜者，脾病者，宜食粳米饭、牛肉、枣、葵；心病者，宜食麦、羊肉、杏、薤；肾病者，宜食大豆、黄卷、猪肉、栗、藿；肝病者，宜食麻、犬肉、李、韭；肺病者，宜食黄黍、鸡肉、桃、葱。五禁：肝病禁辛，心病禁咸，脾病禁酸，肾病禁甘，肺病禁苦。

肝色青（又推五宜之变，藏气有虚实，五味有补泻也。肝色青，木胜土矣，故宜甘。上文脾病正为肝克也。经文两面夹写，而实一义耳），宜食甘，粳米饭、牛肉、枣、葵皆甘。心色赤，宜食酸，犬肉、麻、李、韭皆酸。脾色黄，宜食咸，大豆、豕肉、栗、藿皆咸。肺色白，宜食苦，麦、羊肉、杏、薤皆苦。肾色黑，宜色辛，黄黍、鸡肉、桃、葱皆辛。

用笔与《天年》篇同，而布阵尤奇。前从五味说到营卫，随即接叙营卫，是本题里面一层，却提于题前发之；及入五味，正面先叙五物，与五色之人所宜，是言平人所宜也；次叙五病宜禁，正义毕矣；又复叙五藏色所宜，自是谆复申明之意。独怪叙五物，不厌繁复，反略于五禁，不与前五宜作对待，而详于后五宜，与前五宜似对不对，使人目眩，极寓奇于正之妙。精悍之色不可逼视。

第九卷

水胀第五十七

黄帝问于岐伯曰：水与肤胀、鼓胀、肠覃、石瘕、石水，何以别之？岐伯答曰（分叙）：水始起也（笔亦跃起），目窠上微肿，如新卧起之状，其颈脉动，时咳，阴股间寒，足胫肿，腹乃大，其水已成矣。以手按其腹（逐段映带有致），随手而起，如裹水之状，此其候也。黄帝曰：肤胀何以候之？岐伯曰：肤胀者，寒气客于皮肤之间，鼟鼟然不坚，腹大，身尽肿，皮厚，按其腹，窅而不起，腹色不变（加四字，与下节激射，便有精神），此其候也。鼓胀何如？岐伯曰：腹胀身皆大，大与肤胀等也，色苍黄（腹色变矣），腹筋起，此其候也。肠覃何如？岐伯曰：寒气客于肠外（叙病机，字字坚卓），与卫气相搏，气不得营，因有所系，癖而内著，恶气乃起，瘜肉乃生。其始生也，大如鸡卵，稍以益大，至其成，如怀子之状，久者离岁，按之则坚，推之则移，月事以时下，此其候也。石瘕何如？岐伯曰：石瘕生于胞中，寒气客于子门，子门闭塞，气不得通，恶血当泻不泻，衃以留止，日以益大，状如怀子，月事不以时下。皆生于女子，可导而下（拖到治法作结，先结近二节）。黄帝曰：肤胀、鼓胀可刺邪（再结前二节）？岐伯曰：先泻其胀之血络，后调其经，刺去其血络也。通篇缺石水，结笔缺水，均别详。

前提后束，中间分叙，笔阵整暇。

贼风第五十八

黄帝曰：夫子言贼风邪气之伤人也（用衬笔起），令人病焉，今有其不离屏蔽，不出室穴之中，卒然病者，非必[①]离贼风邪气（曲一笔），其故何也？岐伯曰：此皆尝有所伤于湿气，藏于血脉之中，分肉之间，久留而不去；若有所堕坠，恶血在内而不去。卒然喜怒不节，饮食不适，寒温不时，腠理闭而不通。其开而遇风寒，则血气凝结，与故邪相袭，则为寒痹。其有热则汗出，汗出则受风，虽不遇贼风邪气，必有因加而发焉（亦曲一笔，以应前文，顿住）。黄帝曰：今夫子之所言者，皆病人之所自知也（锁上）。其毋所遇邪气（起下），又毋怵惕之所志，卒然而病者，其故何也？唯有因鬼神之事乎（急透一笔）？岐伯曰：此亦有故邪留而未发（仍跟前文说），因而志有所恶，及有所慕，血气内乱，两气相搏。其所从来者微，视之不见，听而不闻，故似鬼神（应醒）。黄帝曰（另叙）：其祝而已者，其故何也？岐伯曰：

---

① 必：原作“不”，据《太素》改。

先巫者，因知百病之胜，先知其病之所从生者，可祝而已也（应醒）。

通篇一气贯注，笔笔凌空。前半笔势驰骋，后半笔势紧缩，极操纵之能。

卫气失常第五十九

黄帝曰：卫气之留于腹中，蓄积不行，苑蕴不得常所，使人支胁胸中满，喘呼逆息者，何以去之？伯高曰：其气积于胸中者，上取之；积于腹中者，下取之；上下皆满者，傍取之。黄帝曰：取之奈何？伯高对曰：积于上，泻大迎、天突、喉中；积于下者，泻三里与气街；上下皆满者，上下取之，与季胁之下一寸；重者，鸡足取之。诊视其脉大而弦急，及绝不至者，及腹皮急甚者，不可刺也（以上论胀，与下不续）。黄帝曰：善。

黄帝问于伯高曰：何以知皮、肉、气、血、筋、骨之病也（呼起下文）？伯高曰：色起两眉薄泽者（叙外应），病在皮。唇色青黄赤白黑者，病在肌肉。营气霈[1]然者，病在血脉[2]。脉，一作“气”，非。此即上篇伤于湿气，藏于血脉之中也。目色青黄赤白黑者，病在筋。耳焦枯如受尘垢者，病在骨。黄帝曰：病形何如（叙部位），取之奈何？伯高曰：夫百病变化，不可胜数，然皮有

---

① 霈：赵本作“濡”。

② 脉：赵本作“气”。

部，肉有柱，血气有输，骨有属。黄帝曰：愿闻其故。伯高曰：皮之部，输于四末。肉之柱，在臂胫诸阳分肉之间，与足少阴分间。血气之输，输于诸络，气血留居，则盛而起。筋部无阴无阳，无左无右，候病所在。骨之属者，骨空之所以受益而益脑髓者也。黄帝曰：取之奈何？伯高曰（叙治法）：夫病变化，浮沉深浅，不可胜穷，各在其处，病间者浅之，甚者深之，间者小之，甚者众之，随变而调气，故曰上工（以上三段为一事）。

黄帝问于伯高曰：人之肥瘦大小寒温，有老壮少小，别之奈何（总提）？伯高对曰：人年五十已上为老，二十已上为壮，十八已上为少，六岁已上为小（应老壮少小）。黄帝曰：何以度知其肥瘦（应肥瘦）？伯高曰：人有肥、有膏、有肉。黄帝曰：别此奈何？伯高曰：䐃肉坚，皮满者肥。䐃肉不坚，皮缓者膏。皮肉不相离者肉。黄帝曰：身之寒温何如？伯高曰：膏者，其肉淖，而粗理者身寒，细理者身热。脂者，其肉坚，细理者热，粗理者寒。黄帝曰：其肥瘦大小奈何（应大小）？伯高曰：膏者，多气而皮纵缓，故能纵腹垂腴。肉者，身体容大。脂者，其身收小。黄帝曰：三者之气血多少何如（推论气血多少）？伯高曰：膏者多气，多气者热，热者耐寒。肉者多血，多血则充形，充形则平。脂者，其血清，气滑少，故不能大。此别于众人者也。黄帝曰：众人奈何（带叙众人）？伯高曰：众人皮肉脂膏不能①相

① 能：原脱，据赵本补。

加也，血与气不能相多，故其形不小不大，各自称其身，命曰众人。黄帝曰：善。治之奈何（接叙治法）？伯高曰：必先别其三形，血之多少，气之清浊，而后调之，治[①]无失常经。是故膏人，纵腹垂腴；肉人者，上下容大；脂人者，虽脂不能大也（以上七段为一事）。

前后三事文义不贯，文气亦不接续。

玉版第六十

黄帝曰：余以小针为细物也（以针妙间间说入），夫子乃言上合之于天，下合之于地，中合之于人，余以为过针之意矣，愿闻其故。岐伯曰：何物大于天乎？夫大于针者，惟五兵者焉（点五兵，与下节相映带）。五兵者，死之备也，非生之具。且夫人者，天地之镇也，其不可不参乎？夫治民者，亦唯针焉。夫针之与五兵，其孰小乎？

黄帝曰：病之生时，有喜怒不测，饮食不节，阴气不足，阳气有余，营气不行，乃发为痈疽。阴阳不通，两热相搏，乃化为脓，小针能取之乎（呼下）？岐伯曰：圣人能不使化者，为知邪不可留也（推开）。言圣人能不使化脓者，为知邪不可留而早治之也，待脓已成岂小针之治乎？故两军相当（更推开，极力展局），旗帜相望，白刃陈于中野者，此非一日之谋也。能使其民，令行禁止，士卒

① 治：原脱，据赵本补。

无白刃之难者，非一日之教也，须臾之得也。夫至使身被痈疽之病（合到正义，笔致纡徐曲折），脓血之聚者，不亦离道远乎。夫痈疽之生，脓血之成也，不从天下，不从地出，积微之所生也（唱醒，顿住）。故圣人自治于未有形也，愚者遭其已成也。黄帝曰：其已形（逼一笔），不予遭，脓已成，不予见，为之奈何？岐伯曰：脓已成，十死一生，故圣人弗使已成，而明为良方，著之竹帛，使能者踵而传之后世，无有终时者，为其不予遭也。黄帝曰：其已有脓血而后遭乎（更逼一笔，宛转关生），不导之以小针治乎？岐伯曰：以小治小者其功小，以大治大者多害，故其已成脓血者，其唯砭石铍锋之所取也（一路委宛说来，至此始断定）。

黄帝曰：多害者其不可全乎？岐伯曰：其在逆顺焉。黄帝曰：愿闻逆顺。岐伯曰：以为伤者，其白眼青，黑睛小，是一逆也（详叙“逆”字）；内药而呕者，是二逆也；腹痛渴甚，是三逆也；肩项中不便，是四逆也；音嘶色脱，是五逆也。除此五者为顺矣（略叙“顺”字，束住）。

黄帝曰：诸病皆有逆顺，可得闻乎？岐伯曰：腹胀，身热，脉大，是一逆也；腹鸣而满，四肢清，泄，其脉大，是二逆也；衄而不止，脉大，是三逆也；咳且溲血脱形，其脉小劲，是四逆也；咳，脱形，身热，脉小以疾，是五逆也。如是者，不过十五日而死矣（分轻重两层写）。其腹大胀，四末清，脱形，泄甚，是一逆也；腹胀，便血，其脉大，时绝，是二逆也；咳，溲血，形肉脱，脉搏，是三逆也；呕血，胸满引背，脉小而疾，是四逆也；咳，呕，腹胀且飧泄，其脉绝，是五逆也。如是者，不及一时而死矣。工不察此者而刺之，是谓逆治。

黄帝曰：夫子之言针甚骏（遥承起节针妙而推论针害也），以配天地，上数天文，下度地纪，内别五藏，外次六府，经脉二十八会，尽有周纪，能杀生人，不能起死者，二句承上起下，在有意无意之间。不能起死，即暗指前诸逆也。夫子能反之乎？岐伯曰：能杀生人，不能起死者也（顿一笔）。黄帝曰：余闻之则为不仁，然愿闻其道，弗行于人。岐伯曰：是明道也，其必然也，如刀剑之可以杀人，如饮酒之使人醉也（又顿一笔，纡曲委宛，与前文相称），虽勿诊，犹可知矣。黄帝曰：愿卒闻之。岐伯曰：人之所受气者，谷也（畅叙）。谷之所注者，胃也。胃者，水谷气血之海也。海之所行云气者，天下也。胃之所出气血者，经隧也。经隧者，五藏六府之大络也，迎而夺之而已矣。黄帝曰：上下有数乎（直下）？岐伯曰：迎之五里，中道而止，五至而已，五往而藏之气尽矣，故五五二十五而竭其输矣，此所谓夺其天气者也，非能绝其命而倾其寿者也（先轻笔勒住）。句义与上下不续，“非”字疑当作“是”字。黄帝曰：愿卒闻之。岐伯曰：窥门而刺之者，死于家中；入门而刺之者，死于堂上（再重笔，顿住）。黄帝曰：善乎方！明哉道！请著之玉版，以为重宝，传之后世，以为刺禁，令民勿敢犯也。

帝先疑小针之无大功也，而岐伯极称之，下乃接叙痈疽之重者，诸病之逆者，皆非小针所能治，以结小针之果无大功也。末乃推论针害以结之。通篇一气贯注，前后尤笔致纡徐，婉转关生，深情窾窾。

五禁第六十一

黄帝问于岐伯曰：余闻刺有五禁，何谓五禁？岐伯曰：禁其不可刺也。黄帝曰：余闻刺有五夺。岐伯曰：无泻其不可夺者也。黄帝曰：余闻刺有五过。岐伯曰：补泻无过其度。黄帝曰：余闻刺有五逆。岐伯曰：病与脉相逆，命曰五逆。黄帝曰：余闻刺有九宜。岐伯曰：明知九针之论，是谓九宜。黄帝曰：何谓五禁？愿闻其不可刺之时。岐伯曰：甲乙日自乘，无刺头，无发蒙于耳内；丙丁日自乘，无振埃于肩喉廉泉；戊己日自乘四季，无刺腹去爪泻水；庚辛日自乘，无刺关节于股膝；壬癸日自乘，无刺足胫。是谓五禁。黄帝曰：何谓五夺？岐伯曰：形肉已夺，是一夺也；大夺血之后，是二夺也；大汗出之后，是三夺也；大泄之后，是四夺也；新产及大血之后，是五夺也。此皆不可泻。黄帝曰：何谓五逆？岐伯曰：热病脉静，汗已出，脉盛躁，是一逆也；病泄，脉洪大，是二逆也；著痹不移，䐃肉破，身热，脉偏绝，是三逆也；淫而夺形，身热，色夭然白，及后下血衃，血衃笃重，是谓四逆也；淫，旧注房室过度也。窃谓肠澼沃沫，精遗淋沥，盗汗之类，皆是谓津气荡泆而不收者也。寒热夺形，脉坚搏，是谓五逆也。

前提其五，后叙其三，其二绝无交代，篇法不足言矣，而笔自谨严。按：九宜，详前《官针》篇。

动腧第六十二

黄帝曰：经脉十二，而手太阴、足少阴、阳明独动不休（一句总挈全篇），何也？岐伯曰：是明胃脉也（总承一句）。言诸动脉皆胃气所贯也，故下文三项皆跟定“胃”字。

胃为五藏六府之海，其清气上注于肺（分叙，手太阴即寸口也），肺气从太阴而行之，其行也，以息往来，故人一呼脉再动，一吸脉亦再动，呼吸不已，故动而不止。黄帝曰：气之过于寸口也（申辨一笔），上出焉息？下入焉伏？出、入，原作“十”“八”，今从《甲乙经》改。何道从还？不知其极。岐伯曰：气之离藏也，卒然如弓弩之发，如水之下岸，上于鱼以反衰，其余气衰散以逆上，故其行微。

黄帝曰：足之阳明何因而动（叙足阳明即人迎也）？岐伯曰：胃气上注于肺，其悍气上冲头者，循咽，上走空窍，循眼系，入络脑，出顑，下客主人，循牙车，合阳明，并下人迎，此胃气别走于阳明者也（对上注于肺言）。故阴阳上下，其动也若一（是合上节总发）。故阳病而阳脉小者为逆，阴病而阴脉大者为逆。故阴阳俱静俱动，若引绳相倾者病。

黄帝曰：足少阴何因而动（叙足少阴即太溪也）？岐伯曰：冲脉者（提出冲脉关合胃脉），十二经之海也，与少阴之大络，起于肾下，出于气街，循阴股内廉，邪入腘中，循胫骨内廉，并少阴之经，下入内踝之后（此太溪也），入足下（此涌泉也）；其别者，邪入踝，出属跗上（此跗阳也，乃胃脉而属于少阴），入大指之间，注诸络，以温足胫，此脉之常动者也（勒住，上文带激下文，上分叙其常，下总叙其变也）。

黄帝曰：营卫之行也，上下相贯，如环之无端，今有其卒然遇邪气，及逢大寒，手足懈惰，其脉阴阳之道，相输之会，行相失也，气何由还？岐伯曰：夫四末阴阳之会者，此气之大络也。四街者，气之径路也。故络绝则径通，四末解则气从合，相输如环。黄帝曰：善。此所谓如环无端，莫知其纪，终而复始，此之谓也。

前三节分叙脉气之源流，后节总叙经气之变。气充词沛，机神流畅。据此则人迎果系结喉两旁动脉矣，与寸口分阴阳，以大小分顺逆，后世实难遵用。

五味论第六十三

黄帝问于少俞曰：五味入于口也，各有所走，各有所病（总提）。酸走筋（分提），多食之，令人癃；咸走血，多食之令人渴；辛走气，多食之令人洞心；苦走骨，多食之令人变呕；甘走肉，多食之令人悗心。余知其然也，不知其何由，愿闻其故。少俞答曰：酸入于胃（分承），其气涩以收，上之两焦，弗能出入也，不出即留于胃中，胃中和温，则下注膀胱，膀胱之胞薄以懦，得酸则缩绻，约而不通，水道不行，故癃。阴者，积筋之所终也，故酸入而走筋矣。黄帝曰：咸走血，多食之令人渴，何也？少俞曰：咸入于胃，其气上走中焦，注于脉，则血气走之，血与咸相得则凝（故血分燥热者不用咸也），凝则胃中汁注之，注之则胃中竭，竭则咽路焦，故舌本干而善渴。血脉者，中焦之道也，故咸入而走血矣。黄帝曰：辛走气，多食之令人洞心，何也？少俞曰：辛入于胃，其气走于上焦，上焦者，受气而营诸阳者也，姜韭之气薰之，营卫之气不时受之，久留心下，故洞心。辛与气俱行，故辛入而与汗俱出。黄帝曰：苦走骨，多食之令人变呕，何也？少俞曰：苦入于胃，五谷之气皆不能胜苦（苦味不益，人可知也）。苦入下脘，三焦之道皆闭而不通，故变呕。齿者，骨之所终也，故苦入而走骨，故入而复出，知其走骨也。黄帝曰：甘走肉，多食之令人悗心，何也？少俞曰：甘入于胃，其气弱小，不能上至于上焦，而与谷留于胃中者，令人柔润者也，胃柔则缓，缓则虫动，虫动则令人悗心。其气外通于肉，故甘走肉。

思清笔健，不染纤尘。

阴阳二十五人第六十四

黄帝曰：余闻阴阳之人何如（先点阴阳）？伯高曰：天地之间，六合之内，不离于五，人亦应之，故五五二十五人之政（再点二十五人），而阴阳之人不与焉。其态又不合于众者五，余已知之矣。愿闻二十五人之形，血气之所生，别而以候，从外知内何如？岐伯曰：悉乎哉问也！此先师之秘也，虽伯高犹不能明之也（撇一笔）。黄帝避席遵循而却曰：余闻之，得其人弗教，是谓重失，得而泄之，天将厌之。余愿得而明之，金匮藏之，不敢扬之。岐伯曰：先立五形金木水火土，别其五色，异其五形之人，而二十五人具矣（振裘挈领，气象万千）。

黄帝曰：愿卒闻之。岐伯曰：慎之慎之！臣请言之。木形之人，比于上角，似于苍帝（分叙）。其为人苍色，小头，长面，大肩背，直身，小手足，好有才，劳心，少力，多忧，劳于事。能春夏不能秋冬，秋冬感而病生，足厥阴佗佗然。太[①]角之人，比于左足少阳，少阳之上遗遗然。左角之人，比于右足少阳，少阳之下随随然。钛角之人，比于右足少阳，少阳之上推推然。判角之人，比于左足少阳，少阳之下括括[②]然。火形之人，比于上徵，似于赤帝。其为人赤色，广朋，脱面，脱，

---

① 太：并下文太宫、太羽，赵本皆作“大”。

② 括括：赵本作“栝栝”。

疑“锐”字。小头，好肩背髀腹，小手足，行安地，疾心，行摇，肩背肉满，有气轻财，少信，多虑，见事明，好颜，急心，不寿暴死。能春夏不能秋冬，秋冬感而病生，手少阴核核然。质徵之人，比于左手太阳，太阳之上肌肌然。少徵之人，比于右手太阳，太阳之下慆慆然。右徵之人，比于右手太阳，太阳之上鲛鲛然。质判之人，比于左手太阳，太阳之下支支颐颐然。土形之之人，比于上宫，似于上古黄帝。其为人黄色，圆面，大头，美肩背，大腹，美股胫，小手足，多肉，上下相称，行安地，举足浮，安心，好利人，不喜权势，善附人也。能秋冬不能春夏，春夏感而病生，足太阴敦敦然。钛宫之人，比于左足阳明，阳明之上婉婉然。加宫之人，比于左足阳明，阳明之下坎坎然。少宫之人，比于右足阳明，阳明之上枢枢然。左宫之人，比于右足阳明，阳明之下兀兀然。金形之人，比于上商，似于白帝。其为人方面，白色，小头，小肩背，小腹，小手足，如骨发踵外，骨轻，身清廉，此十字中疑有误字，今以“如骨发”句，“踵外骨轻”句，“身清廉”句。如骨发者，谓手足瘦，如骨支也；踵外骨轻即后外踝瘦，无肉，及跟空者也。急心，静悍，善为吏。能秋冬不能春夏，春夏感而病生，手太阴敦敦然。太商之人，比于左手阳明，阳明之上廉廉然。右商之人，比于左手阳明，阳明之下脱脱然。左商之人，比于右手阳明，阳明之上监监然。少商之人，比于右手阳明，阳明之下严严然。水形之人，比于上羽，似于黑帝。其为人黑色，面不平，大头，廉颐，小肩，大腹，动手足，发行摇身，下尻长，背延延然，不敬畏，善欺绐人，戮死。能秋冬不能春夏，春夏感而病生，足少阴汗汗然。太羽之人，比于右足太阳，太阳之上颊颊然。少羽之人，比于左足太阳，太阳之下纡纡然。众之为人，比于右足太阳，太阳之下洁洁然。桎之为人，比于左足太阳，太阳之上安安然。是故五形之人二十五变者（束一笔，横扫千人军），众之所以相欺者是也。相欺，谓难辨也。

黄帝曰：得其形，不得其色何如（承上形色，接叙年忌，以束前文）？岐伯曰：形胜色，色胜形者，至其胜时年加，感则病行，失则忧矣。感邪则病，行失则有所丧，而忧行失即为奸事也。形色相得者，富贵大乐。黄帝曰：其形色相胜之时年加，可知乎？岐伯曰：凡年忌下上之人，即前节所叙诸阳上下之人。大忌常加七岁，十六岁，二十五岁，三十四岁，四十三岁，五十二岁，六十一岁，皆人之大忌，不可不自安也，感则病行，失则忧矣。当此之时，无为奸事，是谓年忌（顿住）。

黄帝曰：夫子之言脉之上下（承上），血气之候（开下），以知形气奈何（前叙二十五人之形，此叙诸上下人之气血多少也，应前“别而以候，从外知内”）？岐伯曰：足阳明之上，血气盛则髯美长；血少气多则髯短。故气少血多则髯少，血气皆少则无髯，两吻多画。足阳明之下，血气盛则下毛美长至胸，血多气少则下毛美短至脐，行则善高举足，足指少肉，足善寒；血少气多则肉而善瘃；血气皆少则无毛，有则稀枯悴，善痿厥足痹。足少阳之上，血气盛则通髯美长；血多气少则通髯美短；血少气多则少髯；血气皆少则无髯，感于寒湿则善痹，骨痛爪枯也。足少阳之下，血气盛则胫毛美长，外踝肥；血多气少则胫毛美短，外踝皮坚而厚；血少气多则胻毛少，外踝皮薄而软；血气皆少则无毛，外踝瘦无肉。足太阳之上，血气盛则美眉，眉有毫毛；血多气少则恶眉，面多少理；血少气多则面多肉；血气和则美色。足太阳之下，血气盛则跟肉满，踵坚；气少血多则瘦，跟空；血气皆少则喜转筋，踵下痛。手阳明之上，血气盛则髭美；血少气多则髭恶；血气皆少则无髭。手阳明之下，血气盛则腋下毛美，手鱼肉以温；血气皆少则手瘦以寒。手少阳之上，血气盛则眉美以长，耳色美；血气皆少则耳焦恶色。手少阳之下，血气盛则手卷多肉以温；血气皆少则寒以瘦；气少血多则瘦以多脉。手太阳之上，血气盛则口多须，面多肉以平；血气皆少则面瘦恶色。手太阳之下，血气盛则掌肉充满；血气皆少则掌瘦以寒（顿住）。

黄帝曰：二十五人者（接叙治法），刺之有约乎？岐伯曰：美眉者，足太阳之脉血气多（先总叙血气多少一番，收束上文，再入治法，筋节周密，足太阳为诸阳之主，故举以赅其余也）；恶眉者，血气少；其肥而泽者，血气有余；肥而不泽者，气有余，血不足；瘦而无泽者，气血俱不足。审察其形气有余不足而调之，可以知逆顺矣。

黄帝曰：刺其诸阴阳奈何（落到刺法）？岐伯曰：按其寸口人迎（直叙刺法），以调阴阳，切循其经络之凝涩，结而不通者，此于身皆为痛痹，甚则不行，故凝涩。凝涩者，致气以温之，血和乃止。其结络者，脉结血不和，决之乃行。故曰：气有余于上者，导而下之；气不足于上者，推而休之；“休”字疑误。《官能》曰：上气不足，推而扬之。其稽留不至者，因而迎之。必明于经隧，乃能持之。寒与热争者，导而行之；其宛陈血不结者，侧[①]而予之。必先明知二十五人（神龙掉尾，兜裹完密），则血气之所在，左右上下，刺约毕也。

叙二十五人之形，而以年忌束之；叙气血多少之应，而以刺法结之。层次井井，一气贯注，中间许多堆垛，而行神如空，蹈历无前，自有掉臂游行之乐。

---

① 侧：赵本作“则”。

第十卷

五音五味第六十五

右徵与少徵，调右手太阳上。左商与左徵，调左手阳明上。少徵与太宫，调左手阳明上。右角与太角，调右足少阳下。太徵与少徵，调左手太阳上。众羽与少羽，调右足太阳下。少商与右商，调右手太阳下。桎羽与众羽，调右足太阳下。少宫与太宫，调右足阳明下。判角与少角，调右足少阳下。钛商与上商，调右足阳明下。钛商与上角，调左足太阳下。

上徵与右徵同，谷麦，畜羊，果杏，手少阴，藏心，色赤，味苦，时夏。上羽与太羽同，谷大豆，畜彘，果栗，足少阴，藏肾，色黑，味咸，时冬。上宫与太宫同，谷稷，畜牛，果枣，足太阴，藏脾，色黄，味甘，时季夏。上商与右商同，谷黍，畜鸡，果桃，手太阴，藏肺，色白，味辛，时秋。上角与太角同，谷麻，畜犬，果李，足厥阴，藏肝，色青，味酸，时春。

太宫与上角同，右足阳明上。左角与太角同，左足阳明上。少羽与太羽同，右足太阳下。左商与右商同，左手阳明上。加宫与太宫同，左足少阳上。质判与太宫同，左手太阳下。判角与太角同，左足少阳下。太羽与太角同，右足太阳上。太角与太宫同，右足少阳上。

右徵、少徵、质徵、上徵、判徵。右角、钛角、上角、太角、判角。右商、少商、钛商、上商、左商。少宫、上宫、太宫、加宫、左[1]宫。众羽、桎羽、上羽、太羽、少羽。

黄帝曰：妇人无须者（妇人无须），无血气乎？岐伯曰：冲脉、任脉，皆起于胞中，上循背里，为经络之海。其浮而外者，循腹右上行，会于咽喉，别而络唇口。血气盛则充肤热肉，血独盛则澹渗皮肤，生毫毛。今妇人之生，有余于气，不足于血，以其数脱血也，冲任之脉，不荣口唇，故须不生焉。黄帝曰：士人有伤于阴（宦者无须），阴气绝而不起，阴[2]不用，然其须不去，其故何也？宦者独去何也？愿闻其故。岐伯曰：宦者去其宗筋，伤其冲脉，血泻不复，皮肤内结，唇口不荣，故须不生。黄帝曰：其有天宦者（天宦有无须者），未尝被伤，不脱于血，然其须不生，其故何也？岐伯曰：此天之所不足也，其任冲不盛，宗筋不成，有气无血，唇口不荣，故须不生。黄帝曰：善乎哉，圣人之通万物也（用唱叹，以束上文）！若日月之光影，音声鼓响，闻其声而知其形，其非夫子，孰能明万物之精。

是故圣人视其颜色（归到气血上），黄赤者多热气，

---

① 左：此后赵本有“角“字。

② 阴：原脱，据赵本补。

青白者少热气，黑色者多血少气。美眉者太阳多血，通髯极须者少阳多血，美须者阳明多血，此其时然也（此以一人言时偶也，与“常”字对）。夫人之常数，太阳常多血少气，少阳常多气少血，阳明常多血多气，厥阴常多气少血，少阴常多血少气，太阴常多血少气，此天之常数也（此以众人言）。

此似续叙前篇未尽之意也。第五音配合，与上篇异，与《六元正纪》又异，未喻指南。

百病始生第六十六

黄帝问于岐伯曰：夫百病之始生也（点题，直起），皆生于风雨寒暑，清湿喜怒。喜怒不节则伤藏（分提三部），风雨则伤上，清湿则伤下。三部之气（点三部），所伤异类，愿闻其会。岐伯曰（承上，复叙大意）：三部之气各不同，或起于阴，或起于阳，请言其方。喜怒不节，则伤藏，藏伤则病起于阴也；清湿袭虚，则病起于下；风雨袭虚，则病起于上，是谓三部。至于其淫泆，不可胜数（略顿）。黄帝曰：余固不能数（进逼一笔），故问先师，愿卒闻其道。岐伯曰：风雨寒热（提起，笔干直立），不得虚，邪不能独伤人（以下分三层中叙开合，动荡有致）。卒然逢疾风暴雨而不病者，盖无虚，故邪不能独伤人也（此不病也）。此必因虚邪之风（此因虚而病也），与其身形，两虚相得，乃客其形，两实相逢，众人肉坚（此虚实夹杂之病也）。其中于虚邪也，因于天时，与其身形，参以虚实，大病乃成，气有定舍，因处为名，上下中外，分为三员。以上为第一节，是叙病之源，统冒全篇。

是故虚邪之中人也（承上，高唱而入，笔势飘忽，历叙病舍，层次井井），始于皮肤，皮肤缓则腠理开，开则邪从毛发入，入则抵深，深则毛发立，毛发立则淅然（略顿），故皮肤痛。留而不去，则传舍于络脉，在络之时，痛于肌肉，其痛之时息，大经乃代。息，长久也。代，气弱不振也。《岁露论》曰：经气结代。留而不去，传舍于经，在经之时，洒淅喜惊。留而不去，传舍于输，在输之时，六经不通四肢，则肢节痛，腰脊乃强。留而不去，传舍于伏冲之脉，在伏冲之时，体重身痛。留而不去，传舍于肠胃，在肠胃之时，贲响腹胀，多寒则肠鸣飧泄，食不化，多热则溏出糜。留而不去，传舍于肠胃之外，募原之间，留著于脉，稽留而不去，息而成积（重顿）。或著孙脉（随手开下），或著络脉，或著经脉，或著输脉，或著于伏冲之脉，或著于膂筋，或著于肠胃之募原，上连于缓筋，募原，夹膜之中空者也。缓筋，藏府之系络也。西书谓之网油。邪气淫泆，不可胜论。以上为第二节。叙邪之由浅渐深，是叙病之舍也。

黄帝曰：愿尽闻其所由然（直下）。岐伯曰（备写病形，爽若列楣）：其著孙络之脉而成积者，其积往来上下，臂手孙络之居也，浮而缓，不能句积而止之，故往来移行肠胃之间，水凑渗注灌，濯濯有音，有寒则䐜满雷引，故时切痛。其著于阳明之经，则挟脐而居，饱食则益大，饥则益小。其著于缓筋也，似阳明之积，饱食则痛，饥则安。其著于肠胃之募原也，痛而外连于缓筋，饱食则安，饥则痛。其著于伏冲之脉者，揣之应手而动，发手则热气下于两股，如汤沃之状。其著于膂筋在肠后右，饥则积见，饱则积不见，按之不得。其著于输之脉者，闭塞不通，津液不下，孔窍干壅。此邪气之从外入内，从上下也（束上文，勒住）。以上为第三节，叙病之症也，大义已晰，下文乃补叙病机也。病机者，病源与病舍、病证之交际也。前叙病源，是叙其所由生；下叙病机，是叙其所由成。

黄帝曰（另提）：积之始生（补叙病机），至其已成奈何？岐伯曰：积之始生（提一笔，遥承起节，病源方有根），得寒乃生，厥乃成积也。黄帝曰：其成积奈何？岐伯曰：厥气生足悗（此节叙病机，重在"成"字，故直承"厥"字说下），悗生胫寒，胫寒则血脉凝涩，血脉凝涩则寒气上入于肠胃，入于肠胃则䐜胀，䐜胀则肠外之汁沫迫聚不得散，日以成积（略顿）。卒然多食饮则肠满（加一层，文气亦厚），起居不节，用力过度，则络脉伤，阳络伤则血外溢（随手带垫一笔），血外溢则衄血，阴络伤则血内溢，血内溢则后血，肠胃之络伤，则血溢于肠外，肠外有寒汁沫与血相搏，则并合凝聚不得散而积成矣（略顿）。卒然外中于寒（又加一层），若内伤于忧怒，则气上逆，气上逆则六输不通，温气不行，凝血蕴里而不散，津液涩渗，著而不去，而积皆成矣（重顿）。此病机之自外而内也，是生于阳。

黄帝曰：其生于阴者奈何？岐伯曰：忧思伤心；重

寒伤肺；忿怒伤肝；醉以入房，汗出当风，伤脾；用力过度，若入房汗出浴，则伤肾。此病机之自内而成也，是生于阴。此内外三部之所生病者也（束上二节，勒住）。以上第四、五节，是叙内外之病机，当作一节读。

黄帝曰：善。治之奈何？岐伯答曰：察其所痛（以治法总束全篇），以知其应，有余不足，当补则补，当泻则泻，毋逆天时，是谓至治。

通篇论积也，来踪去迹，层次井井。其笔坚凝，其气浩瀚，三部之事，或分或合，操纵屈伸，无不如志，可称理达词举。

行针第六十七

黄帝问于岐伯曰：余闻九针于夫子，而行之于百姓，百姓之血气各不同形，或神动而气先针行，或气与针相逢，或针已出气独行，或数刺乃知，或发针而气逆，或数刺病益剧，凡此六者，各不同形，愿闻其方。

岐伯曰：重阳之人，其神易动，其气易往也。黄帝曰：何谓重阳之人？岐伯曰：重阳之人，熇熇高高，言语善疾，举足善高，心肺之藏气有余，阳气滑盛而扬，故神动而气先行。

黄帝曰：重阳之人而神不先行者，何也？岐伯曰：此人颇有阴者也。黄帝曰：何以知其颇有阴也？岐伯曰：多阳者多喜，多阴者多怒，数怒而易解，故曰颇有阴，其阴阳之离合难，故其神不能先行也。

黄帝曰：其气与针相逢奈何？岐伯曰：阴阳和调而血气淖泽滑利，故针入而气出，疾而相逢也。

黄帝曰：针已出而气独行者，何气使然？岐伯曰：其阴气多而阳气少，阴气沉而阳气浮者，当有“其气”两字内藏，故针已出，气乃随其后，故独行也。

黄帝曰：数刺乃知，何气使然？岐伯曰：此人之多阴而少阳，其气沉而气往难，故数刺乃知也。

黄帝曰：针入而气逆者，何气使然？岐伯曰：其气逆与其数刺病益甚者，非阴阳之气浮沉之势也，此皆粗之所败，工之所失，其形气无过焉。

起手分提，中后一一分项布局，措词毫无奇异，妙在前五段皆形气之事，末段非形气之过也。笔势于平中见侧，使通篇精神迸露。此篇与《阴阳二十五人》篇、《通天》篇义相发明，当互观之。

上膈第六十八

黄帝曰：气为上膈者（用开合之笔起），食饮入而还出，余已知之矣。虫为下膈，下膈膈者，食晬时乃出，余未得其意，愿卒闻之。岐伯曰：喜怒不适，食饮不节，寒温不时（三句病源），则寒汁流于肠中（以下病机，玩“寒汁”二字可悟治法，盖寒汁裹血，而凝为痈也），流于肠中则虫寒，虫寒则积聚，守于下管，则肠胃充郭，卫气不营，邪气居之。人食则虫上食，虫上食则下管虚，下管虚则邪气胜之，积聚已留，留则痈成，痈成则下管约。其痈在管内者（以下病证），即而痛深；其痈在外者，则痈外而痛浮，痈上皮热。

黄帝曰：刺之奈何（以下治法）？岐伯曰：微按其痈，视气所行，先浅刺其傍，稍内益深，还而刺之，无过三行，察其沉浮，以为深浅。已刺必熨（玩“刺熨”二字可悟用药法），令热入中，日使热内，邪气益衰，大痈乃溃。伍以参禁（可知膈之难治），以除其内，恬憺无为，乃能行气，后以咸苦（此乃后一层事），化谷乃下矣。此句重在“后”字，若早用咸苦则大误矣。血得咸则凝，而苦又令人呕也。

陈义既高，铸词亦洁，源流俱备，使读者无简略之憾。

忧恚无言第六十九

黄帝问于少师曰：人之卒然忧恚而言无音者，何道之塞，何气出行，使音不彰？愿闻其方。少师答曰：咽喉者，水谷之道也。喉咙者，气之所以上下者也。会厌者，音声之户也。口唇者，音声之扇也。舌者，音声之机也。悬雍垂者，音声之关也。颃颡者，分气之所泄也。横骨者，神气所使，主发舌者也。故人之鼻洞涕出不收者（借证一笔，以曲其势），颃颡不开，分气失也。是故厌小而薄，则发气疾，其开阖利，其出气易；其厌大而厚，则开阖难，其气出迟，故重言也。人卒然无音者，寒气客于厌，则厌不能发，发不能下至，似当作

“上至”。其开阖不致，故无音。

黄帝曰：刺之奈何？岐伯曰：足之少阴，上系于舌，络于横骨，终于会厌。两泻其血脉，浊气乃辟。会厌之脉，上络任脉，取之天突，其厌乃发也。

文体直而少曲，而事理颇精，唇口之内，分析功用莫详于此矣。尝论会厌关于督脉，读此乃自信其说之不误也。

寒热第七十

黄帝问于岐伯曰：寒热瘰疬，在于颈腋者，皆何气使生？岐伯曰：此鼠瘘也，皆寒热之毒气[①]留于脉而不去者也。黄帝曰：去之奈何？岐伯曰：鼠瘘之本，皆在于藏（诸阴脉齐颈而还），其末上出于颈腋之间，其浮于脉中，而未内著于肌肉，而外为脓血者，易去也。黄帝曰：去之奈何？岐伯曰：请从其本引其末（是养其阴而宣其阳），可使衰去而绝其寒热。审按其道以予之，徐往徐来以去之，其小如麦者，一刺知，三刺而已。黄帝曰：决其生死奈何？岐伯曰：反其目视之，其中有赤脉，上下贯瞳子，见一脉，一岁死；见一脉半，一岁半死；见二脉，二岁死；见二脉半，二岁半死；见三脉，三岁而死。见赤脉不下贯瞳子，可治也。

前三篇各论一事，理所宜察，而文无可观。

---

① 此鼠瘘也，皆寒热之毒气：赵本作“此皆鼠瘘寒热之毒气也”。

邪客第七十一

黄帝问于伯高曰：夫邪气之客人也，或令人目不瞑不卧出者，疑当作“不汗出者”。何气使然？伯高曰：五谷入于胃也，其糟粕、津液、宗气分为三隧。故宗气积于胸中（长江大河，浑浩流转），出于喉咙，以贯心肺，而行呼吸焉。营气者，泌其津液，注之于脉，化以为血，以荣四末，内注五藏六府，以应刻数焉。卫气者，出其悍气之慓疾，而先行于四末、分肉、皮肤之间而不休者也。昼日行于阳，夜行于阴，常从足少阴之分间，行于五藏六府。今厥气客于五藏六府，则卫气独卫其外，行于阳，不得入于阴。行于阳则阳气盛，阳气盛则阳跻陷；不得入于阴，阴虚，故目不瞑。黄帝曰：善。治之奈何？伯高曰：补其不足，泻其有余，调其虚实，以通其道，而去其邪，饮以半夏汤一剂，阴阳已通，其卧立至。黄帝曰：善。此所谓决渎壅塞，经络大通，阴阳和得者也。愿闻其方。伯高曰：其汤方以流水千里以外者八升，扬之万遍，取其清五升煮之，炊以苇薪，火沸，置秫米一升，治半夏五合，徐炊，令竭为一升半，去其滓，饮汁一小杯，日三，稍益，以知为度。故其病新发者，覆杯则卧，汗出则已矣；久者，三饮而已也。今人用此汤不依此法，故或效，或不效。

黄帝问于伯高曰：愿闻人之肢节，以应天地奈何？伯高答曰：天圆地方，人头圆足方以应之。天有日月，人有两目；地有九州，人有九窍；天有风雨，人有喜怒；天有雷电，人有音声；天有四时，人有四肢；天有五音，人有五藏；天有六律，人有六府；天有冬夏，人有寒热；天有十日，人有手十指；辰有十二，人有足十指，茎、垂以应之；女子不足二节，以抱人形；虚其位以怀孕人形。天有阴阳，人有夫妻；岁有三百六十五日，人有三百六十节；地有高山，人有肩膝；地有深谷，人有腋腘；地有十二经水，人有十二经脉；地有泉脉，人有卫气；地有草蓂，人有毫毛；天有昼夜，人有卧起；天有列星，人有牙齿；地有小山，人有小节；地有山石，人有高骨；地有林木，人有募筋；地有聚邑，人有䐃肉；岁有十二月，人有十二节；地有四时不生草，人有无子。此人与天地相应者也。

黄帝问于岐伯曰：余愿闻持针之数，内针之理，纵舍之意，扞皮开腠理，奈何？脉之屈折，出入之处，焉至而出，焉至而止，焉至而徐，焉至而疾，焉至而入？六府之输于身者，余愿尽闻少序。二字有误。别离之处，离而入阴，别而入阳，此何道而从行？愿尽闻其方。岐伯曰：帝之所问，针道毕矣。黄帝曰：愿卒闻之。岐伯曰：手太阴之脉，出于大指之端，内屈，循白肉际，至本节之后太渊，留以澹，外屈上于本节下，内屈与阴诸络会于鱼际，数脉并注，其气滑利，伏行壅骨之下，外屈出于寸口而行，上至于肘内廉，入于大筋之下，内屈上行臑阴，入腋下，内屈走肺。此顺行逆数之屈折也。心主之脉，出于中指之端，内屈，循中指内廉以上，留于掌中，伏行两骨之间，外屈出两筋之间，骨肉之际，其气滑利，上二寸，外屈出行两筋之间，上至肘内廉，入于小筋之下，留两骨之会，上入于胸中，内络于心脉。黄帝曰：手少阴之脉独无腧，何也？岐伯曰：少阴，心脉也。心者，五藏六府之大主也，精神之所舍也，其藏坚固，邪弗能容也。容之则心伤，心伤则神去，神去则死矣。故诸邪之在于心者，皆在于心之包络。包络者，心主之脉也，故独无腧焉。黄帝曰：少阴独无腧者，不病乎？岐伯曰：其外经病而藏不病，故独取其经于掌后锐骨之端。其余脉出入屈折，其行之徐疾，皆如手少阴心主之脉行也（是言身脉皆出于心也）。故本腧者，本，如原道、原毁之“原”，是发明之义也。皆因其气之虚实疾徐以取之，是谓因冲而泻，因衰而补，如是者，邪气得去，真气坚固，是谓因天之序。

黄帝曰：持针纵舍奈何？岐伯曰：必先明知十二经脉之本末，皮肤之寒热，脉之盛衰滑涩。其脉滑而盛者，病日进；虚而细者，久以持；大以涩者，为痛痹；阴阳如一者，病难治。其本末尚热者，病尚在；其热已衰者，其病亦去矣。持其尺，察其肉之坚脆、小大、滑涩、寒温、燥湿。因视目之五色，以知五藏，而决死生。视其血脉，察其色，以知其寒热痛痹。

黄帝曰：持针纵舍，余未得其意也。岐伯曰：持针之道，欲端以正，安以静，先知虚实，而行疾徐，左手执骨，右手循之，无与肉果，果，果累也。泻欲端以正，补必闭肤，辅针导气，邪得淫泆，真气得居。黄帝曰：

扞皮开腠理奈何？岐伯曰：因其分肉，左别其肤，微内而徐端之，适神不散，邪气得去。

黄帝问于岐伯曰：人有八虚，各何以候？岐伯答曰：以候五藏。黄帝曰：候之奈何？岐伯曰：肺心有邪，其气留于两肘；肝有邪，其气留于两腋；脾有邪，其气留于两髀；肾有邪，其气留于两腘。凡此八虚者，皆机关之室，真气之所过，血络之所游，邪气恶血，固不得住留，住留则伤筋络骨节，机关不得屈伸，故病挛也。

通篇笔致夭矫，如神龙之蜿蜒空中。惜文义前后不相承，理法无可揣摩。

通天第七十二

黄帝问于少师曰：余尝闻人有阴阳，何谓阴人，何谓阳人？少师曰：天地之间，六合之内，不离于五，人亦应之（总提），非徒一阴一阳而已也，而略言耳，口弗能遍明也。黄帝曰：愿略闻其意，有贤人圣人，心能备而行之乎？谓今但愿闻其略，将来有贤圣之人，当能备而行之。句拙而晦，疑“心”字误。少师曰：盖有太阴之人（分提），少阴之人，太阳之人，少阳之人，阴阳和平之人。凡五人者（领下），其态不同，其筋骨气血各不等。

黄帝曰：其不等者，可得闻乎？少师曰：太阴之人（先叙性情），贪而不仁，下齐湛湛，自下以齐于众。好内而恶出，心和而不发，不务于时，动而后之，此太阴之人也。少阴之人，小贪而贼心，见人有亡，常若有得，好伤好害，见人有荣，乃反愠怒，心疾而无恩，此少阴之人也。太阳之人，居处于于，好言大事，无能而虚说，志发于四野，举措不顾是非，为事如常自用，事虽败而常无悔，此太阳之人也。少阳之人，諟谛好自贵，有小小官，则高自宜，好为外交，而不内附，此少阳之人也。阴阳和平之人，居处安静，无为惧惧，无为欣欣，婉然从物，或与不争，与时变化，尊则谦谦，谭而不治，是谓至治（独用硬煞）。古之善用针艾者（束上领下），视人五态乃治之，盛者泻之，虚者补之。黄帝曰：治人之五态奈何？少师曰：太阴之人，多阴而无阳（叙治法，带叙血气阴阳），其阴血浊，其卫气涩，阴阳不和，缓筋而厚皮，不之疾泻，不能移之。少阴之人，多阴少阳，小胃而大肠，六府不调，其阳明脉小而太阳脉大，必审调之，其血易脱，其气易败也。太阳之人，多阳而少阴，必谨调之，无脱其阴，而泻其阳，阳重脱者易狂，阴阳皆脱者，暴死不知人也。少阳之人，多阳少阴，经小而络大，血在中而气外，实阴而虚阳，独泻其络脉，则强气脱而疾，中气不足，病不起也。强气即卫气也。阴阳和平之人，其阴阳之气和，血脉调，谨诊其阴阳，视其邪正，安容仪，审有余不足，盛则泻之，虚则补之，不盛不虚，以经取之。此所以调阴阳，别五态之人者也（勒住）。黄帝曰：夫五态之人者（承上，折入五态），相与无故，卒然新会，未知其行也，何以别之？少师答曰：众人之属（先叙大概），不如五态之人者，故五五二十五人，而五态之人不与焉。五态之人，尤不合于众者也。黄帝曰：别五态之人奈何？少师曰：太阴之人（详叙五态），其状黮黮然黑色，念然下意，临临然长大，腘然未偻，此太阴之人也。少阴之人，其状清然窃然，固以阴贼，立而躁崄，行而似伏，此少阴之人也。太阳之人，其状轩轩储储，反身折腘，此太阳之人也。少阳之人，其状立则好仰，行则好摇，其两臂两肘则常出于背，此少阳之人也。阴阳和平之人，其状委委然，随随然，颙颙然，愉愉然，䁱䁱然，豆豆然，众人皆曰君子，此阴阳和平之人也。读《阴阳二十五人》篇、《行针》篇及此篇，知人之性情皆分于血气，即圣贤所谓血气之性也。

布局与《二十五人》篇同，而篇幅较短，搏捥尤觉有力，足供揣摩。先叙性情，后叙形态，有倒入之势。文阵与《本藏》亦相似。

第十一卷

官能第七十三

黄帝问于岐伯曰：余闻九针于夫子众多矣，不可胜数，余推而论之，以为一纪。余司诵之，子听其理，非则语余，请正其道（下文俱从此数语中写出，便全在空中），令可久传，后世无患，得其人乃传，非其人勿言。岐伯稽首再拜曰：请听圣王之道。

黄帝曰：用针之理，必知形气之所在，左右上下（以下如童子背书，心目全注于空中），阴阳表里，血气多少，行之逆顺，出入之合，谋伐有过。知解结，知补虚泻实，上下气门，明通于四海，审其所在，寒热淋露，以输异处，审于调气，明于经隧，左右肢络，尽知其会。寒与热争，能合而调之；虚与实邻，知决而通之；左右不调，把而行之；明于逆顺，乃知可治。阴阳不奇，故知起时，审于本末，察其寒热，得邪所在，万刺不殆。知官九针，刺道毕矣。明于五输，徐疾所在，屈伸出入，皆有条理，言阴与阳，合于五行，五藏六府，亦有所藏，四时八风，尽有阴阳，各得其位，合于明堂，各处色部，五藏六府，察其所痛，左右上下，知其寒温，何经所在。审皮肤之寒温滑涩，知其所苦，膈有上下，知其气所在。先得其道，稀而疏之，稍深以留，故能徐入之。大热在上，推而下之；从下上者，引而去之；视前痛者，常先取之。大寒在外，留而补之；入于中者，从合泻之。针所不为，灸之所宜。上气不足，推而扬之；下气不足，积而从之；阴阳皆虚，火自当之。厥而寒甚，骨廉陷下，寒过于膝，下陵三里。阴络所过，得之留止，寒入于中，推而行之，经陷下者，火则当之。结络坚下①，火所治之。不知所苦，两跻之下，男阴女阳，良工所禁，针论毕矣。用针之服，必有法则，上视天光，下司八正，以避奇邪，而观百姓，审于虚实，无犯其邪。是得天之露，遇岁之虚，救而不胜，反受其殃。故曰：必知天忌，乃言针意。法于往古，验于来今，观于窈冥，通于无穷，粗之所不见，良工之所贵，莫知其形，若神仿佛。邪气之中人也，洒淅动形。正邪之中人也，微先见于色，不知于其身，若有若无，若亡若存，有形无形，莫知其情。是故上工之取气，乃救其萌芽；下工守其已成，因败其形。是故工之用针也，知气之所在，而守其门户，明于调气，补泻所在，徐疾之意，所取之处。泻必用员，切而转之，其气乃行，疾而徐出，邪气乃出，伸而迎之，遥大其穴，气出乃疾。补必用方，外引其皮，令当其门，左引其枢，右推其肤，微旋而徐推之，必端以正，安以静，坚心无

① 坚下：赵本作“坚紧”。

解，欲微以留，气下而疾出之，推其皮，盖其外门，真气乃存。用针之要，无忘其神。此处当有岐伯赞叹数语。雷公问于黄帝曰：《针论》曰：得其人乃传，非其人勿言。何以知其可传（以下当另为一篇，因与起处文义相承，而附编于此耳）？黄帝曰：各得其人，任之其能，故能明其事。雷公曰：愿闻官能奈何？黄帝曰：明目者，可使视色（笔致俱生动，可喜）。聪耳者，可使听音。捷疾辞语者，可使传论语。徐而安静，手巧而心审谛者，可使行针艾，理血气而调诸逆顺，察阴阳而兼诸方。缓节柔筋而心和调者，可使导引行气。疾毒言语轻人者，可使唾痈咒病。爪苦手毒，为事善伤者，可使按积抑痹。各得其能，方乃可行，其名乃彰。不得其人，其功不成，其师无名。故曰：得其人乃言，非其人勿传，此之谓也（申一笔，更见生动）。手毒者，可使试按龟，置龟于器下，而按其上，五十日而死矣；手甘者，复生如故也。

措词之板实，全经中无有甚于此者，而偏能运实于虚，化板为活，布局之巧，可谓妙想天开。

论疾诊尺第七十四

黄帝问于岐伯曰：余欲无视色持脉，独调其尺，以言其病，从外知内，为之奈何？岐伯曰：审其尺之缓急、小大、滑涩，肉之坚脆，而病形定矣（总领下文）。视人之目窠上微痈，如新卧起状，其颈脉动，时咳，按其手足上，窅而不起者，风水肤胀也。尺肤滑，其淖泽者，风也。尺肉弱者，解㑊。安卧脱肉者，寒热，不治。尺肤滑而泽脂者，风也。尺肤涩者，风痹也。尺肤粗如枯鱼之鳞者，水泆饮也。尺肤热甚，脉盛躁者，病温也，其脉盛而滑者，汗[①]且出也。尺肤寒，其脉小者，泄、少气。尺肤炬然，先热后寒者，寒热也。尺肤先寒，久持之而热者，亦寒热也。

肘所独热者，腰以上热；手所独热者，腰以下热。肘前独热者，膺前热；肘后独热者，肩背热。臂中独热者，腰腹热；肘后粗以下三四寸热者，肠中有虫。掌中热者，腹中热；掌中寒者，腹中寒。鱼上白肉有青血脉者，胃中有寒。尺炬然热，人迎大者，当夺血。尺坚大，脉小甚，少气，悗有加，立死。

目赤色者病在心，白在肺，青在肝，黄在脾，黑在肾。黄色不可名者，病在胸中。诊目痛，赤脉从上下者，太阳病；从下上者，阳明病；从外走内者，少阳病。诊寒热，赤脉上下至瞳子，见一脉，一岁死；见一脉半，一岁半死；见二脉，二岁死；见二脉半，二岁半死；见三脉，三岁死。诊龋齿痛，按其阳之来，有过者独热，在左左热，在右右热，在上上热，在下下热。

诊血脉者，多赤多热，多青多痛，多黑为久痹，多赤、多黑、多青皆见者，寒热。身痛而色微黄，齿垢黄，爪甲上黄，黄疸也。安卧，小便黄赤，脉小而涩者，不嗜食。

---

① 汗：赵本作“病”。

人病，其寸口之脉，与人迎之脉小大等，及其浮沉等者，病难已也。女子手少阴脉动甚者，妊子。婴儿病，其头毛皆逆上者，必死。耳间青脉起者，掣痛。大便赤瓣飧泄，脉小者，手足寒，难已；飧泄，脉小，手足温，泄，易已。

四时之变，寒暑之胜，重阴必阳，重阳必阴，故阴主寒，阳主热，故寒甚则热，热甚则寒，故曰：寒生热，热生寒，此阴阳之变也。故曰：冬伤于寒，春生瘅热；春伤于风，夏生飧泄肠澼；夏伤于暑，秋生痎疟；秋伤于湿，冬生咳嗽，是谓四时之序也。

条列事类，而用笔之长短伸缩，无理法可寻，不及前卷《寒热》《癫狂》诸篇矣。至其事理，明备业道者，宜详察之。

刺节真邪第七十五

黄帝问于岐伯曰：余闻刺有五节（直起），奈何？岐伯曰：固有五节：一曰振埃，二曰发蒙，三曰去爪，四曰彻衣，五曰解惑（点明条目）。黄帝曰：夫子言五节，余未知其意。岐伯曰：振埃者，刺外经，去阳病也（先分叙大意）；发蒙者，刺府输，去府病也；去爪者，刺关节肢络也；彻衣者，尽刺诸阳之奇输也；解惑者，尽知调阴阳，补泻有余不足，相倾移也。

黄帝曰：刺节言振埃，夫子乃言刺外经，去阳病，余不知其所谓也，愿卒闻之（次分叙其详）。岐伯曰：振埃者，阳气大逆，上满于胸中，怀[①]膹[②]肩息，大气逆上，喘喝坐伏，病恶埃烟，噎不得息，请言振埃，尚疾于振埃。黄帝曰：善。取之何如？岐伯曰：取之天容。黄帝曰：其咳上气穷诎胸痛者，取之奈何？岐伯曰：取之廉泉。黄帝曰：取之有数乎？岐伯曰：取天容者，无过一里；取廉泉者，血变而止。"里"字义无考，或"往"之讹也。帝曰：善哉。

黄帝曰：刺节言发蒙，余不得其意。夫发蒙者，耳无所闻，目无所见。夫子乃言刺府输，去府病，何输使然？愿闻其故。岐伯曰：妙乎哉问也！此刺之大约，针之极也，神明之类也，口说书卷，犹不能及也，请言发蒙，尚疾于发蒙也。黄帝曰：善。愿卒闻之。岐伯曰：刺此者，必于日中，刺其听宫，中其眸子，声闻于耳，此其输也。黄帝曰：善。何谓声闻于耳？岐伯曰：刺之[③]以手坚按其两鼻窍而疾偃之，其声必应于针也。黄帝曰：善。此所谓弗见为之，而无目视，见而取之，神明相得者也。

黄帝曰：刺节言去爪，夫子乃言刺关节肢络，愿卒闻之。岐伯曰：腰脊者，身之大关节也。肢胫者，人之管以趋翔也。茎垂者，身中之机，阴精之候，津液之道也。故饮食不节，喜怒不时，津液内溢，乃下流于睾，

① 怀：赵本作"愤"。

② 膹：赵本作"瞋"。

③ 之：赵本作"邪"。

血道不通，日大不休，俯仰不便，趋翔不能，此病荥然有水，不上不下，铍石所取，形不可匿，常不得蔽，故命曰去爪。帝曰：善。

黄帝曰：刺节言彻衣，夫子乃言尽刺诸阳之奇输，未有常处也，愿卒闻之。岐伯曰：是阳气有余，而阴气不足，阴气不足则内热，阳气有余则外热，内热相搏，热于怀炭，外畏绵帛，不可近身，又不可近席，腠理闭塞，则汗不出，舌焦唇槁，腊干嗌燥，饮食不让美恶。黄帝曰：善。取之奈何？岐伯曰：取之于其天府、大杼三痏，又刺中膂，以去其热，补足手太阴，以出其汗，热去汗稀，疾于彻衣。黄帝曰：善。

黄帝曰：刺节言解惑，夫子乃言尽知调阴阳，补泻有余不足，相倾移也，惑何以解之？岐伯曰：大风在身，血脉偏虚，虚者不足，实者有余，轻重不得，倾侧宛伏，不知东西，不知南北，乍上乍下，乍反乍覆，颠倒无常，甚于迷惑。黄帝曰：善。取之奈何？岐伯曰：泻其有余，补其不足，阴阳平复，用针若此，疾于解惑。黄帝曰：善。请藏之灵兰之室，不敢妄出也。以上论刺节之义已毕。

黄帝曰：余闻刺有五邪，何谓五邪（另起）？岐伯曰：病有持痈者，有容大者，有狭小者，有热者，有寒者，是谓五邪（点明条目）。黄帝曰：刺五邪奈何？岐伯曰：凡刺五邪之方，不过五章（先叙大概），瘅热消灭，肿聚散亡，寒痹益温，小者益阳，大者必去，请道其方。

凡刺痈邪无迎陇（次叙其详），易俗移性不得脓，诡道更行去其乡，不安处所乃散亡（此五段中俱以七字为句，而协之以韵）。诸阴阳过痈者，过者，盛也。痈者，壅也。取之其输泻之。

凡刺大邪日以小，泄[①]夺其有余乃益虚[②]，剽其[③]通，针其邪，肌肉亲，视之毋有反其真。刺诸阳分肉间。

凡刺小邪日以大，补其不足乃无害，视其所在迎之界，远近尽至其不得外，侵而行之乃自费。刺分肉间。

凡刺热邪越而苍，出游不归乃无殃[④]，针[⑤]为开通辟门户，使邪得出病乃去[⑥]。

凡刺寒邪日以温，徐往徐来致其神，门户已闭气不分，虚实得调其气存也。黄帝曰：官针奈何？岐伯曰：刺痈者用铍针，刺大者用锋针，刺小者用员利针，刺热者用镵针，刺寒者用毫针也。以上论五邪及其治法，下又申明寒热两偏之治法，即从五邪推出言之，以渐渐引入真邪作结也。

请言解谕（承上说下）。解谕，譬喻也。原作“解论”，非，谓以比譬之说，申明前旨。人[⑦]与天地相应，与四时相

---

① 泄：原脱，据赵本补。

② 虚：原脱，据赵本补。

③ 其：原脱，据赵本补。

④ 殃：赵本作“病”。

⑤ 针：赵本无此字。

⑥ 去：赵本作“已”。

⑦ 人：赵本无此字。

副者，人参天地，故可为解。下有渐洳，上生苇蒲，此所以知形气之多少也（此言天地相应，似有脱文）。阴阳者，寒暑也，热则滋雨而在上，根荄少汁（此言四时相副，提起“寒”“热”二字）。人气在外，皮肤缓，腠理开，血气减，汗大泄，皮淖泽。寒则地冻水冰，人气在中，皮肤致，腠理闭，汗不出，血气强，肉坚涩。当是之时，善行水者，不能往冰；善穿地者，不能凿冻；善用针者，亦不能取四厥；血脉凝结，坚搏不往来者，亦未可即柔。故行水者，必待天温冰释冻解，而水可行，地可穿也。人脉犹是也，治厥者，必先熨调和其经，掌与腋、肘与脚、项与脊以调之，火气已通，血脉乃行，然后视其病。脉淖泽者，刺而平之；坚紧者，破而散之，气下乃止，此所以解结者也。

用针之类，在于调气，气积于胃，以通营卫，各行其道。宗气留于海，其下者注于气街，其上者走于息道。故厥在于足，宗气不下，脉中之血，凝而留止，弗之火调，弗能取之。用针者，必先察其经络之实虚，切而循之，按而弹之，视其应动者，乃后取之而下之。六经调者，谓之不病，虽病，谓之自已也。一经上实下虚而不通者，此必有横络盛加于大经，令之不通，视而泻之，此所谓解结者也。

上寒下热，先刺其项太阳，久留之，已刺则熨项与肩胛，令热下合乃止，此所谓推而上之者也。

上热下寒，视其虚脉而陷之于经络者取之，气下乃止，此所谓引而下之者也。

大热遍身，狂而妄见、妄闻、妄言，视足阳明及大络取之，虚者补之，血而实者泻之，因其偃卧，居其头前，以两手四指挟按颈动脉，久持之，卷而切推，下至缺盆中而止复[①]如前，热去乃止，此所谓推而散之者也。以上为中半篇，承上起下，以下乃发真邪。

黄帝曰：有一脉生数十病者（另起），或痛、或痈、或热、或寒、或痒、或痹、或不仁，变化无穷，其故何也？岐伯曰：此皆邪气之所生也。黄帝曰：余闻气者，有真气，有正气，有邪气。何谓真气？岐伯曰：真气者，所受于天，与谷气并而充身也。正气者，正风也，从一方来，非实风，又非虚风也。邪气者，虚风之贼伤人也，其中人也深，不能自去。正风者，其中人也浅，合而自去，其气来柔弱，不能胜真气，故自去。虚邪之中人也，洒淅动形，起毫毛而发腠理。其入深，内搏于骨，则为骨痹；搏于筋，则为筋挛；搏于脉中，则为血闭不通，则为痈；搏于肉，与卫气相搏，阳胜者则为热，阴胜者则为寒，寒则真气去，去则虚，虚则寒；搏于皮肤之间，其气外发，腠理开，毫毛摇，气往来行，则为痒；留而不去，则为痹；卫气不行，则为不仁。虚邪遍容于身半，其入深，内居营卫，营卫稍衰，则真气去，邪气独留，发为偏枯。其邪气浅者，脉偏痛。

虚邪之入于身也深，寒与热相搏，久留而内著，寒胜其热，则骨疼肉枯，热胜其寒，则烂肉腐肌为脓内伤

① 止复：赵本作“复止”。

骨，内伤骨为骨蚀（下五项首句皆承“虚邪入于身”来，所谓无常处也）。

有所疾前筋，筋屈不得伸，《经筋》篇有“下散前后”与“前及胸痛”之文。邪气居其间而不反，发为筋溜（是有常名也）。

有所结，气归之，卫气留之，不得反，津液久留，合而为肠溜，久者数岁乃成，以手按之柔也。有所结，气归之，津液留之，邪气中之，凝结日以易甚，易，变易也，流走无定之谓也。故下接云“连以聚居”。马注谓同益未协。连以聚居，为昔瘤，久瘤也，上“筋溜”“肠溜”俱宜作“瘤”，即癥块也，又见下卷《九针论》中。以手按之坚。

有所结，深中骨，气因于骨，骨与气并，日以益大，则为骨疽。

有所结，中于肉，宗气归之，邪留而不去，有热则化而为脓，无热则为肉疽。

凡此数气者，其发无常处，而有常名也。五个“有所”，即悬空指其处而言之，以无常处故也。

三千字只以四节尽之，每节各有五排，却不嫌板。所谓大阵包小阵，大营包小营，笔力坚悍古朴，千古无两。前半论刺节，后半论真邪，中间以五邪寒热作枢纽，笔笔皆系实事，不见承接转换之迹。求道者最宜先读此种文字，为其字字留目也。

卫气行第七十六

黄帝问于伯高曰：愿闻卫气之行，出入之合，何如（点题）？伯高曰：岁有十二月，日有十二辰，子午为经，卯酉为纬。天周二十八宿，而一面七星，四七二十八星，房昴为纬，虚张为经。张，当是“星”。是故房至毕为阳，昴至心为阴（略顿），阳主昼，阴主夜（二句承上起下）。故卫气之行，一日一夜五十周于身（总叙阴阳周数），昼日行于阳二十五周，夜行于阴二十五周，周于五藏（略顿）。是故平旦阴尽，阳气出于目（分叙，叙行阳之部），目张则气上行于头，循项下足太阳，循背下至小指之端。其散者（是同时分道并行），别于目锐眦，下手太阳，下至手小指之间外侧。其散者，别于目锐眦，下足少阳，注小指次指之间。以上循手少阳之分侧，下至小指之间。别者以上至耳前，合于颔脉，注足阳明，以下行至跗上，入五指之间。其散者，从耳下，下手阳明，入大指之间，入掌中。其至于足也，入足心，出内踝下，行阴分，复合于目，故为一周。据此经义是手足三阳同时并行，而又从足太阳、足阳明同时并入于阴分也。三阳者，阳经之部分也；阴分者，阴经之部分也。是故日行一舍（叙行阳之数），人气行一周与十分身之八；日行二舍，人气行三周①于身与十分身之六；日行三舍，人气行于身五

① 三周：赵本作“二周”。

周与十分身之四；日行四舍，人气行于身七周与十分身之二；日行五舍，人气行于身九周；日行六舍，人气行于身十周与十分身之八；日行七舍，人气行于身十二周与十分身之六；日行十四舍，人气二十五周于身有奇分与十分身之二，阳尽于阴，阴受气矣。其始入于阴（叙行阴之部），当从足少阴注于肾，肾注于心，心注于肺，肺注于肝，肝注于脾，脾复注于肾，为一周也。是故夜行一舍（叙行阴之数），人气行于阴藏一周与十分藏之八，亦如阳行之二十五周，而复合于目。阴阳一日一夜，合有奇分十分身之二[1]，与十分藏之二（总束上文），是故人之所以卧起之时有早晏者，奇分不尽故也（勒住）。

黄帝曰：卫气之在于身也（提起“在”字，是从“行”字推出言之，为后半篇主脑），上下往来不以期，候气而刺之奈何？上文明叙有期矣，此言不以期者，上乃气所行之期，此指气所在之期，以明刺法也。气所行者，手足六阳同时并出，难专所在也。气所在者，气所最盛之部，即气所往来交会之部也。起处“出入”二字是言身与藏气之内外也，此“来往”二字是专言身气之上下也。伯高曰：分有多少，日有长短（亦从天说起），春秋冬夏，各有分理，然后常以平旦为纪，以夜尽为始。是故一日一夜，水下百刻，二十五刻者，半日之度也，昼，日之半也，一日一夜四分之。常如是毋已，日入而止，随日之长短，各以为纪而刺之。谨候其时，病可与期；失时反候，百病不治（略

① 二：赵本作“四”。

顿)。故曰：刺实者，刺其来也；刺虚者，刺其去也。此言气存亡之时，以候虚实而刺之也(唱醒“在”字，存亡虚实即“在”“不在”注脚)。是故谨候气之所在而刺之(“在”字响)，是谓逢时(略顿)。病在于三阳，必候其气在于阳而刺之；病在于三阴，必候其气在阴分而刺之(开下)。水下一刻，人气在太阳(分叙)；水下二刻，人气在少阳；水下三刻，人气在阳明；水下四刻，人气在阴分。水下五刻，人气在太阳；水下六刻，人气在少阳；水下七刻，人气在阳明；水下八刻，人气在阴分。水下九刻，人气在太阳；水下十刻，人气在少阳；水下十一刻；人气在阳明；水下十二刻，人气在阴分。水下十三刻，人气在太阳；水下十四刻，人气在少阳；水下十五刻，人气在阳明；水下十六刻，人气在阴分。水下十七刻，人气在太阳；水下十八刻，人气在少阳；水下十九刻，人气在阳明；水下二十刻，人气在阴分。水下二十一刻，人气在太阳；水下二十二刻，人气在少阳；水下二十三刻，人气在阳明；水下二十四刻，人气在阴分。水下二十五刻，人气在太阳，此半日之度也(应醒，顿住，又整理头绪，以束上文)。从房至毕一十四舍，水下五十刻，日行半度，日行一舍，水下三刻与七分刻之四(从日行之数合漏刻之数)。以每刻十五分计之，其七分之四当八分五七一四二而仍有奇分也。《五十营》篇以下水四刻，日行四十分，是日行一舍又九分舍之一，而亦仍有奇分也。故常以日加宿上，即人气在太阳者，特大略而已，非密率也。大要曰：常以日之加于宿上也，人气在太阳。是故日行一舍，人气行三阳及与阴分（以定人气之数，因前半篇曾以日行纪数，后半篇提笔又有日有长短之文，故补叙），此句“行”字与前半篇“行”字不同，然究未免相混。常如是无已，天地同纪，纷纷盼盼，终而复始，一日一夜，水下百刻而尽矣（一笔与提笔相应，与前半相称，而文法亦回环有致矣）。总以水刻为主者，以其数相合而无奇零也。

言明且清，气疏以达。妙在通篇实事，皆以议论行之，化板为活，举重若轻，是何等神勇。

篇中叙卫气行度，看似不合，故戴同甫以“水下一刻，人气在太阳”以下为衍文，且谓当作“一刻在三阳，二刻在三阴”，方符二刻一周之数，此得其一而未得其一也。经义前后本是两截，前叙卫气出于目，下足太阳；其散者，下手太阳；其散者，下足少阳，上手少阳。其别者，下足阳明；其散者，下手阳明。又云其至于足也，从足心入行阴分，是手足三阳同时并行，本无分于先后，而又从足太阳、足阳明同时并入，行于阴分也。何有一刻太阳，二刻少阳，三刻阳明之事？更何有待至四刻，始行阴分之事？此戴氏“一刻三阳，二刻三阴”之说为不谬矣。然当云“一刻行三阳，二刻行三阴”，不当云“在三阳，在三阴”也。后叙卫气之在身也，上下往来，各有常期，乃是候其所在而刺之，又别一义，与前文全不相涉。刺法虽已失传，而文义具在，澄心静思，自能觑破。再所称手足太阳、少阳、阳明，皆以部分言，非以经络言也。阴分、阳分统为昼行于阳，内行五藏乃为夜行于阴。

九宫八风第七十七

合八风虚实邪正

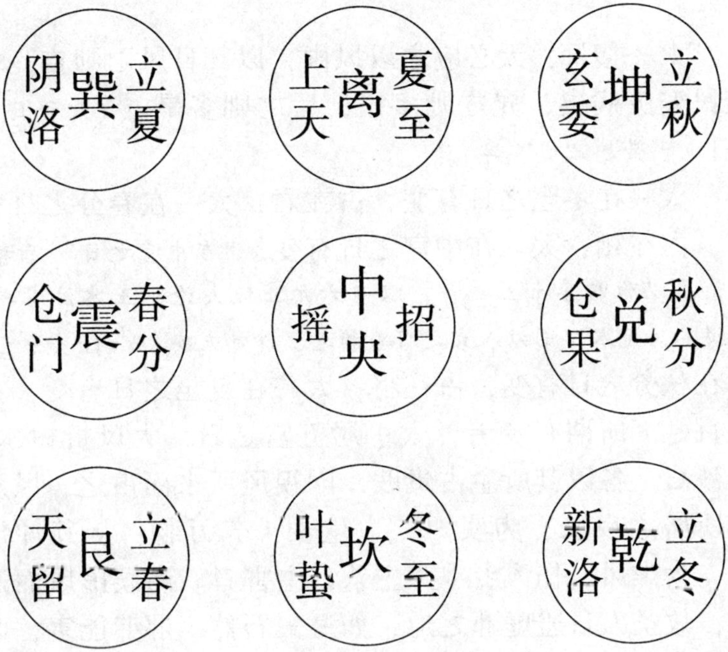

立秋二玄委西南方　　秋分七仓果西方　　立冬六新洛西北方

夏至九上天南方　　招摇中央　　冬至一叶蛰北方

立夏四阴洛东南方　　春分三仓门东方　　立春八天留东北方

太一常以冬至之日（直起），居叶蛰之宫四十六日，明日居天留四十六日，明日居仓门四十六日，明日居阴洛四十五日，明日居天宫四十六日，明日居玄委四十六日，明日居仓果四十六日，明日居新洛四十五日，明日复居叶蛰之宫，曰冬至矣（此一岁也）。

太一日游，以冬至之日，居叶蛰之宫，数所在日，从一处至九日，复反于一，常如是无已，终而复始（此日游也）。

太一移日，天必应之以风雨，以其日风雨则吉，岁美民安少病矣，先之则多雨，后之则多旱。（此移日之□[①]也，带起“变”字）。

太一在冬至之日有变，占在君；太一在春分之日有变，占在相；太一在中宫之日有变，“在中宫之日”无考，张景岳以为四季土王之日，以《六元正纪大论》王冰注考之，张说不为无本，第以八宫之日数推之，殊觉未安。占在吏；太一在秋分之日有变，占在将；太一在夏至之日有变，占在百姓。所谓有变者，太一居五宫之日，大风折树木，扬沙石。各以其所主占贵贱。因视风所来而占之，风从其所居之乡来，为实风，主生长，养万物；从其冲后来，为虚风，伤人者也，主杀，主害者。谨候虚风而避之，故圣人日避虚邪之道，如避矢石然，邪弗能害，此之谓也（此变之占也，带起八方之义）。

是故太一入徙立于中宫，乃朝八风，以占吉凶也（承上虚风说下，领起下文。登高而呼，众山皆应）。风从南方来，名曰大弱风，其伤人也，内舍于心，外在于脉，其气主为热。风从西南方来，名曰谋风，其伤人也，内

---

① □：“之”后刻印不清，脱一字。

舍于脾，外在于肌，其气主为弱。风从西方来，名曰刚风，其伤人也，内舍于肺，外在于皮肤，其气主为燥。风从西北方来，名曰折风，其伤人也，内舍于小肠，外在于手太阳脉，脉绝则溢，脉闭则结不通，善暴死。“绝”字只作“极”字解，是热极而血沸者也。风从北方来，名曰大刚风，其伤人也，内舍于肾，外在于骨与肩背之膂筋，其气主为寒也。风从东北方来，名曰凶风，其伤人也，内舍于大肠，外在于两胁腋骨下及肢节。风从东方来，名曰婴儿风，其伤人也，内舍于肝，外在于筋纽，其气主为身湿。风从东南方来，名曰弱风，其伤人也，内舍于胃，外在肌肉，其气主为体重。此八风者皆从其虚之乡来，乃能病人（承上）。揣此文义，似太一居八宫之日，皆先立于中宫而后徙也。三虚相搏①，则为暴病卒死。两实一虚，病则为淋露寒热。犯其雨湿之地，则为痿。故圣人避风，如避矢石焉。其有三虚而偏中于邪风，则为击骨偏枯矣。此篇之义，即中风之病本也。当与《素问·风论》合看，而三虚之义尤宜致思也。后世真中、类中，剌剌不休，终是明昧参半之论。夫四时之气，八方之动，寒热燥湿，皆谓之风，而惟燥最厉，则以三虚相搏故也。内外之风，皆生于燥。静观者，当会心不远耳。

先叙所居之宫，次叙所占之变，继叙所主之病，愈拶愈切于身，行文节节有提有束，每节尾与次节有山断云连之势，一气贯注，官止神行，文之极疏畅者。

---

① 搏：赵本作“抟”。

第十二卷

九针论第七十八

黄帝曰：余闻九针于夫子，众多博大矣，余犹不能寤，敢问九针焉生（点题）？何因而有名？岐伯曰：九针者，天地之大数也，始于一而终于九（总提）。故曰：一以法天（分提），二以法地，三以法人，四以法时，五以法音，六以法律，七以法星，八以法风，九以法野。黄帝曰：以针应九之数奈何（合到“针”字）？岐伯曰：夫圣人之起天地之数也，一而九之，故以立九野，九而九之，九九八十一（“九”字发得畅），以起黄钟数焉，以针应数也（顿住）。

一者，天也；天者，阳也。五藏之应天者肺。肺者，五藏六府之盖也。皮者，肺之合也，人之阳也（分叙。此叙九者之取义，应于人病之九类，而因以制针也。是叙九针之功用也，应“焉生”）。故为之治针，必大其头而锐其末，令无得深入而阳气出。二者，地也。人之所以应土者，肉也。故为之治针，必筒其身而员其末，令无得伤肉分，伤则气竭。三者，人也。人之所以成生者，血脉也。故为之治针，必大其身而员其末，令可以按脉勿陷，以致其气，令邪气独出。四者，时也。时者，四时八风之客于经络之中，为瘤病者也。故为之治针，必筒其身而锐[①]其末，令可以泻热出血，而痼病竭。五者，音也。音者，冬夏之分，分于子午，阴与阳别，寒与热争，两气相搏，合为痈脓者也。故为之治针，必令其末如剑锋，可以取大脓。六者，律也。律者，调阴阳四时，而合十二经脉。虚邪客于经络，而为暴痹者也。故为之治针，必令尖如氂，且员且锐，中身微大，以取暴气。七者，星也。星者，人之七窍。邪之所客于经而为痛痹，舍于经络者也。故为之治针，令尖如蚊虻喙，静以徐往，微以久留，正气因之，真邪俱往，出针而养者也。八者，风也。风者，人之股肱八节也。八正之虚风，八风伤人，内舍于骨解腰脊节腠之间，为深痹也。“腠”下原有“理”字，昧者妄增，删之。故为之治针，必长其身，锋其末，可以取深邪远痹。九者，野也。野者，人之节解皮肤之间也。淫邪流溢于身，如风水之状而溜，不能过于机关大节者也。故为之治针，令尖[②]如挺，其锋微员，以取大气之不能过于关节者也。

黄帝曰：针之长短有数乎？岐伯曰：一曰镵针者，取法于布针[③]（此叙九针之形度也，应何因而有名），去末寸半，卒锐之，长一寸六分，主热在头身也。二曰员针，

---

① 锐：赵本作“锋”。

② 尖：原作“小大”，据赵本改。

③ 布针：赵本作“巾针”。

取法于絮针，筒其身而卵其锋，长一寸六分，主治分肉间气。三曰锓针，取法于黍粟之锐，长三寸半，主按脉取气，令邪出。四曰锋针，取法于絮针，筒其身，锋其末，长一寸六分，主痈热出血。五曰铍针，取法于剑锋，广二分半，长四寸，主大痈脓，两热争者也。六曰员利针，取法于氂针，微大其末，反小其身，令可深内也，长一寸六分，主取痈痹者也。七曰毫针，取法于毫毛，长一寸六分，主寒热痛痹在络者也。八曰长针，取法于綦针，长七寸，主取深邪远痹者也。九曰大针，取法于锋针，其锋微员，长四寸，主取大气不出关节者也。针形毕矣，此九针大小长短法也。

黄帝曰：愿闻身形应九野奈何？岐伯曰：请言身形之应九野也（此另叙九野应于人身之针禁也），左足应立春，其日戊寅己丑。左胁应春分，其日乙卯。左手应立夏，其日戊辰己巳。膺喉首头应夏至，其日丙午。右手应立秋，其日戊申己未。右胁应秋分，其日辛酉。右足应立冬，其日戊戌己亥。腰尻下窍应冬至，其日壬子。六府膈下三藏应中州，其大禁，大禁太乙[①]所在之日，及诸戊己。凡此九者，善候八正所在之处，所主左右上下身体有痈肿者，欲治之，无以其所直之日溃治之，是谓天忌日也。

形乐志苦，病生于脉，治之以灸刺。形苦志乐，病生于筋，治之以熨引（以下条件各事不相联贯，以备览耳，

---

① 太乙：赵本作“太一”。

然许多数目字亦自映带有情)。形乐志乐，病生于肉，治之以针石。形苦志苦，病生于咽噶，咽，即“嗌”字。噶者，喘也。治之以甘药。形数惊恐，筋脉不通，病生于不仁，治之以按摩醪药。是谓五形。

五藏气：心主噫，肺主咳，肝主语，脾主吞，肾主欠。六府气：胆为怒，胃为气逆、哕，大肠小肠为泄，膀胱不约为遗溺，下焦溢为水。

五味：酸入肝，辛入肺，苦入心，甘入脾，咸入肾，淡入胃，是谓五味。

五并：精气并肝则忧，并心则喜，并肺则悲，并肾则恐，并脾则畏，是谓五精之气并于藏也。

五恶：肝恶风，心恶热，肺恶寒，肾恶燥，脾恶湿，此五藏气所恶也。

五液：心主汗，肝主泣，肺主涕，肾主唾，脾主涎，此五液所出也。

五劳：久视伤血，久卧伤气，久坐伤肉，久立伤骨，久行伤筋，此五久劳所病也。

五走：酸走筋，辛走气，苦走血，咸走骨，甘走肉，是谓五走也。

五裁：病在筋，无食酸；病在气，无食辛；病在骨，无食咸；病在血，无食苦；病在肉，无食甘。口嗜而欲食之，不可多矣，必自裁也，故命曰五裁。

五发：阴病发于骨，阳病发于血，阴病发于肉[1]，

---

① 阴病发于肉：赵本作“以味发于气”。

阳病发于冬，阴病发于夏。

五邪：邪入于阳，则为狂；邪入于阴，则为血痹；邪入于阳，转则为癫疾；邪入于阴，转则为瘖；阳入之于阴，病静；阴出之于阳，病喜怒。

五藏：心藏神，肺藏魄，肝藏魂，脾藏意，肾藏精志也。

五主：心主脉，肺主皮，肝主筋，脾主肌，肾主骨。

阳明多血多气，太阳多血少气，少阳多气少血，太阴多血少气，厥阴多血少气，少阴多气少血。故曰：刺阳明出血气，刺太阳出血恶气，刺少阳出气恶血，刺太阴出血恶气，刺厥阴出血恶气，刺少阴出气恶血也。

足阳明太阴为表里，少阳厥阴为表里，太阳少阴为表里，是谓足之阴阳也。手阳明太阴为表里，少阳心主为表里，太阳少阴为表里，是谓手之阴阳也。以上俱见《素问·宣明五气论》《血气形志论》两篇中。

条列事类，以整饬出之，是经文定律也。文境平正博大，绝人攀跻。前三节自是题中正义，形志以下，亦用针者，所必讲也，故类聚之。

岁露论第七十九

黄帝问于岐伯曰：经言夏日伤暑，秋必[①]病疟，疟

---

① 必：赵本无此字。

之发也以时，其故何也（以疟陪起）？岐伯对曰：邪客于风府（即唱带“风”字），循膂而下[1]，卫气一日一夜，常大会于风府，其明日，日下一节，故其作日晏[2]。此其先客于脊背也，故每至于风府则腠理开，腠理开则邪气入，邪气入则病作，此所以日作[3]也。卫气之行风府也，日下一节，二十一日下至尾底，二十二日入脊内，注于伏冲之脉，其行九日，出于缺盆之中，其气上行，故其病稍益早也。至其内搏于五藏，横连募原，其道远，其气深，其行迟，不能日作，故次日乃畜积而作焉。黄帝曰：卫气每至于风府，腠理乃发，发则邪入焉。其卫气日下一节，则不当风府奈何（虽叙疟病，“风”字却渐渐认真）？岐伯曰：风府无常，卫气之所应，必开其腠理，气之所舍，即其府也。黄帝曰：善。夫风之与疟也（从疟卸到风），相与同类，而风常在，而疟特以时休，何也？岐伯曰：风气留其处，疟气随经络沉以内搏，故卫气应乃作也。帝曰：善（顿住）。此论疟而映带“风”字，是客笔。

黄帝问于少师曰：余闻四时八风之中人也（入“风”字正面），故有寒暑，寒则皮肤急而腠理闭，暑则皮肤缓而腠理开（以下三段逐层搜逼）。贼风邪气因得以入乎？将必须八正虚邪，乃能伤人乎？少师答曰：不然。贼风

---

① 循膂而下：此前赵本有“病”字。

② 故其作日晏：赵本作“故其日作晏”。

③ 日作：此后赵本有“尚晏”二字。

邪气之中人也，不得以时，然必因其开也，其入深，其内极病，其病人也卒暴；因其闭也，其入浅以留，其病也徐以迟（顿住）。黄帝曰：有寒温和适，腠理不开，然有卒病者（进逼一笔），其故何也？少师答曰：帝弗知邪入乎？虽平居，其腠理开闭缓急，其故常有时也。黄帝曰：可得闻乎？少师曰：人与天地相参也，与日月相应也。故月满则海水西盛，人血气积，肌肉充，皮肤致，毛发坚，腠理郄，郄，义当同"翕"。烟垢著。当是之时，虽遇贼风，其入浅不深。至其月郭空，则海水东盛，人气血虚，其卫气去，形独居，肌肉减，皮肤纵，腠理开，毛发残，膲理薄，烟垢落。当是之时，遇贼风则其入深，其病人也卒暴（顿住）。黄帝曰：其有卒然暴死者何也（又逼一笔）？少师答曰：三虚者，其死暴疾也；得三实者，邪不能伤人也。黄帝曰：愿闻三虚。少师曰：乘年之衰，逢月之空，失时之和，因为贼风所伤，是谓三虚。故论不知三虚，工反为粗。黄帝曰：愿闻三实。少师曰：逢年之盛，遇月之满，得时之和，虽有贼风邪气，不能危之也。命曰三实（顿住）。

黄帝曰：善乎哉论！明乎哉道！请藏之金匮。然此一夫之论也（撇上）。此风之乘虚而入，非天行之时病也。与《九宫八风》篇义同，在本篇仍是主中实。黄帝曰：愿闻岁之所以皆同病者，何因而然（开下）？少师曰：此八正之候也。黄帝曰：候之奈何？少师曰：候此者，常以冬至之日，太一立于叶蛰之宫（先举冬至虚风，总发"病"字），其至也，天必应之以风雨者矣。风雨从南方来者为虚风，贼伤人者也。其以夜半至也，万民皆卧而弗犯也，故其岁民少病。其以昼至者，万民懈惰而皆中于虚风，故万民多病。虚邪入客于骨而不发于外，至其立春，阳气大发，腠理开，因立春之日，风从西方来，万民又皆中于虚风，此两邪相搏[①]，经气结代者矣。故诸逢其风而遇其雨者，命曰遇岁露焉。因岁之和而少贼风者，民少病而少死；岁多贼风邪气，寒温不和，则民多病而死矣。

黄帝曰：虚邪之风，其所伤贵贱何如？候之奈何？少师答曰：正月朔日（次举立春虚风，详叙“病”字），太一居天留之宫，其日西北风，不雨，人多死矣。正月朔日，平旦北风，春，民多死。正月朔日，平旦北风行，民病多者十有三也。正月朔日，日中北风，夏，民多死。正月朔日，夕时北风，秋，民多死。终日北风，大病死者十有六。正月朔日，风从南方来，命曰旱乡；从西方来，命曰白骨，将国有殃，人多死亡。正月朔日，风从东方来，发屋，扬沙石，国有大灾也。正月朔日，风从东南方行，春有死亡。正月朔日，天和温不风，籴贱，民不病；天寒而风，籴贵，民多病。此所谓候岁之风，残伤人者也（束一笔，谓立春为岁之首，故候之也，又带叙诸月天气不正之病）。二月丑不风，民多心腹病。三月戌不温，民多寒热。四月巳不暑，民多瘅病。十月申不寒，民多暴死。诸所谓风者（特唱“风”字，收束通篇），

---

① 搏：赵本作“抟”。

皆发屋，折树木，扬沙石，起毫毛，发腠理者也。后半篇所论诸风，乃指时行之病，与《九宫八风》篇不同，读者详之。

先以疟陪说入八风正义，后首详三虚三实，次备叙风邪伤人之情，条列风邪伤人之候，汪洋浩瀚，文中巨观。此篇义凡三变，上截重在人气，中截天气、人气并重，下截重在天气。分野中峰变阴晴，众壑殊文，境有烟云往来，乍阴乍阳之妙。

大惑论第八十

黄帝问于岐伯曰：余尝上于清冷之台（直起），中阶而顾，匍匐而前则惑。余私异之，窃内怪之，独瞑独视，安心定气，久而不解，独博独眩，博，义难通，当是“转”之讹也。被发长跪，俯而视之，后久之不已也。卒然自止，何气使然？岐伯对曰：五藏六府之精气，皆上注于目而为之精（探源立论）。精之窠为眼，骨之精为瞳子，筋之精为黑眼，血之精为络，其窠气之精为白眼，肌肉之精为约束，裹撷筋骨血气之精而与脉并为系，上属于脑，后出于项中。故邪中于项（叙眩转之因于邪者），因逢其身之虚，其入深，则随眼系以入于脑，入于脑则脑转，脑转则引目系急，目系急则目眩以转矣。邪中[①]其精，其精不相比也则精散，精散则视歧（叙视歧之因于

① 中：赵本无此字。

邪者，两层皆陪笔也），视歧见两物。目者（入正义，另提起说），五藏六府之精也，营卫魂魄之所常营也，神气之所生也（叙眩惑之因于神乱者）。故神劳则魂魄散，志意乱。是故瞳子黑眼法于阴，白眼赤脉法于阳也，故阴阳合传而精明也。目者，心之使也；心者，神之舍也。故神精乱而不转，卒然见非常处，精神魂魄，散不相得，故曰惑也。黄帝曰：余疑其然。余每之东苑，未曾不惑，去之则复，余唯独为东苑劳神乎（又推究一番）？何其异也？岐伯曰：不然也。心有所喜，神有所恶，卒然相感[①]（是申叙卒见非常所以散惑之理），则精气乱，视误，故惑，神移乃复。是故间者为迷，甚者为惑（顿住，以下推论诸邪）。

黄帝曰：人之善忘者，何气使然？岐伯曰：上气不足，下气有余，肠胃实而心肺虚（浊气多而清气少），虚则营卫留于下，久之不以时上，故善忘也。

黄帝曰：人之善饥而不嗜食者，何气使然？岐伯曰：精气并于脾，热气留于胃，胃热则消谷，谷消故善饥。胃气逆上，则胃脘寒，寒，似当作“实”。故不嗜食也。

黄帝曰：病而不得卧者，何气使然？岐伯曰：卫气不得入于阴，常留于阳。留于阳则阳气满，阳气满则阳跻盛，不得入于阴则阴气虚，故目不瞑矣。

黄帝曰：病而目不得视者，何气使然？岐伯曰：卫

---

① 感：赵本作“惑”。

气留于阴，不得行于阳。留于阴则阴气盛，阴气盛则阴跻满，不得入于阳则阳气虚，故目闭也。

黄帝曰：人之多卧者，何气使然（上四项措词俱略叙多卧，复加详与首节相称，经中叙事之文，每于无可照顾之中而隐相映带）？岐伯曰：此人肠胃大而皮肤湿，而分肉不解焉。肠胃大则卫气留久，皮肤湿则分肉不解，其行迟。夫卫气者，昼日常行于阳，夜常行于阴，故阳气尽则卧，阴气尽则寤。故肠胃大，则卫气留久；皮肤湿，分肉不解，则行迟。留于阴也久（中焦有菀陈之气也），其气不清，则欲瞑，故多卧矣。其肠胃小，皮肤滑以缓，分肉解利，卫气之留于阳也久，故少瞑焉。黄帝曰：其非常经也，卒然多卧者，何气使然？岐伯曰：邪气留于上焦，上焦闭而不通，已食若饮汤，卫气留久于阴而不行，故卒然多卧焉。

黄帝曰：善。治此诸邪奈何（以治法结通篇）？岐伯曰：先其藏府，诛其小过，后调其气，盛者泻之，虚者补之，必先明知其形志之苦乐，定乃取之。

重论眩惑，附论诸邪，而以治法结之，篇法数见不鲜矣。运笔自夭矫，可喜。

痈疽第八十一

黄帝曰：余闻肠胃受谷（此叙血汁生行之源流最详），上焦出气，以温分肉，而养骨节，通腠理。中焦取汁如露（先叙血之源流，以起痈疽），上注溪谷，而渗孙脉，津液和调，变化而赤是为血。血和则孙脉先满，孙脉满溢乃注于络脉①，络脉皆盈，乃注于经脉。阴阳已张，因息乃行，行有经纪，周有道理，与天合同，不得休止。切而调之，从虚去实，泻则不足，疾则气减，留则先后。从实去虚，补则有余。血气已调，形气乃持。余已知血气之平与不平，未知痈疽之所从生，成败之时，死生之期，各有远近，何以度之，可得闻乎？以上叙血之源流，跌入痈疽，以起下文。

岐伯曰：经脉留行不止，与天同度，与地合纪。故天宿失度，日月薄蚀，地经失纪，水道流溢，草萓不成，萓，盖“蓂”之讹也，见《邪客》篇。萓，音宜，萓茒草，鹿葱也，一名宜男。五谷不殖，径路不通，民不往来，巷聚邑居，则别离异处，血气犹然，请言其故（接叙痈疽之本末，总发大旨以冒全篇）。夫血脉营卫，周流不休，上应星宿，下应经数。寒邪客于经络之中则血泣，血泣则不通，不通则卫气归之，不得复反，故痈肿。寒气化为热，热胜则腐肉，肉腐则为脓，脓不泻则烂筋，筋烂则伤骨，骨伤则髓消，不当骨空，不得泄泻，血枯空虚，则筋骨肌肉不相荣，经脉败漏，薰于五藏，藏伤故死矣。以上承上文，叙痈疽之本末，跟定“血“字，而纬之以寒热，统冒下文。

黄帝曰：愿尽闻痈疽之形，与忌曰名（分叙形名与

---

① 血和则孙脉先满，孙脉满溢乃注于络脉：赵本作“血和则孙脉先满溢，乃注于络脉”。

忌)。岐伯曰：痈发于嗌中，名曰猛疽，猛疽不治，化为脓，脓不泻，塞咽，半日死；其化为脓者，泻则合豕膏，冷食，三日而已。

发于颈，名曰夭疽，其痈大以赤黑，不急治，则热气下入渊腋，前伤任脉，内薰肝肺，薰肝肺，十余日而死矣。

阳留大发，消脑留项，名曰脑烁，其色不乐，项痛而如刺以针，烦心者，死，不可治。

发于肩及臑，名曰疵痈，其状赤黑，急治之，此令人汗出至足，不害五藏，痈发四五日逞焫之。

发于腋下赤坚者，名曰米疽，治之以砭石，欲细而长，疏砭之，涂以豕膏，六日已，勿裹之。其痈坚而不溃者，为马刀挟缨，急治之。

发于胸，名曰井疽，其状如大豆，三四日起，不早治，下入腹，不治，七日死矣。

发于膺，名曰甘疽，色青，其状如谷实瓜蒌，常苦寒热，急治之，去其寒热，十岁死，死后出脓。

发于胁，名曰败疵。败疵者，女子之病也，灸之，其病大痈脓，治之，其中乃有生肉，大如赤小豆，挫陵蘜草根各一升，以水一斗六升煮之，竭为取三升，则强饮，厚衣，坐于釜上，令汗出至足已。

发于股胫，名曰股胫疽。其状不甚变，而痈脓搏骨，不急治，三十日死矣。

发于尻，名曰锐疽，其状赤坚大，急治之。不治，三十日死矣。

发于股阴，名曰赤施，不急治，六十日死。

在两股之内，不治，十日而当死。

发于膝，名曰疵痈，其状大痈，谓铺大而壅硬也。色不变，寒热，如坚石，勿石，石之者死，须其柔，乃石之者生。

诸痈疽之发于节而相应者，谓痈应于内之藏府也。不可治也（忽总叙一笔，夹叙夹议，局便生动）。发于阳者，百日死；发于阴者，三十日死。

发于胫，名曰兔啮，其状赤至骨，急治之，不治害人也。

发于内踝，名曰走缓，其状痈也，色不变，数石其输，而止其寒热，不死。

发于足上下，名曰四淫，其状大痈，急治之，百日死。

发于足傍，名曰厉痈，其状不大，初如小指发，急治之，去其黑者，不消辄益，不治，百日死。

发于足指，名脱痈，其状赤黑，死不治；不赤黑，不死。不衰，急斩之，不则死矣。以上只叙形名而缺其忌，当有脱文。《甲乙经》中详之。

黄帝曰：夫子言痈疽，何以别之（辨痈疽之别，以总束前文，以回应篇首）？岐伯曰：营卫稽留于经脉之中，则血泣而不行（应“血”字），不行则卫气从之而不通，壅遏而不得行，故热（应“热”字）。大热不止，热胜则肉腐，肉腐则为脓。然不能陷，骨髓不为燋枯，五藏不为伤，故命曰痈（折笔道劲）。

黄帝曰：何谓疽？岐伯曰：热气淳盛，下陷肌肤，筋髓枯，内连五藏，血气竭，当其痈下，筋骨良肉皆无余，故命曰疽。疽者，其上之皮夭以坚，坚如牛领之皮。痈者（再醒一笔，事类既明而文笔亦倍，灵活不板），其皮上薄以泽，此其候也。

前后总叙，中间分叙，常法也，而词旨修洁，格律谨严，中间许多条目却首尾一气贯注，炼气归神，岂徒才大。按：疽者，索而陷也；痈者，壅而盛也。林屋山人以平起坚软辨其形，以疼痛麻木辨其情，以赤白鲜黯辨其色，以阴阳寒热辨其气，大致与经旨不悖。而于热气浑盛，下陷肌肤之义未备者，盖痈疽毕起于津液之燥结，而微甚判之，一寒而燥结，一热而燥结。寒则内陷，热则外壅，故浅深不同。经统言热者，以其统归于燥结也。林屋劈分寒热者，恶其混也。

自 跋

上《内经评文》，凡《素问》篇八十一，卷二十四，唐·王启玄所分卷也。《灵枢》篇八十一，卷十二，相传亦启玄分卷，或曰宋·史崧所分也，失古九九之义矣。其遗篇传于宋之刘温舒，世遂谓温舒伪作，非也。盖温舒以前，为启玄学者之所作也，始未必敢僭以补经，而指为遗篇，是温舒之过。然圣经日湮，旧文所存，无分真伪，皆可珍惜，则附经以传，固未可厚非也。《大论》诸篇，古本《内经》所无，启玄并《内经》篇数而取此以益之，后人因张仲景有《阴阳大论》之语，谓即此是也，当不谬矣。又有斥为伪作者，夫《大论》既见称于仲景，虽非《内经》本文，要自古圣之精旨也，相附以传，得至不没启玄之功，何可诬哉？故居今之日，犹获见《大论》《遗篇》之文者，非二公之力，殆不及此。《灵枢》缺脱弥甚，史崧取皇甫士安《针灸甲乙经》文补之，亦犹是爱古之深情，利世之盛意也。且夫古籍之散佚也，每览历代艺文之志，考之于世，百不存一二。彼以一生心血之所聚，既已见称当时，得列名于史官矣，犹尚不能永其传，其他又何论焉？后之人，宜有不胜惋惜之情者矣。乃反肆口诋諆，不遗余力，若必欲使世不存其书而后快，此其用心何在也？兹者，取两经全文而评之，极知浅陋无可观，第其用心，世或有能谅之者。虽然生斯世也，不能扬风振烈，抗迹于古之大丈夫，而区区于寻行数墨之间，犹且俯首胁肩，折腰瞠目，求谅于不知谁何之人，其亦委琐之至矣。抚躬自念，能无赧然惭恧也乎。

诰授通议大夫赐进士出身三品衔在任候补知府江南扬州府粮捕河务水利同知皖南建德周学海澄之识于秦邮工次